技能型紧缺人才培养培训教材

供中高职护理、助产及其他医学相关类专业用

人体形态学

（第二版）

主　编　邓惠芳

副主编　李　勇　金卫华

编　委　(以姓氏笔画为序)

邓惠芳　孙　鹏　杜　毅　李　勇

李　琴　金卫华　胡　琛　钱洪鑫

科学出版社

北　京

内　容　简　介

本教材根据国家对高职医药护理教育培养实用性人才的改革精神编写,将人体解剖学、组织学、胚胎学和病理学四门形态学课程有机整合,按照人体系统组成,描述各器官的位置、形态结构、微细结构以及各系统疾病的发生、发展、转归等病理变化的形态学特征,并归纳了临床护理常见、常用操作技能的形态学知识,突出了实用性。

本书在一版的基础上,增加了案例分析和考点提示,并附实验指导及课后练习,内容丰富完整,既可用于教学也便于学生课后自学。全书采用彩版印刷,图文并茂、语言生动、版式新颖,适合高职高专护理、助产专业学生使用,并可供中职护理、助产及医药相关类专业师生参考使用。

图书在版编目(CIP)数据

人体形态学 / 邓惠芳主编 . —2 版 . —北京:科学出版社,2013.9
技能型紧缺人才培养培训教材
ISBN 978-7-03-038437-9

Ⅰ. 人⋯　Ⅱ. 邓⋯　Ⅲ. 人体形态学-中等专业学校-教材　Ⅳ. R32

中国版本图书馆 CIP 数据核字(2013)第 196845 号

责任编辑:许贵强 / 责任校对:宣　慧
责任印制:徐晓晨 / 封面设计:范璧合

科 学 出 版 社 出版
北京东黄城根北街 16 号
邮政编码: 100717
http://www.sciencep.com

固安县铭成印刷有限公司　印刷
科学出版社发行　各地新华书店经销
*
2007 年 1 月第　一　　版　　开本:850×1168　1/16
2013 年 9 月第　二　　版　　印张:14
2020 年 8 月第 十一次印刷　　字数:437 000
定价:59. 00 元
(如有印装质量问题,我社负责调换)

技能型紧缺人才培养培训教材

护理专业医学基础课程模块
建设委员会委员名单

前　　言

　　长期以来,我国高职护理专业教育一直沿用临床医学基础课程体系教材,其未能体现高职护理专业教育特色,无法满足社会发展、人们健康要求变化以及医学模式转变对当今护理人员的要求。湖北三峡职院医学院根据中共中央、国务院《关于深化教育改革,全面推进素质教育的决定》以及温家宝总理《在全国职业教育工作会议上的讲话》中有关精神,转变教育思想,更新教育观念,大力推进课程体系改革,构建"以服务为宗旨,以就业为导向"的医学基础课程模块。本书即是课程体系改革成果之一。

　　《人体形态学》是一本将人体解剖学、组织学、胚胎学和病理学四门形态学课程有机整合,淡化了学科意识,并结合护理专业特色,融汇成一门与护理专业基础课课程模块配套的教材。本书2007年开始使用,教学过程中收集了学生和教师意见,对教材内容、各章节知识衔接、插图等进行修改和补充,并增加了案例分析和考点提示,对重点内容进行强化。全书共11章,按照人体系统组成,描述各器官的位置、形态结构、微细结构以及各系统疾病的发生、发展、转归等病理变化的形态学特征。在部分章节中还归纳了临床护理常见常用操作技能的形态学知识,突出了实用性的指导思想。

　　本书采用彩版印刷,图文并茂、知识点突出、语言生动、版式新颖,是较理想的三年制和五年制高职护理基础医学课程体系教材。

　　由于本教材编者水平有限,编写时间紧迫,难免会有欠缺之处,在此恳请广大教师和学生在使用过程中提出宝贵意见,为今后的修订工作提供参考和依据。

编　者

2013 年 3 月

目　录

绪　论

一、人体形态学的研究内容

人体形态学是研究人体形态结构及其在护理工作中应用的一门科学。它包括正常人体形态学与异常人体形态学,涵盖了人体解剖学、组织学、胚胎学以及病理解剖学的内容。

人体解剖学(human anatomy)是研究正常人体形态结构的一门科学。组织学(histology)是借助显微镜观察研究人体器官、组织微细结构的科学。胚胎学(embryology)主要是研究人体发生、发展规律的科学。病理学(pathology)是从形态结构方面研究疾病的病因、发病机制、病理改变和转归的一门科学。

人体形态学是护理专业的重要医学基础课程,其目的是理解和掌握人体各器官系统的正常形态结构、位置毗邻和生长发育规律,揭示疾病发生、发展和演变规律,正确判断人体的正常形态与异常形态,并针对护理实践技能操作提供应用性形态学知识,为学习其他医学基础课程和临床护理课程奠定基础。

二、学习人体形态学的基本观点和方法

学习形态学必须运用辩证唯物主义的观点和方法,去观察、研究人体,全面正确地认识人体的形态结构及其变化规律。

(一)进化发展的观点

人类是由动物经过长期进化发展而来的,作为社会的人与动物有本质的区别,如语言、思维等;但作为自然界的人,在形态和结构上还保留着与动物相似的基本特征。人类一直处于不断发展变化中,不同年龄、不同社会生活、劳动条件等,均可影响人体形态结构的发展以及疾病的变化;不同性别、不同地区、不同种族的人,也可产生一定的差异。所以,以进化发展的观点研究人体的形态结构,可以更好地认识人体。

(二)形态与功能相互协调的观点

人体的每个器官都有特定的功能,其形态结构是功能的物质基础,功能的变化影响器官形态结构的改变,形态结构的病理变化也必将导致功能的改变。

(三)局部与整体统一的观点

人体是由许多器官系统组成的一个有机的统一整体。任何一个器官或局部都是整体不可分割的一部分,局部和整体在结构和功能上是互相联系又互相影响的。例如,局部的损伤不仅影响局部的组织或器官,还可影响到整体。因此,用整体与局部统一的观点来指导学习,可以防止认识上的片面性。

(四)理论与实践相结合的观点

学习的目的在于应用,理论和实践相结合是进行科学实验的一项基本原则。在学习中必须根据护理培养目标,注意理论联系实际、联系护理临床应用,把书本知识与标本和模型的观察结合起来,注重活体触摸和观察,学会运用图谱、多媒体等形象教材,加深理解,增强记忆,并进一步提高分析问题和解决问题的能力。

三、人体的组成和系统的划分

按照人体的形态,可将人体分为头、颈、躯干和四肢四大部分。头的前部称为面,颈的后部为项。躯干又可分为胸部、腹部、背部和会阴四部。四肢包括上肢和下肢,上肢又可分为肩、臂、前臂和手四部,下肢亦可分为臀、股、小腿和足四部分。

人体最基本的形态结构和功能单位是细胞(cell)。许多形态相似、功能相近的细胞,借细胞间质结合在一起,构成组织(tissue)。几种不同的组织结合在一起,构成具有一定形态、完成一定功能的器官(organ)。许多功能相关的器官结合在一起,共同完成某一特定的生理功能,构成系统(system)。人体有运动、消化、呼吸、泌尿、生殖、内分泌、脉管、神经和感觉器等九个系统,各系统在神经、体液的调节下,彼此联系,互相影响,构成一个完整的有机体,进行正常的功能活动。

📖 考点:人体九大系统的划分

四、人体形态学常用术语

人体的结构十分复杂,为了正确描述人体各部

位、各器官的位置关系,必须使用国际通用的统一标准和描述常用的术语,以便统一认识。

(一) 标准姿势

为了说明人体各局部或各器官及结构的位置关系,特规定一种标准姿势,即:身体直立,两眼平视正前方,上肢下垂于躯干两侧,手掌向前,双足并立,足尖向前(绪图1-1)。在描述人体各部位结构的相互关系时,不论标本或模型以何种方位放置,都应以标准姿势进行描述。

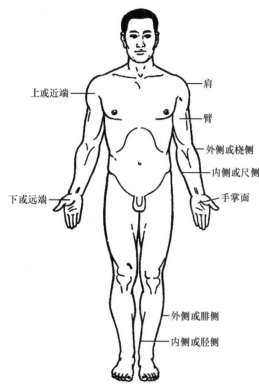

绪图 1-1 人体的标准姿势

考点:标准姿势的概念

(二) 常用方位术语

有关方位的术语,是以标准姿势为准,用以描述人体结构的相互位置关系,最常用的有:

1. **上和下** 靠近头顶的为上,也称头侧;靠近足底的为下,也称尾侧。

2. **前和后** 近腹者为前,也称腹侧;近背者为后,也称背侧。

3. **内和外** 是表示与空腔器官相互位置关系的术语。在腔内或近内腔为内,远离内腔者为外。

4. **内侧和外侧** 近正中矢状面的为内侧,远离正中矢状面的为外侧。

5. **近侧(端)和远侧(端)** 多用于四肢。距肢体附着部较近者为近侧(端),较远者为远侧(端)。

6. **浅和深** 近体表者为浅,远离体表者为深。

(三) 轴

轴是根据标准姿势,假设人体有三种互相垂直的轴(绪图1-2)。

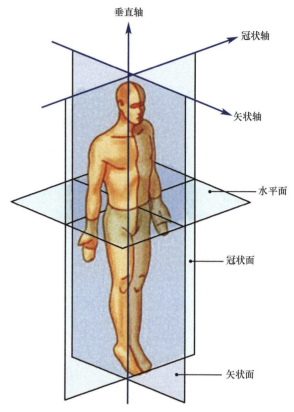

绪图 1-2 人体的轴和面

1. **垂直轴** 呈上下方向,与人体的长轴平行,即与地平面相垂直的轴。

2. **矢状轴** 呈前后方向,与水平面平行,与人体的长轴相垂直的轴。

3. **冠状轴** 呈左右方向,与水平面平行,与人体的长轴和矢状轴均垂直的轴,又称额状轴。

(四) 面

人体或其任一局部均可在标准姿势条件下作互相垂直的三个切面。

1. **矢状面** 按矢状轴方向,将人体纵切为左右两部的面为矢状面,此切面与地平面垂直。通过正中线的矢状面为正中矢状面或正中面,将人体分成左右对称的两半。

2. **冠状面** 按冠状轴方向,将人体纵切为前后两部的面为冠状面,又称额状面。

3. **水平面** 又称横切面,即与水平面平行,而与矢状面和冠状面都互相垂直的面,将人体分为上下两部。

在描述器官的切面时,则以其自身的长轴为准,和长轴平行的切面呈纵切面,和长轴垂直的切面称横切面,而不用上述三个面。

目标检测

一、名词解释

1. 组织　2. 系统　3. 器官　4. 标准姿势　5. 冠状面

二、填空题

人体由＿＿＿＿、＿＿＿＿、＿＿＿＿、＿＿＿＿、＿＿＿＿、＿＿＿＿、＿＿＿＿、＿＿＿＿和＿＿＿＿九大系统组成。

三、单项选择题

1. 以体表为标准的方位术语是（　　）
   A. 内、外　　　　　　　B. 上、下
   C. 浅、深　　　　　　　D. 近侧、远侧
   E. 内侧、外侧

2. 腰背部为（　　）
   A. 浅　　　　　　　　　B. 后
   C. 外侧　　　　　　　　D. 内侧
   E. 前

3. 将人体分为左右对称两部分的切面称（　　）
   A. 矢状面　　　　　　　B. 冠状面
   C. 水平面　　　　　　　D. 正中矢状面
   E. 以上都不是

4. 下列不属于内脏器官的是（　　）
   A. 呼吸器官　　　　　　B. 消化器官
   C. 生殖器官　　　　　　D. 循环器官
   E. 泌尿器官

5. 关于标准姿势,描述错误的是（　　）
   A. 身体直立
   B. 上肢下垂、手掌心向前
   C. 两眼平视
   D. 下肢并拢、足尖朝前
   E. 以上均是

第一章　细胞与基本组织

细胞是人体的基本组成单位,它们的形态随其所处的环境和功能的不同而异,其大小也有很大差别。组织则由细胞和细胞间质构成,细胞是其主要成分,细胞间质位于细胞之间,对细胞有支持和营养作用。人体组织可归纳为四类基本组织,即上皮组织(epithelial tissue)、结缔组织(connective tissue)、肌组织(muscle tissue)和神经组织(nervous tissue)。

第一节　细　胞

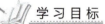学习目标

1. 掌握细胞的基本结构。
2. 熟悉细胞器的种类和形态特点。
3. 了解细胞膜、细胞核的结构。

人体细胞的形态及大小虽各不相同,但均有相同的基本结构,光镜下可分为**细胞膜**(cell membrane)、**细胞质**(cytoplasm)和**细胞核**(nuclear)三部分。

☞考点:人体细胞的基本结构

一、细　胞　膜

细胞膜是包裹于细胞外表面的一层薄膜,在电镜下观察可见细胞膜由三层结构组成,内、外两层较深,电子密度高;中间层电子密度低为透明层,这三层膜结构是一般生物膜所具有的共同特征,又称单位膜。关于细胞膜的分子结构,目前公认的是"液态镶嵌模型"学说,认为细胞膜主要由双层排列的类脂分子和嵌入的球状蛋白质构成,并认为类脂分子呈液态,嵌入的蛋白质可做横位移动。细胞膜可以维持细胞的完整性,使细胞具有一定构型,并具有与外界进行物质交换的功能(图1-1-1)。

☞考点:细胞膜的液态镶嵌模型

二、细　胞　质

细胞质位于细胞膜与细胞核之间,由基质、细胞器和内含物组成。

(一)基质

基质又称细胞液,是细胞质的基本成分,呈透明胶状物,填充于细胞质的有形结构之间。

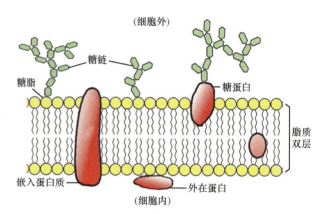

图 1-1-1　细胞膜分子结构图

(二)细胞器

细胞器悬浮于细胞基质内,具有一定形态结构和生理功能。细胞器包括核糖体、内质网、线粒体、高尔基复合体、中心体、溶酶体、微体、微丝、微管和中间丝等(图1-1-2)。

1. **核糖体**　又称核蛋白体,呈颗粒状结构,主要由核糖核酸(RNA)和蛋白质组成。

2. **内质网**　由一层单位膜围成的囊状和小管状结构,互相沟通,连接成网。分为粗面内质网和滑面内质网。

3. **线粒体**　散在分布于胞质中,呈长椭圆形,由双层单位膜构成。

4. **高尔基复合体**　由多层扁平囊、小泡和大泡组成。

5. **中心体**　位于细胞中心附近,由一对互相垂直的中心粒和周围致密的细胞基质组成,呈圆筒状。

6. **溶酶体**　由单位膜包裹,大小不等、形状多样。可分为初级溶酶体、次级溶酶体和残余体。

(三)内含物

内含物是细胞质中具有一定形态的各种代谢产物和贮存物质的总称。包括分泌颗粒、糖原、色素颗粒、脂滴等,它们不属于细胞器,并随细胞的生理状态不同而变化。

三、细　胞　核

人类除成熟的红细胞无细胞核外,其余的细胞都有细胞核。细胞核由核膜、核仁、染色质和染色体及核基质组成(图1-1-3),是细胞遗传和代谢活动的控制中心。

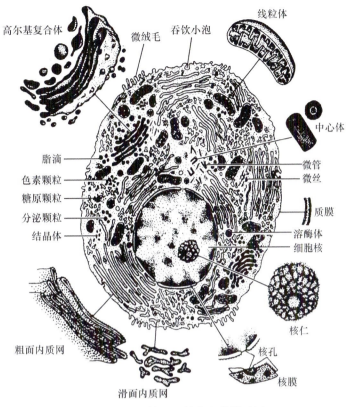

图 1-1-2 人体细胞结构电镜模式图

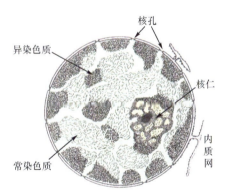

图 1-1-3 细胞核结构模式图

1. **核膜** 是细胞核表面的界膜。由内、外两层单位膜构成,内、外核膜常在某些部位融合形成环状开口,称核孔。

2. **核仁** 是细胞核内的细胞器,一般呈圆形小体,无质膜包裹,其中心为纤维状结构,周围的是颗粒状结构。

3. **染色质和染色体** 是细胞周期中不同功能阶段的同一种物质,染色质的主要化学成分是 DNA 和蛋白质。在细胞进行分裂过程中染色质螺旋盘曲聚缩成染色体。人类体细胞有 46 条染色体,组成 23 对,其中 22 对是常染色体,其形态在男、女性都一样,另一对为性染色体,决定人类的性别,男性为 XY,女性为 XX,染色体是遗传物质的载体(图 1-1-4)。

4. **核基质** 又称核液,为核内无定形的胶状物质,主要由水、蛋白质及无机盐等组成。

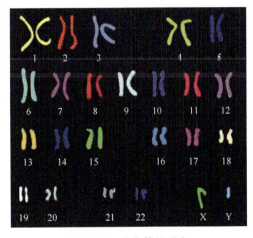

图 1-1-4 染色体的形态

第二节 基 本 组 织

学习目标

1. 掌握人体基本组织的分类。
2. 掌握上皮组织和结缔组织的结构特点和分类,了解腺上皮及腺的概念。
3. 熟悉被覆上皮的分类及各类上皮细胞的特点。

4. 熟悉疏松结缔组织的纤维及细胞的结构特点,掌握各种血细胞的形态结构。

5. 掌握肌组织的分类及肌节、闰盘的概念,熟悉三类肌组织的光镜结构。

6. 掌握神经元的形态和分类,熟悉神经纤维、神经末梢的概念。

一、上皮组织

上皮组织简称上皮,由大量紧密排列的上皮细胞和少量细胞间质构成。根据其形态和功能不同,分为被覆上皮、腺上皮和特殊上皮三类。具有保护、分泌、吸收、排泄等功能。其共同特征为:①细胞多,细胞间质少,细胞排列紧密。②上皮细胞具有明显的极性,朝向身体表面或有腔器官的腔面,称为游离面,与其相对的一面为基底面。③上皮内大多无血管,含丰富的游离神经末梢。

☞考点:上皮组织的特点

（一）被覆上皮

被覆上皮是指分布在人体体表、衬贴于体腔及有腔器官的内表面的上皮。根据构成上皮的细胞层数,分为单层上皮和复层上皮。在单层上皮中,又可根据细胞的形态分为单层扁平、单层立方、单层柱状和假复层纤毛柱状上皮四种;在复层上皮中,又可根据其表层细胞的形态分为复层扁平上皮和变移上皮两种（表1-2-1）。

☞考点:被覆上皮分类及分布

表1-2-1　被覆上皮的类型及分布

细胞层数	上皮类型	分布
单层上皮	单层扁平上皮	内皮:心脏、血管和淋巴管腔面
		间皮:胸膜、腹膜、心包膜内表面
	单层立方上皮	肾小管、甲状腺滤泡等处
	单层柱状上皮	胃、肠、子宫等器官
	假复层纤毛柱状上皮	呼吸道
复层上皮	复层扁平上皮	未角化:口腔、食管、阴道等处
		角化:皮肤表皮
	变移上皮	肾盂、肾盏、输尿管、膀胱

1. 单层上皮

（1）**单层扁平上皮**:仅有一层扁平细胞构成。从表面观呈多边形,边缘呈锯齿状,核扁圆,位于细胞中央。侧面观,细胞扁平,中央有核处较厚,其余部分胞质很薄（图1-2-1）。其中衬贴于心脏、血管和淋巴管腔面的单层扁平上皮称内皮;分布于胸、腹膜、心包膜

内表面的单层扁平上皮称间皮。

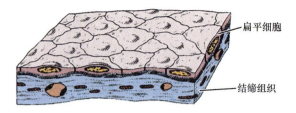

图 1-2-1　单层扁平上皮

（2）**单层立方上皮**:是由一层立方形细胞构成,薄而表面光滑。从侧面观细胞呈立方形,核圆,位于细胞的中央（图1-2-2）。分布在肾小管、甲状腺滤泡等处。

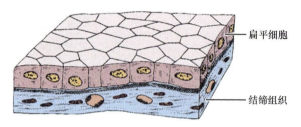

图 1-2-2　单层立方上皮

（3）**单层柱状上皮**:是由一层柱状细胞构成。从表面观细胞呈多边形,垂直切面观细胞呈柱状;核椭圆、位居细胞基底部（图1-2-3）。多分布在胃、肠、子宫等器官。

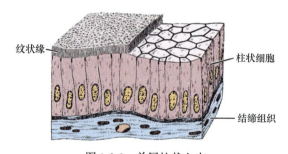

图 1-2-3　单层柱状上皮

（4）**假复层纤毛柱状上皮**:由一层形态不同、高低不等的细胞紧密排列而成,以纤毛柱状细胞最多,中间夹以杯状、梭形、锥状细胞,游离面常见有纤毛。由于细胞核不在同一个平面上,但所有细胞的基底面都位于基膜上,故显微镜下很像复层,实则为单层（图1-2-4）,多分布在呼吸道。

2. 复层上皮　由多层细胞构成,其特点是表层细胞抵达游离面,基底层细胞与基膜接触,根据表层细胞的形态特点可分为两种。

（1）**复层扁平上皮**:又称复层鳞状上皮,其表层细胞呈扁平鳞片形,核呈卵圆形;中间有数层体积较大的多边形细胞,核呈圆形;基底层为一层矮柱状细胞或立方形细胞,核呈椭圆形（图1-2-5）。分布于皮

肤表皮、口腔、食管、阴道等处。

（2）变移上皮：也称移行上皮，由多层上皮细胞构成，细胞层数和形态随器官的充盈程度而变化（图1-2-6）。当器官空虚时，表层细胞呈大立方形，覆盖深部细胞，胞核1~2个，称盖细胞，中层细胞呈多边形，基底层细胞为矮柱状。当器官充盈时，上皮细胞层数减少，表层细胞呈扁平状。变移上皮多分布于膀胱、输尿管和肾盂等处。

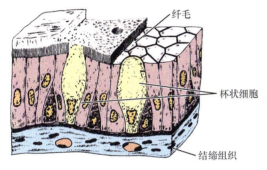

图1-2-4 假复层纤毛柱状上皮

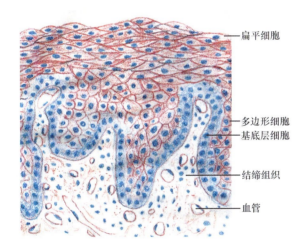

图1-2-5 复层扁平上皮

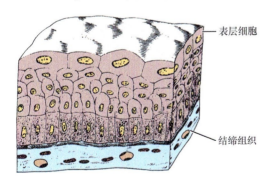

图1-2-6 变移上皮

（二）上皮细胞的特殊结构

1. 上皮细胞的游离面

（1）微绒毛：上皮细胞游离面的细胞膜和细胞质向腔面伸出的细小指状突起（图1-2-7）。它扩大了细胞的表面积，有利于细胞对物质的吸收。如小肠黏膜

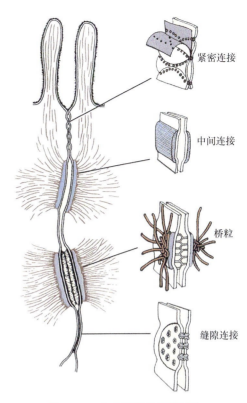

图1-2-7 上皮细胞的特殊结构

上皮组织的纹状缘、肾小管上皮的刷状缘。

（2）纤毛：是细胞游离面的细胞膜和细胞质向腔面伸出的细长突起。它可做节律性地单向摆动，从而将黏附于上皮表面的分泌物及有害物排放出去。

2. 上皮细胞的侧面　在电镜下，可看到多种形式的连接（图1-2-7）。

（1）紧密连接：多呈斑点状或带状，位于相邻细胞间隙的顶端，呈箍状环绕细胞。

（2）中间连接：多位于紧密连接的下方，呈带状环绕上皮细胞。

（3）桥粒：呈斑块状，大小不一，位于中间连接的深部，是一种最牢固的细胞连接，多见于易受机械刺激或摩擦较多的部位。

（4）缝隙连接：位于柱状上皮侧面深部，呈斑状。

3. 上皮细胞的基底面

（1）基膜：由上皮细胞基底面和深部结缔组织共同形成。

（2）质膜内褶：由上皮细胞基底面的细胞膜折叠形成的许多内褶。

（三）腺上皮和腺

以分泌功能为主的上皮称为腺上皮（glandular epithelium），以腺上皮为主要成分所组成的器官称为腺（gland），可分为外分泌腺和内分泌腺两类。前者由导管和腺泡两部分组成（图1-2-8），其分泌物经导管排入体表或其他器官内；后者无导管，其分泌物（激

素)经毛细血管或淋巴管进入血液循环。

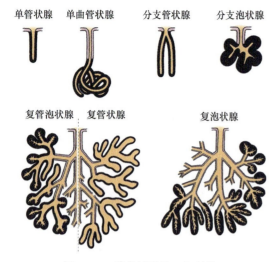

单管状腺　单曲管状腺　分支管状腺　分支泡状腺

复管泡状腺　复管状腺　　　复泡状腺

图 1-2-8　外分泌腺的一般结构

二、结 缔 组 织

结缔组织由细胞和大量的细胞间质构成。其结构特点是:①细胞种类多,数量少,无极性;②细胞间质多,有基质和纤维两种成分;③形态多样,分布广泛;④含有很丰富的血管。结缔组织按其形态结构不同,可分为以下几种。

☞考点:结缔组织的结构特点

(一)固有结缔组织

1. 疏松结缔组织　是一种细胞种类多,细胞间质多,纤维含量较少且排列散乱、疏松的蜂窝状组织(图 1-2-9)。它广泛分布于器官之间、组织之间以及细胞之间,具有支持、连接、营养、防御、保护和修复等功能。

(1)纤维:包括胶原纤维、弹性纤维和网状纤维三种成分。**胶原纤维**数量最多,新鲜时呈白色,故又称白纤维。胶原纤维的韧性大,抗拉力强。**弹性纤维**含量较少,主要由弹性蛋白组成,新鲜时呈黄色又称

黄纤维。弹性纤维富有弹性,但韧性差。**网状纤维**分支多并互相连接成网,HE 染色不易着色,但用硝酸银镀染,则被染成黑色,故又称嗜银纤维。

☞考点:纤维的分类

(2)基质:基质呈均质胶状并具有黏稠性,主要成分为蛋白多糖和水,其中以透明质酸含量最多。

(3)细胞:疏松结缔组织具有多种细胞成分,其功能亦有多样性。

1)**成纤维细胞**:是结缔组织中最主要的细胞,体积较大,胞体扁平且有突起,胞核大呈卵圆形,染色淡,核仁明显。成纤维细胞具有较强的再生能力。

2)**浆细胞**:细胞呈圆形或卵圆形,核圆,常偏于一侧,核染色质呈车轮状排列,胞质嗜碱性,浆细胞来源于 B 淋巴细胞,能合成和分泌免疫球蛋白即抗体,参与体液免疫。

3)**肥大细胞**:细胞为圆形或卵圆形,核小。胞质内充满粗大的异染性颗粒,颗粒含有组胺、嗜酸性粒细胞趋化因子和肝素等,在过敏反应中分别与抗凝血、扩张毛细血管、增强毛细血管的通透性及使支气管平滑肌收缩或痉挛有关。

4)**巨噬细胞**:细胞形态不规则,带有突起。胞核较小呈圆形,染色较深。胞质呈嗜酸性,含有大量溶酶体、吞饮小泡和吞噬体,还含有微管和微丝参与细胞的变形运动和吞噬活动。所以巨噬细胞是参与免疫反应的重要细胞成分。

5)**脂肪细胞**:细胞体积大,呈球形,胞质内含大的脂肪滴,将扁圆形胞核及少量胞质挤到细胞周边,染色标本中,脂肪滴被溶解,故呈空泡状。脂肪细胞的功能是合成和贮存脂肪。

6)**未分化间充质细胞**:是一种分化程度较低的细胞,形态和成纤维细胞相似,在炎症或创伤修复过程中它可增殖分化为成纤维细胞、毛细血管壁内皮细胞和平滑肌细胞。

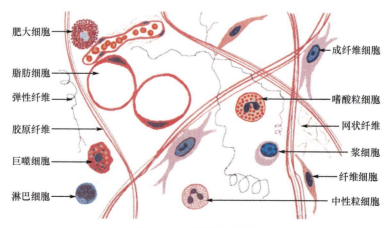

肥大细胞　　　　　　　　　　　　　　　　　成纤维细胞

脂肪细胞

弹性纤维　　　　　　　　　　　　　　　　嗜酸粒细胞

胶原纤维　　　　　　　　　　　　　　　　网状纤维

巨噬细胞　　　　　　　　　　　　　　　　浆细胞

淋巴细胞　　　　　　　　　　　　　　　　纤维细胞

中性粒细胞

图 1-2-9　疏松结缔组织

2. **致密结缔组织** 组成成分基本上与疏松结缔组织相似,其特点是细胞和基质成分少,纤维成分多且排列致密(图1-2-10)。

3. **脂肪组织** 由大量脂肪细胞聚集而成,脂肪组织被少量疏松结缔组织分隔成许多小叶。脂肪组织主要分布于皮下、网膜、系膜和肾脂肪囊处,具有贮存脂肪、支持、保护和维持体温等作用(图1-2-11)。

4. **网状组织** 主要由网状细胞和网状纤维构成。网状细胞为星形多突起细胞,胞核大,核仁明显,相邻细胞的突起彼此连接。网状纤维细而多分支,互相结合成网。网状组织主要分布在造血器官和淋巴组织等处(图1-2-12)。

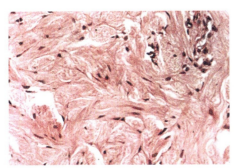

图1-2-10 致密结缔组织

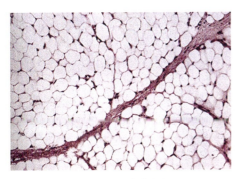

图1-2-11 脂肪组织

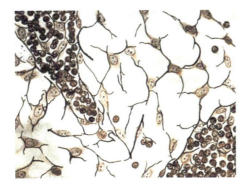

图1-2-12 网状组织

(二)软骨组织与软骨

1. **软骨组织** 由软骨细胞和细胞间质构成。软骨周边的软骨细胞较小,呈扁圆形,常单个分布。靠近软骨中央的细胞体积逐渐增大,变成圆形或椭圆形,成

群存在。软骨基质呈凝胶状,主要成分是糖蛋白和水。

2. **软骨** 由软骨组织及其周围的软骨膜共同构成。根据其基质中所含纤维成分的不同,软骨可分为三种。

📖考点:软骨的分类

(1)**透明软骨**:基质内含有少量的胶原纤维,新鲜时呈淡蓝色半透明,分布于鼻、喉、气管和主支气管、关节软骨和肋软骨等处(图1-2-13)。

(2)**弹性软骨**:基质内含有大量的弹性纤维,分布于耳郭、会厌等处(图1-2-14)。

(3)**纤维软骨**:基质内含有大量胶原纤维,分布于椎间盘、耻骨联合及关节盘等处(图1-2-15)。

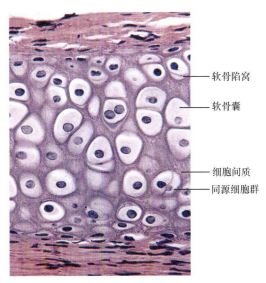

软骨陷窝
软骨囊
细胞间质
同源细胞群

图1-2-13 透明软骨

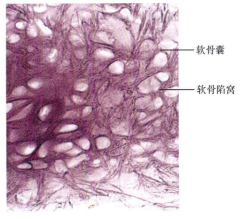

软骨囊
软骨陷窝

图1-2-14 弹性软骨

(三)骨组织与骨

1. **骨组织的结构** **骨组织**(osseous tissue)由骨细胞和钙化的细胞间质组成。细胞间质由凝胶状的基质和大量的胶原纤维构成,并成层排列,形成板层状结构,称骨板,又由于其内部有大量钙盐沉积,使骨组织成为最坚硬的组织。在骨板间或骨板内有扁圆形小腔,称骨陷窝,邻近的骨陷窝借骨小管相通连。

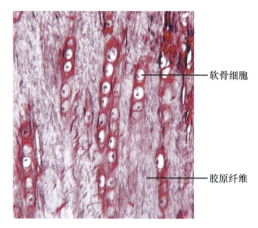

图 1-2-15　纤维软骨

骨细胞是一种扁椭圆形多突起的细胞,其胞体位于骨陷窝内,其突起则包埋在骨小管内。从化学组成上看,骨组织由有机成分和无机成分组成。有机成分含量少,使骨组织具有韧性。骨的无机成分多,占成人的65%,称骨盐,使骨质坚硬。

2. 长骨的结构　长骨由骨松质、骨密质、骨膜、关节软骨、骨髓及血管、神经等组成(图1-2-16)。

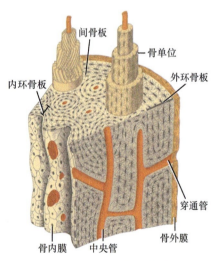

图 1-2-16　长骨骨干结构

（1）**骨松质**:大部分分布在长骨骺部,由片状或针状的骨小梁交织而成,孔隙内充满红骨髓。

（2）**骨密质**:由不同排列方式的骨板组成,骨板分三种类型。①环骨板:有数层,略呈环行,构成骨密质的外层和内层。②骨单位:又称哈佛系统(Haversian system),位于内外环骨板之间,为长骨的主要结构。③间骨板:位于骨单位之间,是一些数量不等,形态不规则的骨板。

☞考点:骨单位的概念

（3）**骨膜**:为覆盖在骨内外表面(除关节面)的一层致密结缔组织,对骨的营养、生长和修复起重要作用。

（四）血液

血液(blood)是在心血管中流动的红色液体,约占体重的7%,成人的血容量约为5L。血液由**血浆**(plasma)和**血细胞**(blood cell)组成。

1. 血浆　相当于细胞间质,为黄色液体,约占血容积的55%,其中90%是水,其余为血浆蛋白(包括白蛋白、球蛋白、纤维蛋白原)、酶、激素、维生素、无机盐和各种代谢产物。

2. 血细胞(图 1-2-17)

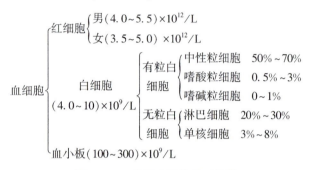

图 1-2-17　各类血细胞的正常值

☞考点:各类血细胞的正常值

（1）**红细胞**(red blood cell):成熟的红细胞呈双凹盘形,中央薄,周围厚(图1-2-18),没有核和细胞器,胞质中充满大量的血红蛋白(Hb),它使血液呈红色。正常成人血液中血红蛋白的含量,男性为120～150g/L,女性为110～140g/L。血红蛋白具有结合和运输氧气和二氧化碳的功能。

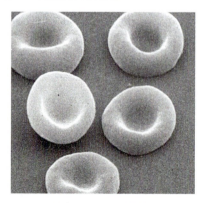

图 1-2-18　红细胞

（2）**白细胞**(white blood cell):为无色有核的球形细胞,根据其胞质内有无特殊颗粒,分为有粒和无粒白细胞两大类,前者胞质内含特殊颗粒,又因所含颗粒的着色性质不同,将其分为中粒细胞、嗜酸粒细胞和嗜碱粒细胞三种;后者胞质内无特殊颗粒,包括淋巴细胞和单核细胞(图1-2-19)。

1）**中性粒细胞**:它占白细胞总数的50%～70%。胞核着色深,染色质呈块状,胞核分杆状核和分叶核两种,分叶核通常为2～5叶,以3叶居多,光镜下可

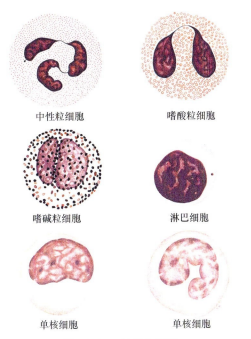

中性粒细胞　　　　嗜酸粒细胞

嗜碱粒细胞　　　　淋巴细胞

单核细胞　　　　单核细胞

图 1-2-19　各类白细胞

见细胞质内有许多细小淡染颗粒。电镜下分为嗜天青颗粒和特殊颗粒。

2) **嗜酸粒细胞**：它占白细胞总数的 0.5%~3%。胞核常分成两叶，胞质内充满粗大而均匀的嗜酸性颗粒，染成橘红色。颗粒是一种溶酶体，还含有组胺酶、芳基硫酸酯酶等。该细胞可做变形运动，具有一定的吞噬能力，还可以释放组胺酶分解组胺，减轻过敏反应。

3) **嗜碱粒细胞**：占白细胞总数的 0~1%。胞核分叶或呈 S 形及不规则形。细胞质内含有大小不等、分布不均的嗜碱性颗粒，染成紫蓝色。电镜下，嗜碱性颗粒内含有肝素、组胺。肝素有抗凝血作用，组胺参与过敏反应。

4) **淋巴细胞**：占白细胞总数的 20%~30%。体积大小不一，以小淋巴细胞为多数。小淋巴细胞核呈圆形，染色深，核一侧有小凹陷。胞质少，在核周围仅形成很薄的一圈，嗜碱性，染成天蓝色。胞质内有嗜天青颗粒。淋巴细胞是体内重要的免疫细胞。

5) **单核细胞**：占白细胞总数的 3%~8%。它是白细胞中体积最大的细胞，细胞核呈肾形、马蹄形或不规则形。胞质多，呈弱嗜碱性，内含许多细小的嗜天青颗粒，常染成灰蓝色。单核细胞具有活跃的变形运动和吞噬能力。

(3) **血小板**(blood platelet)：是骨髓巨核细胞的胞质脱落的小片，无细胞核，有完整的胞膜，呈双凸圆盘状。血小板在止血及凝血中起重要作用。

三、肌　组　织

肌组织主要由肌细胞构成。肌细胞呈细长纤维状，又称肌纤维，肌细胞膜称肌膜，肌细胞质称肌浆。根据肌组织分布、形态和功能特点分为骨骼肌、心肌、平滑肌三种。骨骼肌受躯体神经支配，属随意肌；心肌和平滑肌受自主神经支配，为不随意肌。

(一) 骨骼肌

骨骼肌由骨骼肌纤维构成，借肌腱附着于骨骼，主要分布于躯干、四肢和头颈部。光镜下骨骼肌纤维呈细长圆柱形，一条肌纤维内含有几十个甚至几百个核，呈扁椭圆形，位于细胞周缘。肌浆中含有丰富的肌原纤维，呈细丝状，沿肌纤维长轴平行排列。每条肌原纤维上都有明暗相间的带，明暗带部分别排列在同一平面上，故骨骼肌纤维呈现出明暗相间的横纹 (图 1-2-20)。明带又称 I 带，中央有一条深色的 Z 线。暗带又称 A 带，暗带中央有一条浅色窄带称 H 带，H 带中央有一条深色的 M 线，相邻两条 Z 线之间的一段肌原纤维称肌节，每个肌节由 1/2 I 带+A 带+1/2 I 带构成，肌节是肌原纤维结构和功能的基本单位 (图 1-2-21)。

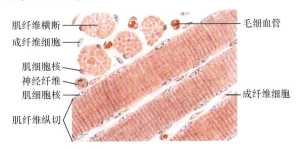

肌纤维横断　　　　　　　毛细血管
成纤维细胞
肌细胞核
神经纤维
肌细胞核
　　　　　　　　　　　成纤维细胞
肌纤维纵切

图 1-2-20　骨骼肌

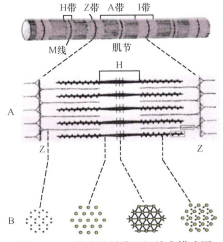

H带　Z带　A带　I带
M线　　　肌节
H
A
Z　　　　　　　Z
B

图 1-2-21　骨骼肌纤维逐级放大模式图

☞考点：肌节的概念

(二) 心肌

心肌主要由心肌纤维构成，分布于心壁及邻近心脏的大血管壁上。心肌收缩有自动节律性，缓慢而持久，不易疲劳。光镜下心肌纤维呈短柱状，有分支，彼此吻合成网。心肌纤维也有横纹，但不如骨骼肌明显,因此,骨骼肌、心肌属横纹肌。一般只有一个核,呈卵圆形,位于细胞中央,少数为双核。心肌纤维连接处染色深称闰盘,在 HE 染色标本中呈深色的阶梯状或横线状(图1-2-22)。

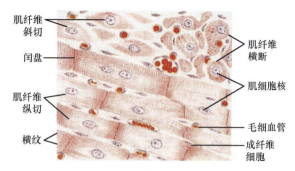

图 1-2-22 心肌

(三)平滑肌

平滑肌主要由平滑肌纤维构成,分布于内脏器官和血管等中空性器官的管壁内。平滑肌纤维呈长梭形,长短不一,无横纹,每条平滑肌纤维只有一个位于细胞中央的呈椭圆形或杆状的细胞核,细胞质呈嗜酸性,平滑肌纤维多呈层排列,互相嵌合(图1-2-23)。

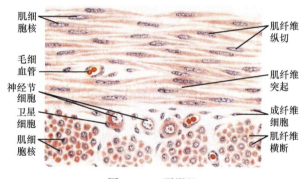

图 1-2-23 平滑肌

四、神 经 组 织

神经组织由神经细胞和神经胶质细胞组成。**神经细胞**又称神经元(euron),是神经系统的结构和功能单位,它有感受刺激、整合信息和传导冲动的功能。**神经胶质细胞**则对神经元起支持、营养、保护等作用。

(一)神经元

1. 形态结构 神经元的形态多样,其基本结构可分为**胞体**和**突起**两部分(图1-2-24)。

(1)胞体:形态多样,有圆形、梭形、锥体形等和星形等。神经元的胞核位于细胞中央,多为球形,染色淡,核仁明显。胞质内除有一般的细胞器外,有较多的嗜碱性颗粒或小块,称尼氏体(Nissl body)或嗜染质,此外,在胞体内还有交织分布的嗜银性的神经

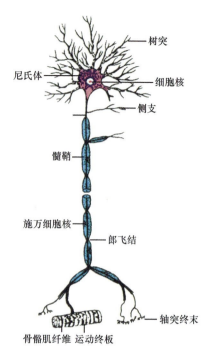

图 1-2-24 神经元模式图

元纤维。

(2)突起:由树突和轴突两部分组成。**树突**是从胞体发出的一至多个突起,形如树枝状,其内部结构与胞体相似,主要功能是接受刺激。每个神经元只有一个**轴突**,轴突的长短差别很大,短的仅数 μm,长的可达1m长以上。轴突的起始部位多呈圆锥状,称轴丘,内无尼氏体。其主要功能是传导神经冲动。

☞考点:神经元的结构特点

2. 分类 神经元的分类方法有几种。根据突起数目可分为三类(图1-2-25)。①**假单极神经元**:由胞体发出一个突起,然后分为两支,一支为中枢突,一支

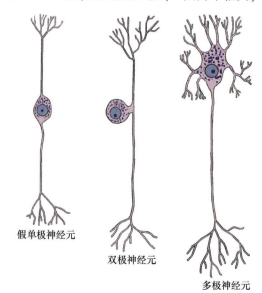

图 1-2-25 各类神经元

为周围突。②**双极神经元**:具有一个轴突和一个树突。③**多极神经元**:具有一个轴突和多个树突。根据神经元的功能可分为三类(图 1-2-26):①**感觉神经元**:又称传入神经元,它能将体内、外环境中的有关刺激形成冲动,并将其传向中枢。②**运动神经元**:又称传出神经元,它能将中枢产生的神经冲动传至肌或腺,从而引起肌细胞的收缩或腺细胞分泌。③**联络神经元**:又称中间神经元,位于感觉神经元和运动神经元之间,起信息加工和传递作用。

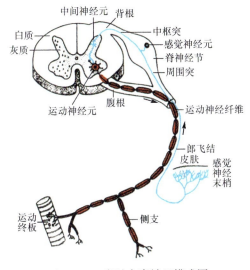

图 1-2-26　脊髓合脊神经模式图

(二) 神经胶质细胞

神经胶质细胞广泛分布于神经组织中,通常无传导神经冲动的功能,主要起支持、营养保护和绝缘等作用。

(三) 神经纤维

神经纤维由神经元的长突起及包绕它的神经胶质细胞构成。根据神经纤维外有无髓鞘,可将其分为有髓神经纤维和无髓神经纤维两类。

考点:神经纤维的概念及分类

1. **有髓神经纤维**　周围神经系统中的有髓神经纤维,其中央为神经元的突起,突起外包有髓鞘和神经膜(图 1-2-27)。髓鞘和神经膜有节段性,相邻节段间的狭窄处无髓鞘,称郎飞节。神经冲动传导是从一个郎飞节跳跃到另一个郎飞节,为跳跃式传导。

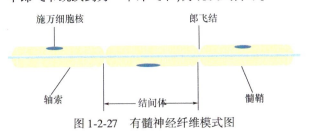

图 1-2-27　有髓神经纤维模式图

2. **无髓神经纤维**　由轴突和包在外面的神经膜组成,无髓鞘和郎飞节。其神经冲动传导为连续性传导,故传导速度慢。

(四) 神经

周围神经系统的神经纤维集合在一起,形成粗细不等的条索状结构称神经。

(五) 神经末梢

神经末梢是周围神经纤维的终末部分,它终止于各种组织或器官内。根据其生理功能,可分为感觉神经末梢和运动神经末梢两大类。

1. **感觉神经末梢**　指感觉神经元周围突的末端,它分布到皮肤、肌肉、内脏器官等处,又称感觉器。包括游离神经末梢和有被囊的神经末梢两种。前者呈树枝状(图 1-2-28),分布于表皮、角膜和结缔组织内,能感受痛、冷、热和轻触的刺激。后者包括分布在真皮乳头内、感受触觉的触觉小体(图 1-2-29);分布在皮下组织、肠系膜、韧带和关节囊等处,能感受压觉和振动觉的环层小体(图 1-2-30);以及分布在全身骨骼肌中,能够感受肌张力和运动变化的肌梭等。

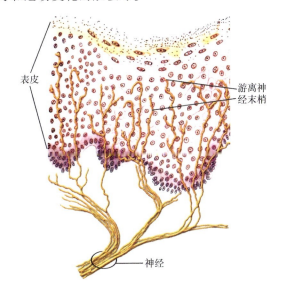

图 1-2-28　神经末梢

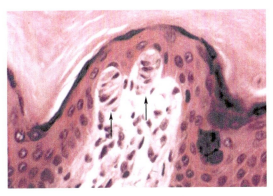

图 1-2-29　触觉小体

2. **运动神经末梢** 指运动神经元轴突的末端，它与肌细胞或腺细胞等形成的结构称为效应器。包括躯体运动神经末梢和内脏运动神经末梢两种。前者分布于骨骼肌的运动神经纤维，每个分支终末的细胞膜与一条骨骼肌纤维的细胞膜形成一个椭圆形隆起，称运动终板（图 1-2-31）。后者属植物神经系统的一部分，分布于平滑肌、心肌和腺细胞表面。

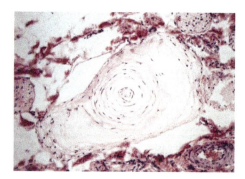

图 1-2-30　环层小体

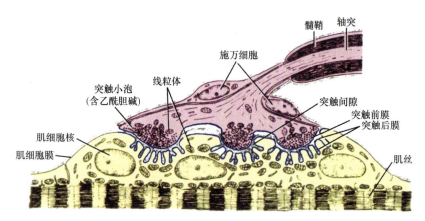

图 1-2-31　运动终板

第三节　细胞和组织的损伤与修复

📖 学习目标

1. 掌握组织四种适应性反应的概念和特点。
2. 掌握组织两种损伤性变化的概念、类型及特点。
3. 熟悉再生的概念、类型，掌握肉芽组织的形态特点及功能，熟悉一、二期愈合的特点，了解影响愈合的因素。

生活在机体的细胞和组织经常不断地接受内外环境各种刺激因子的影响，并通过自身的反应和调节机制对刺激作出应答反应。这种反应能力可保证细胞和组织的正常功能，维护细胞、器官乃至整个机体的生存。若刺激因子作用轻微，持续短暂，细胞可主动调整自身而耐受刺激，即发生适应性反应；但若刺激因子作用强烈或持久，超越了一定的界限时，细胞则会受到损伤，轻者发生变性，重者导致细胞的死亡。细胞和组织的适应、变性和死亡是疾病发生的基础性病理变化。

一、细胞和组织的适应

细胞和组织为耐受内、外环境的各种刺激而在形态、功能上加以调整的过程称适应。适应性反应是可复性的，但这种适应能力是有限的。

（一）萎缩

发育正常的组织和器官的体积缩小称为萎缩（atrophy），通常是由于各该组织、器官的实质细胞体积缩小造成的，有时也可因细胞数目减少引起。

1. 原因和分类　萎缩可分为生理性和病理性。前者是指许多结构、组织和器官当机体发育到一定阶段时乃逐渐萎缩，即退化，属于人体正常的生长发育和衰老过程，例如青春期后胸腺的逐步退化、妇女绝经期后的子宫、卵巢、乳腺的萎缩等。后者是在病因的作用下而出现的，可分为以下几种类型。

（1）营养不良性萎缩：全身性的常见于各种原因所导致的营养物质摄入不足（如长期饥饿或消化道梗阻）或消耗过多（结核病、恶性肿瘤）的情况。局部性的常由于局部缺血引起，如动脉硬化症引起的肾萎缩、脑萎缩。

（2）神经性萎缩：神经兴奋冲动对维持所支配器官的功能活动是必需的，丧失了神经支配后则可发生该类型萎缩，如脊髓灰质炎患者的下肢萎缩。

（3）失用性萎缩：常见于运动器官长期不活动或活动受限，如骨折后石膏固定的患肢或久卧不动时的肌肉。

（4）压迫性萎缩：器官或组织长期受机械压迫所

致的萎缩。如肾盂积水时的肾实质萎缩(图1-3-1),侧脑室积水所致的脑实质萎缩。

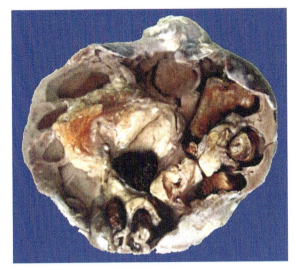

图1-3-1　肾压迫性萎缩

(5)内分泌性萎缩:内分泌障碍或功能低下引起,如垂体功能低下引起的甲状腺、肾上腺、性腺等器官的萎缩。

☞考点:萎缩的概念及分类

2. 病理变化　肉眼观,除体积变小外,质地常变得较坚韧,边缘变锐,色泽变深,包膜皱缩,表面血管迂曲。镜下可见实质细胞数量减少,体积也明显缩小,胞质减少,有时可见均匀细小的棕褐色颗粒(脂褐素)堆积(图1-3-2)。

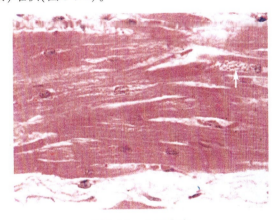

图1-3-2　心肌萎缩

3. 后果　萎缩一般是可复性的。只要萎缩的程度不十分严重,当原因消除后,萎缩的器官、组织、细胞仍可逐渐恢复原状。但病变如继续进展,则萎缩的细胞可最后消失。

(二)肥大

细胞、组织和器官体积的增大称为**肥大**(hypertrophy)。可分为代偿性肥大和内分泌性肥大。

1. 代偿性肥大　通常系由相应器官的功能负荷加重引起,例如经锻炼的骨骼肌、高血压引起的心肌肥大以及一侧肾摘除后另一侧肾的肥大等。

2. 内分泌性肥大　由内分泌激素增多,作用于相应的靶细胞而引起的肥大,如雌激素影响下的妊娠子宫的生理性肥大等。

(三)增生

由于实质细胞数量增多,造成组织、器官的体积增大称**增生**(hyperplasia)。增生常伴发细胞体积增大,通常有如下各种类型。

1. 再生性增生　具再生能力的组织当发生严重损伤时,可通过细胞再生而修复,使之在结构上和功能上均恢复原状。为组织损伤后的修复反应。例如肝细胞毒性损伤后的再生,肾小管坏死后的再生等。

2. 代偿性增生　常与代偿性肥大同时发生,是对工作负荷加重的适应反应。

3. 内分泌性增生　由内分泌失调所致。如缺碘时可能过反馈机制障碍引起甲状腺增生,妊娠时的垂体增生,雌激素过多时的子宫内膜增生、乳腺增生等。

(四)化生

一种已分化成熟的组织转化为另一种相似性质的分化组织的过程称为**化生**(metaplasia)。但这种转化过程并非表现为已分化的细胞直接转变为另一种细胞,而是由具有分裂能力的未分化细胞向另一方向分化而成,并且只能在同种组织之间进行,例如上皮细胞不能转化为结缔组织细胞。较常见的化生有鳞状上皮化生和肠上皮化生。

1. 鳞状上皮化生　常见于气管和支气管黏膜。当此处黏膜上皮长时间受化学性刺激气体或慢性炎症损害而反复再生时,可出现化生,即由原来的纤毛柱状上皮转化为鳞状上皮。这是一种适应性表现,通常仍为可复性的。但若持续存在,则有可能成为常见的支气管鳞状细胞癌的基础。鳞状上皮化生尚可见于其他器官,如慢性胆囊炎及胆石症时胆囊黏膜上皮的鳞状上皮化生;慢性宫颈炎时的宫颈黏膜上皮的鳞状化生等。

2. 肠上皮化生　这种特殊类型的化生常见于胃。此时,胃黏膜的固有腺体萎缩消失,由腺体颈部的未分化细胞增生,分化为小肠或大肠型黏膜上皮。这种情况常见于慢性萎缩性胃炎或胃溃疡及胃糜烂后黏膜再生时。这种肠上皮化生也可成为肠型胃癌的发生基础。

化生对机体有利有害,一方面可以增强局部抗御有害因子刺激的能力,具有一定的保护作用,但同时也丧失了原有的结构和功能,有的化生还可发展为肿瘤。

☞考点:化生的概念

二、细胞和组织的损伤

细胞和组织损伤的表现形式和轻重程度不一,轻者主要表现为变性,病因消除后大多数可恢复;重者则造成细胞和组织的生命活动停止,表现为不可逆转的形态和功能改变,即坏死。

(一) 变性

所谓变性(degeneration)是指细胞内或细胞间质中出现异常物质或原有正常物质含量显著增多的一种现象。常见类型如下。

1. 细胞水肿 由于缺氧、缺血、微生物毒素等因素的影响,使细胞的能量供应不足、细胞膜上的钠泵受损,致使细胞膜对电解质的主动运输功能发生障碍,或细胞膜直接受损,导致细胞内水、钠过多积聚,引起细胞肿胀,这一现象称为细胞水肿(cellular degeneration),严重时称为细胞的水变性,以心、肝(图1-3-3)、肾三个代谢较活跃的器官最为常见。

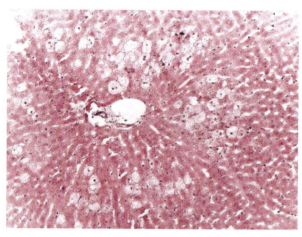

图 1-3-3　肝细胞水肿

肉眼观,病变脏器体积增大,包膜紧张,边缘变钝,颜色淡而无光泽,犹如水煮过一般。光镜下,水肿的细胞体积增大,胞浆内可出现红染的颗粒状物(电镜下可见为肿胀的线粒体和内质网),故又有颗粒样变性之称。如进一步发展,细胞更加肿大,胞质变得疏松、淡染,严重时整个细胞可达正常体积3倍以上,圆而透亮,称气球样变。

细胞水肿通常为细胞轻度损伤的表现,当原因消除后可恢复正常。但如进一步继续发展,则可导致细胞坏死。

2. 脂肪变性 正常情况下,除脂肪细胞外,其他细胞内一般不见或仅见少量脂滴。若这些细胞内出现脂滴或脂滴明显增多,称为脂肪变性(fatty degeneration)。大多见于代谢旺盛耗氧多的器官,如肝、肾、心等,尤以肝最为常见,因为肝是脂肪代谢的重要场所,当进入肝脏的脂肪过多、脂蛋白合成障碍或脂肪

酸的氧化障碍时,均可引起肝细胞的脂肪变性。弥漫而严重的肝细胞脂肪变性称为脂肪肝。

肝脂肪变性时,肉眼观体积均匀增大,包膜紧张,颜色变黄,切面有油腻感;光镜下,病变细胞内出现大小不等的空泡(HE 染色过程中脂滴被有机溶剂所溶解而不显色),起初较小,多见于核的周围,以后变大,较密集散布于整个胞浆中,严重时可融合为一个大空泡,将细胞核挤向胞膜下,状似脂肪细胞(图1-3-4)。轻度脂肪变性是可复性的,若病变持续或加重,肝细胞会发生坏死,并刺激纤维组织增生,导致肝硬化。

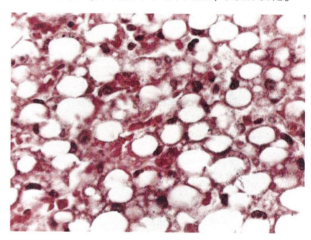

图 1-3-4　肝细胞脂肪变性

3. 玻璃样变性 在细胞间质或细胞内出现均匀红染、无结构的半透明玻璃样物质,称为玻璃样变性(hyaline degeneration),又称透明变性,为十分常见的变性,主要见于结缔组织、血管壁,有时也可见于细胞内。

(1)结缔组织玻璃样变性:常见于纤维瘢痕组织、纤维化的肾小球,以及动脉粥样硬化的纤维性瘢块等。镜下见纤维细胞明显变少,胶原纤维增粗并互相融合成为梁状、带状或片状的毛玻璃物(图1-3-5)。肉眼观灰白色半透明,质地坚韧,缺乏弹性。其发生机制尚不甚清楚。

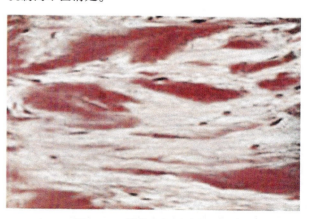

图 1-3-5　结缔组织玻璃样变性

（2）血管壁玻璃样变性：常见于高血压病时的肾、脑、脾及视网膜的细动脉。此时，可能是由于细动脉的持续性痉挛，使内膜通透性增高，血浆蛋白得以渗入内膜，在内皮细胞下凝固成无结构的均匀红染物质。这些改变使细动脉的管壁增厚、变硬，管腔变狭，甚至闭塞，可引起肾及脑的缺血（图1-3-6）。

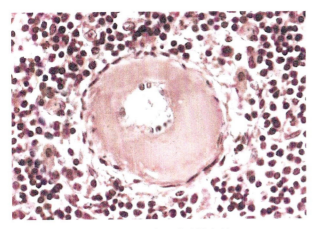

图1-3-6　动脉壁玻璃样变性

（3）细胞内玻璃样变性：这种情况常见于肾小球肾炎或其他疾病而伴有明显蛋白尿时。此时肾近曲小管上皮细胞胞浆内可出现许多大小不等的圆形红染小滴。此外，在酒精中毒时，肝细胞胞浆内亦可出现不甚规则的红染玻璃样物质。

4. 纤维素样变性　结缔组织或小血管壁的胶原纤维肿胀、断裂，崩解为强嗜酸性红染的颗粒状无结构物质，状似纤维素，称为**纤维素样变性**（fibrinoid degeneration），其实为组织坏死的一种表现，因而也称为纤维素样坏死。主要见于急性风湿病及结节性动脉周围炎等变态反应性疾病。

考点：变性的概念、类型及病理变化特点

（二）坏死

活体内局部组织、细胞的病理性死亡称为**坏死**（necrosis）。坏死的原因多种多样，一切损伤因子，只要其作用达到一定的强度或持续一定的时间，使受损组织、细胞的代谢完全停止时，即可导致坏死。在多数情况下，坏死是由组织、细胞的变性逐渐发展而来的，在个别情况下，由于致病因子极为强烈，坏死可迅速发生。坏死组织、细胞的代谢停止，功能丧失，并出现一系列特征性的形态学改变。

1. 坏死的病变　细胞核的改变是细胞坏死的主要形态学标志（图1-3-7），表现为：①**核固缩**（pyknosis），由于核脱水使染色质浓缩，染色变深，核的体积缩小；②**核碎裂**（karyorrhexis），核染色质崩解为小碎片，核膜破裂，染色质碎片分散在胞浆中；③**核溶解**（karyolysis），在脱氧核糖核酸酶的作用下，染色质的DNA被分解，失去对碱性染料的亲和力，因而淡染，甚至只能见到核的轮廓。

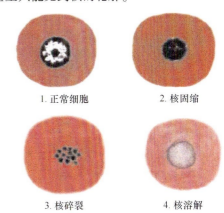

1. 正常细胞　　　2. 核固缩

3. 核碎裂　　　4. 核溶解

图1-3-7　细胞坏死时核的变化模式图

上述改变通常要在组织、细胞死亡后相当时间（数小时至10小时以上）才出现。临床上将这种已失去生活能力的组织称为失活组织。肉眼观，混浊无光泽，捏之不回缩（无弹性），动脉无搏动，切之无出血，触之无感觉，温度也消失。这种组织已不能复活，而且是细菌生长繁殖的良好基地。为防止感染，促进愈合，在治疗中常需将其清除。

2. 坏死的类型

（1）凝固性坏死：组织坏死后由于失水变干、蛋白质凝固而变成灰白或黄白色比较坚实的凝固体，故称**凝固性坏死**（coagulation necrosis）。常见于蛋白质含量比较丰富的实质性器官，如心、肾、脾等。肉眼观，坏死组织呈灰白或土黄色，质实而干燥，边缘有暗红色出血带与健康组织分界清楚；镜下见坏死的组织结构消失，但组织结构的轮廓仍依稀可见。

干酪样坏死（caseous necrosis）是凝固性坏死的一种特殊类型，主要见于结核病（图1-3-8）。除具上述一般特点外，肉眼观呈白色或微黄，细腻似奶酪，因此得名。

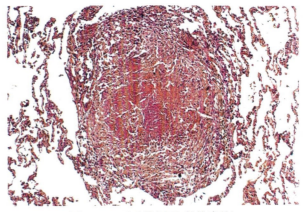

图1-3-8　干酪样坏死（结核病灶）

（2）液化性坏死：细胞坏死后由于组织中各种酶

的作用,坏死组织被水解而呈液态,故称液化性坏死(liquefactive necrosis)。主要发生在含可凝蛋白质少而脂质含量多(如脑)或产生蛋白酶多(如胰腺)的组织。化脓、脂肪坏死、脑软化都属于液化性坏死。

脂肪坏死为液化性坏死的一种特殊类型,主要有酶解性和外伤性两种。前者常见于急性胰腺炎时,后者则大多见于乳房或臀部,主要由于外力挤压使脂肪细胞破裂,脂肪外逸被巨噬细胞吞噬并形成异物反应,常在乳房或臀部内形成肿块。

(3)坏疽:组织坏死后又继发腐败菌感染,局部呈现出黑色、污秽、发臭等特殊形态改变,即为**坏疽**(gangrene)。坏死组织经腐败菌分散,产生硫化氢,具恶臭味,其又与血红蛋白中分解出来的铁相结合,乃形成黑色的硫化铁,使坏死组织呈黑色。坏疽可分为此下3种类型。

1)**干性坏疽**:发生在动脉受阻而静脉仍通畅的四肢末端,病变部位干燥皱缩,呈黑褐色,与周围健康组织之间有明显的分界线(图1-3-9),全身中毒症状一般较轻。

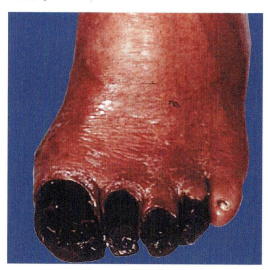

图1-3-9　足干性坏疽

2)**湿性坏疽**:多发生于与外界相通的内脏器官(子宫、肺等),也可见于四肢(当其动脉闭塞而静脉回流又受阻,伴有淤血水肿时)。此时由于坏死组织含水分较多,适合腐败菌生长繁殖,故腐败菌感染严重,局部明显肿胀,呈深蓝、暗绿或污黑色,有恶臭。病变发展较快,炎症比较弥漫,故坏死组织与健康组织的分界线不明显。同时组织坏死腐败所产生的毒性产物及细菌毒素被吸收后,可引起严重的全身中毒症状。

3)**气性坏疽**:为湿性坏死的一种特殊类型,主要见于严重的深达肌肉的开放性创伤合并产气荚膜杆菌等厌气菌感染时,细菌分解坏死组织时产生大量气体,使坏死组织内含气泡呈蜂窝状,按之有捻发音。气性坏疽发展迅速,毒素吸收多,后果严重,需紧急处理。

3. 坏死的结局　组织坏死后,在体内成为异物,刺激机体产生以下反应。

(1)溶解吸收:较小范围的坏死组织,可被坏死组织本身和中性粒细胞的蛋白溶酶分解、液化,然后由淋巴管或血管加以吸收,不能吸收的碎片则由巨噬细胞加以吞噬消化。

(2)分离排出:较大坏死灶不易完全吸收,其周围发生炎性反应,其中的白细胞释放蛋白溶酶,加速坏死边缘组织的溶解吸收,使坏死灶与健康组织分离,并通过各种途径排出体外。位于皮肤的或黏膜的坏死组织脱落后形成溃疡;肾、肺等内脏器官坏死组织液化后可经相应管道(输尿管、气管)排出,留下空腔,称为空洞。溃疡和空洞以后仍可修复。

(3)机化:坏死组织如不能完全溶解吸收或分离排出,则由周围组织新生毛细血管和成纤维细胞等组成肉芽组织,逐渐长入坏死组织,加以取代,最后成为瘢痕组织。这种由新生肉芽组织取代坏死组织(或血凝块、其他异物)的过程称为**机化**(organization)。

(4)包裹、钙化:坏死灶如较大,或坏死物质难以溶解吸收,或不能完全机化,则常由周围新生结缔组织加以包裹,将其与健康组织分开,其中的坏死物质有时可发生钙盐沉积,形成稳定的矿物化病灶,称钙化,如结核病灶的干酪样坏死即常发生这种改变。

考点:坏死的概念、类型及病理变化特点

案例分析

患者,男,58岁,有冠心病史。因与他人争吵后发生心前区疼痛,呈压榨性,有濒死感,休息与口服硝酸甘油均不能缓解。家人急送医院诊治,诊断为急性左心室前壁心肌梗死。

思考:

1. 心肌梗死属于哪种类型的梗死?

2. 护理要求患者绝对卧床休息,为什么?

三、损伤的修复

损伤造成机体部分组织丧失后,机体对所形成缺损进行修补恢复的过程,称为**修复**(repair),修复后可完全或部分恢复原组织的结构和功能,通过再生这种方式来完成。

(一)再生

细胞和组织损伤后,周围存活的健康细胞进行增殖,以实现修复的过程称**再生**(regeneration)。

1. 再生的类型　再生可分为生理性再生及病理性再生。前者见于各种正常的生理过程,是机体新陈代谢的表现。例如,表皮细胞脱落后由基底细胞不断地增生、分化,予以补充;子宫内膜的周期性脱落后由新生内膜代替等;后者是指组织、细胞损伤后以修复为目的的再生,有两种形式:①由损伤部周围与受损细胞相同的细胞来修复,可完全恢复原组织的结构及功能,故称为完全性再生,常见于组织缺损少或再生能力强的组织。②由新生的结缔组织(肉芽组织)来修复,最后形成瘢痕,由于只能部分恢复原组织的结构和功能,故称为不完全性再生或纤维性修复。常见于组织损伤严重、缺损过大或再生能力弱的组织。在多数情况下,由于有多种组织发生损伤,故上述两种修复过程常同时存在。

2. 各种组织的再生能力　各种组织有不同的再生能力,这是在动物长期进化过程中形成的。一般说来,低等动物组织的再生能力比高等动物强,分化低的组织比分化高的组织再生能力强,平常容易遭受损伤的组织以及在生理条件下经常更新的组织,有较强的再生能力。按再生能力的强弱,可将人体组织细胞分为三类。

(1) 不稳定细胞:这类细胞总在不断地增殖,以代替衰亡或破坏的细胞,如表皮细胞、呼吸道和消化道黏膜被覆细胞、男性及女性生殖器官管腔的被覆细胞、淋巴及造血细胞、间皮细胞等。这些细胞的再生能力相当强。

(2) 稳定细胞:这类细胞具有潜在较强的再生能力,在生理情况下,这类细胞增殖现象不明显,但受到组织损伤的刺激时,则表现出较强的再生能力。这类细胞包括各种腺体或腺样器官的实质细胞,如肝、胰、唾液腺、内分泌腺和肾小管的上皮细胞等。平滑肌细胞和软骨细胞也属于稳定细胞,但一般情况下其再生能力弱。

(3) 永久性细胞:这类细胞再生能力微弱或无再生能力,包括神经细胞、骨骼肌细胞及心肌细胞。中枢神经细胞及周围神经的神经节细胞,在出生后都不能分裂增生,一旦遭受破坏则成为永久性缺失。但这不包括神经纤维,在神经细胞存活的前提下,受损的神经纤维有着活跃的再生能力。心肌和骨骼肌细胞虽然有微弱的再生能力,但对于损伤后的修复几乎没有意义,基本上通过瘢痕修复。

(二) 纤维性修复

组织损伤后,如实质细胞不能再生修复,则由间质纤维结缔组织来完成修复,称为纤维性修复。在这个过程中,先形成肉芽组织,然后逐渐成熟老化,最终成为以胶原纤维为主的瘢痕组织。

肉芽组织(granulation tissue)是一种由大量新生的毛细血管及成纤维细胞组成的幼稚的结缔组织,其间伴有多少不等的炎细胞浸润(图1-3-10)。

☞考点:肉芽组织的概念

1. 形态结构　肉眼观为鲜红色,细颗粒状,柔软湿润,形似鲜嫩的肉芽,触之易出血但无痛觉。镜下

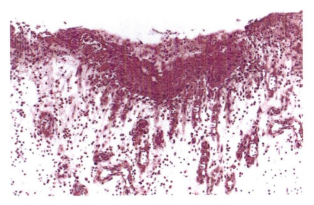

图1-3-10　肉芽组织(镜下观)

可见大量由内皮细胞增生形成的实性细胞索及扩张的毛细血管,向创面垂直生长,并在顶端呈弓状吻合。在毛细血管周围有许多新生的成纤维细胞,此外常有大量渗出液及炎性细胞(巨噬细胞、中性粒细胞、淋巴细胞)。随着时间的推移,炎细胞逐渐减少和消失,毛细血管慢慢闭塞、退化,而成纤维细胞产生越来越多的胶原纤维,最后肉芽组织转变为主要由胶原纤维组成的、结构致密的瘢痕组织。

2. 功能　包括:①机化血凝块、坏死组织及其他异物;②抗感染及保护创面;③填补伤口及其他组织缺损。

(三) 创伤愈合

因外力作用引起组织离断或缺损后的愈复过程,为包括各种组织的再生和肉芽组织增生、瘢痕形成的复杂组合,表现出各种过程的协同作用。以皮肤和软组织的创伤愈合为例分述如下。

1. 基本过程　包括:①早期的急性炎症反应,伤口局部充血水肿,渗出的浆液、纤维素与伤口中的血液很快凝固形成凝块,有的凝块表面干燥形成痂皮,凝块及痂皮起着临时保护伤口的作用。②伤口收缩,缩小创面。③肉芽组织增生和瘢痕形成,填补伤口缺损。④表皮再生,封闭伤口,愈合完成。

2. 类型　根据损伤程度及有无感染,可分为以下三种类型。

(1) 一期愈合:主要见于组织缺损少、创缘整齐、无感染、经粘合或缝合后创面对合严密的伤口,例如手术切口。这种愈合的时间短,形成瘢痕少,几乎不影响功能(图1-3-11)。

(2) 二期愈合:主要见于组织缺损较大、创缘不整、无法整齐对合,或伴有感染的伤口。与一期愈合相比,只有等到感染被控制,坏死组织被清除以后,再生才能开始,而且由于伤口大,伤口收缩明显,需多量的肉芽组织才足以将伤口填平,因此,愈合所需时间较长,形成的瘢痕较多,常影响组织和器官的外形或功能(图1-3-12)。

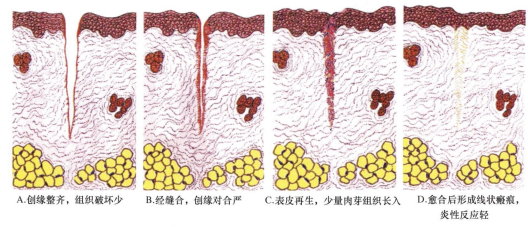

A.创缘整齐，组织破坏少　　B.经缝合，创缘对合严　　C.表皮再生，少量肉芽组织长入　　D.愈合后形成线状瘢痕，炎性反应轻

图 1-3-11　创伤一期愈合过程（模式图）

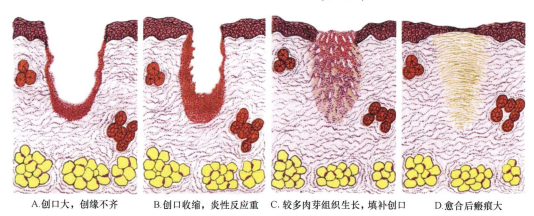

A.创口大，创缘不齐　　B.创口收缩，炎性反应重　　C.较多肉芽组织生长，填补创口　　D.愈合后瘢痕大

图 1-3-12　创伤二期愈合过程（模式图）

（3）痂下愈合：伤口表面的血液、渗出液及坏死物质干燥后形成黑褐色硬痂，在痂下进行上述愈合过程。待上皮再生完成后，痂皮即脱落。痂下愈合所需时间通常较无痂者长。痂皮由于干燥不利于细菌生长，故对伤口有一定的保护作用。但如果痂下渗出物较多，尤其是已有细菌感染时，痂皮反而成了渗出物引流排出的障碍，使感染加重，不利于愈合。

> **案例分析**
>
> 　　某女，40 岁，一个月前左下肢由于外伤出现深达肌肉长约 8 厘米的伤口，简易包扎止血后未作其他处理，五天后伤口化脓，行开放引流并抗感染治疗半月后伤口痊愈，留下较大瘢痕。
>
> **思考：**
>
> 　　该病人创伤愈合属何种类型？我们应该从中吸取什么样的教训？

　　3. 影响创伤愈合的因素　　全身因素中有年龄（青少年的组织再生能力强，愈合快，老年人则相反）、营养状况（严重的蛋白质缺乏，会造成伤口愈合延缓；而维生素 C 对愈合起促进作用）、药物（肾上腺皮质激素可抑制炎症反应，不利于消除感染，使愈合延迟）等；局部因素中感染与异物的存在对再生修复的妨碍甚大，而局部血供的情况则是决定创伤愈合好坏的重要因素。

考点：影响创伤愈合的因素

第四节　肿　瘤　概　论

学习目标

　　1. 掌握肿瘤、异型性、转移、癌前病变、原位癌、早期浸润癌的概念。

　　2. 掌握良、恶性肿瘤对机体的影响及其区别。

　　3. 熟悉肿瘤的大体特点、生物学特性。

　　4. 了解肿瘤的镜下特点、常见类型、癌与肉瘤的区别及肿瘤的病理学检查方法。

　　肿瘤（tumor，neoplasm）是一种常见病、多发病，其中恶性肿瘤是目前危害人类健康最严重的一类疾病。在欧美一些国家，恶性肿瘤的死亡率仅次于心血管系统疾病而居第二位。而在我国，随着城镇工业生产迅速发展，环境污染日益严重，吸烟等不良生活习惯相当普遍，如果不采取积极的宣传教育措施，恶性肿瘤的危害性还将日益增加。因此，研究肿瘤的病因学、发病学及其防治,将成为当代医学的重点。

一、肿瘤的概念

肿瘤是机体在各种致瘤因素作用下,局部组织的细胞在基因水平上失掉了对其生长的正常调控,导致异常增生而形成的新生物。这种新生物常表现为局部肿块。

机体在生理状态下以及在炎症、损伤修复时的病理状态下也常有组织、细胞的增生,但所增生的组织能分化成熟,并能恢复原来正常组织的结构和功能,而且这类增生是有一定限度的,一旦增生的原因消除后就不再继续增生。但肿瘤性增生却与此不同,正常细胞转变为肿瘤细胞后,在不同程度上失去了分化成熟的能力,因此具有异常的形态、代谢和功能。它生长旺盛,并具有相对的自主性,即使后来致瘤因素已不存在时,仍能持续性生长,不仅与机体不协调,而且有害无益。

☞考点:肿瘤的概念

二、肿瘤的特性

(一) 肿瘤的大体形态

1. 肿瘤的数目和大小　原发肿瘤多数为单个,少数为多个(如子宫平滑肌瘤),而转移瘤通常为多个。肿瘤的大小与肿瘤的性质、生长时间和发生部位有一定的关系。生长于体表或大的体腔(如腹腔)内的肿瘤有时可长得很大;生长于狭小腔道(如颅腔,椎管)内的肿瘤则一般较小。大的肿瘤通常生长缓慢,生长时间较长,且多为良性。恶性肿瘤生长迅速,短期内即可带来不良后果,故一般不致长得很大。

2. 肿瘤的形状　肿瘤的形状多种多样,良性肿瘤中发生于深部组织或器官内部的多呈结节状、分叶状、囊状;发生于体表和空腔器官内的多呈乳头状、菜花状、息肉状等。而恶性肿瘤则多呈浸润性包块状、弥漫性肥厚状、溃疡状(图1-4-1)。

3. 肿瘤的颜色和硬度　与其起源的正常组织较相似,如脂肪瘤呈淡黄色,质地软,骨肿瘤则坚硬;纤维瘤和肌瘤多为灰白色,质地韧;血管瘤多呈暗红色,黑素瘤多呈黑色。另外还与其是否发生继发改变有关,如出血、坏死、囊性变等。

4. 肿瘤的包膜　良性肿瘤常有完整包膜,与周围组织分界清,容易完整摘除;而恶性肿瘤大多无包膜,与周围组织分界不清,手术时常不易完整切除。

(二) 肿瘤的镜下结构

虽然肿瘤大体形态多种多样,但任何肿瘤在镜下都可分为实质和间质两部分。所谓肿瘤实质就是肿瘤细胞的总称,是肿瘤的主要成分,决定了肿瘤的各项特征,是识别各种肿瘤的组织来源,进行肿瘤的分类、命名和诊断的形态学依据;而肿瘤的间质由瘤细胞间的结缔组织和脉管组成,不具特异性,起着支持和营养肿瘤实质的作用。通常生长快的肿瘤,其间质血管多较丰富而结缔组织较少;生长缓慢的肿瘤,其间质血管则较少。此外,肿瘤间质内往往有或多或少的淋巴细胞等单个核细胞浸润,这是机体对肿瘤组织的免疫反应。

(三) 肿瘤的异型性

肿瘤组织无论在细胞形态和组织结构上,都与其发源的正常组织有不同程度的差异,这种差异称为**异型性**(atypia)。异型性的大小反映了肿瘤组织的成熟程度,即分化程度(指肿瘤的实质细胞与其来源的正常细胞和组织在形态和功能上的相似程度)。异型性小者,说明它和正常组织相似,肿瘤组织成熟程度高(分化程度高);异型性大者,表示瘤组织成熟程度低(分化程度低)。

☞考点:异型性的概念

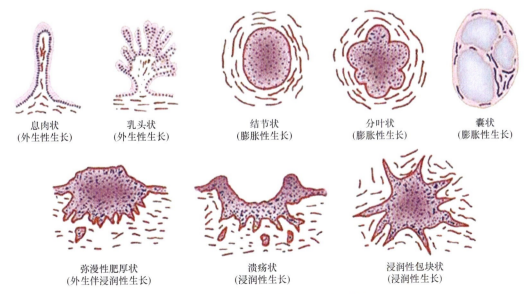

息肉状
(外生性生长)

乳头状
(外生性生长)

结节状
(膨胀性生长)

分叶状
(膨胀性生长)

囊状
(膨胀性生长)

弥漫性肥厚状
(外生伴浸润性生长)

溃疡状
(浸润性生长)

浸润性包块状
(浸润性生长)

图1-4-1　肿瘤的外形和生长方式模式图

1. 良性肿瘤的异型性 良性肿瘤瘤细胞的异型性不明显,一般都与其起源组织相似,只是在组织结构上排列较紊乱,失去原有的组织器官样结构。例如子宫平滑肌瘤的瘤细胞和正常平滑肌细胞很相似,只是其排列与正常平滑肌组织不同,失去原有的排列层次,纵横交错呈编织状甚至旋涡状(图1-4-2)。

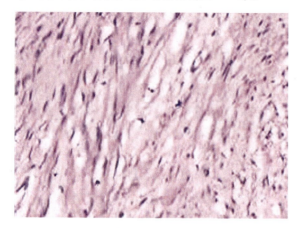

图 1-4-2 纤维瘤

2. 恶性肿瘤的异型性 恶性肿瘤分化较差,无论是细胞形态还是组织结构上皆与其起源组织有显著的差异,主要有以下表现。

(1)瘤细胞的异形性:表现为瘤细胞大小不等、形态各异,核浆比例增大,核染色深,常见病理性核分裂象,胞浆呈嗜碱性等特点(图1-4-3)。

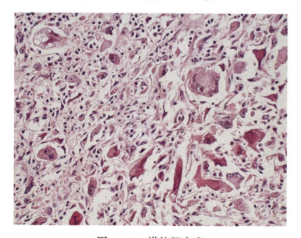

图 1-4-3 横纹肌肉瘤

(2)组织结构的异形性:表现为瘤细胞排列紊乱,失去正常排列层次和结构。如腺癌细胞可形成不规则的腺管样结构,管壁细胞层次增多、紧密重叠,甚至无腺腔形成而呈实性癌巢(图1-4-4)。

(四)肿瘤的生物学特性

1. 肿瘤的生长速度 各种肿瘤的生长速度有极大的差异,主要决定于肿瘤细胞的分化成熟程度。一般来讲,成熟程度高、分化好的良性肿瘤生长较缓慢,

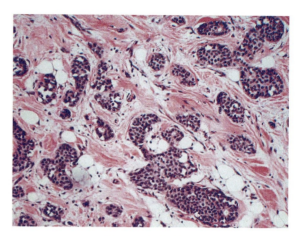

图 1-4-4 乳腺癌

几年甚至几十年。如果其生长速度突然加快,就要考虑发生恶性转变的可能。成熟程度低、分化差的恶性肿瘤生长较快,短期内即可形成明显的肿块,并且由于血管形成及营养供应相对不足,易发生坏死,出血等继发改变。

2. 肿瘤的生长方式 主要有以下三种。

(1)**膨胀性生长**:这是大多数良性肿瘤所表现的生长方式。由于这种瘤细胞生长缓慢,不侵袭周围正常组织,随着肿瘤体积的逐渐增大,有如逐渐膨胀的气球,向四周组织推挤。由于有完整的包膜,与周围组织分界清楚(图1-4-5)。位于皮下者临床触诊时可以推动,容易手术摘除,摘除后也不易复发。

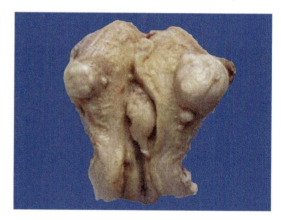

图 1-4-5 子宫平滑肌瘤

(2)**外生性生长**:发生在体表、体腔表面或管道器官黏膜面的肿瘤,常向表面生长,形成突起的乳头状、息肉状、蕈状或菜花状的肿物(图1-4-6)。良、恶性肿瘤都可呈外生性生长。但恶性肿瘤在外生性生长的同时,其基底部往往也呈浸润性生长,又由于其生长迅速,血液供应不足,这种外生性肿物容易发生坏死脱落而形成底部高低不平、边缘隆起的癌性溃疡。

(3)**浸润性生长**:为大多数恶性肿瘤的生长方

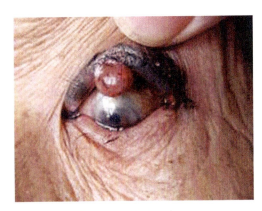

图 1-4-6　眼睑色素痣

式。瘤细胞如树根之长入泥土,浸润并破坏周围组织(图 1-4-7)。因而此类肿瘤没有包膜,与邻近的正常组织紧密连接在一起而无明显界限。临床触诊时,肿瘤固定不活动。手术切除这种肿瘤时,切除范围比肉眼所见肿瘤范围为大,因为这些部位也可能有肿瘤细胞的浸润。

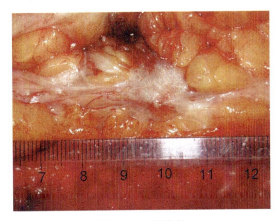

图 1-4-7　乳腺癌

3. 肿瘤的扩散　良性肿瘤仅在原发部位生长、增大,而恶性肿瘤除了在原发部位浸润性生长、蔓延,而且还可以通过多种途径扩散至身体其他部位。

(1) 直接蔓延:随着肿瘤的不断长大,瘤细胞常常连续不断地沿着组织间隙、淋巴管、血管或神经束衣侵入并破坏邻近正常器官或组织,并继续生长,称为直接蔓延。例如晚期子宫颈癌可蔓延至直肠和膀胱;晚期乳腺癌可穿过胸肌和胸腔甚至达肺。

(2) 转移:恶性肿瘤细胞从原发部位侵入淋巴管、血管或体腔,被带到他处而继续生长,形成与原发瘤同样类型的肿瘤,这个过程称为**转移**(metastasis)。所形成的肿瘤称为转移瘤或继发瘤。常见的转移途径有以下几种。

1) 淋巴道转移:为癌的常见转移方式。癌细胞侵入淋巴管后,随淋巴流首先到达局部淋巴结(例如乳腺外上象限发生的乳腺癌首先到达同侧腋窝淋巴结;肺癌首先到达肺门淋巴结),在其内部生长繁殖并累及整个淋巴结,使淋巴结变大变硬(图 1-4-8)。局部淋巴结发生转移后,可继续转移至下一站的其他淋巴结,最后可经胸导管进入血流再继发血道转移。

2) 血道转移:为肉瘤的常见转移方式。由于肉瘤间质血管丰富,瘤细胞多经小静脉入血,少数亦可经过淋巴管入血。瘤细胞侵入血管后可随血流到达远隔器官继续生长,形成转移瘤。血道转移的运行途径与血流方向一致,肺(图 1-4-9)和肝是最常被累及的器官。

3) 种植性转移:体腔内器官的肿瘤蔓延到器官表面时,瘤细胞可以脱落并像播种一样,种植在体腔和体腔内各器官的表面,形成多数的转移瘤,这种方式称为**种植性转移**。种植性转移常见于腹腔器官的癌瘤,如胃癌破坏胃壁侵及浆膜后,可种植到大网膜、腹膜、腹腔内器官表面甚至卵巢等处。

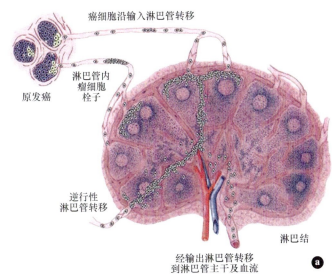

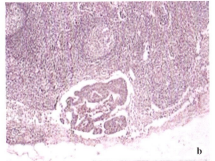

图 1-4-8　癌的淋巴道转移模式图

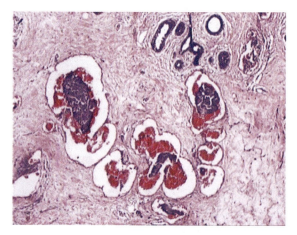

图 1-4-9　癌的血道转移

4. 肿瘤的复发　肿瘤经外科手术等治疗,临床获得一段治愈期或缓解期,以后又重新出现同样的肿瘤,称肿瘤的复发。主要与手术切除不干净、切口种植和隐性转移灶的存在等因素有关。多见于恶性肿瘤,也可见于个别良性肿瘤。

三、肿瘤对机体的影响

肿瘤因其良、恶性的不同,对机体的影响也有所不同。

良性肿瘤因分化较成熟,生长缓慢,停留于局部,不浸润,不转移,故一般对机体的影响相对较小,主要表现为局部压迫和阻塞症状,如子宫平滑肌瘤可压迫膀胱引起排尿困难。但若发生在腔道或重要器官,也可引起较为严重的后果,如颅内的良性瘤可压迫脑组织阻塞脑室系统而引起颅内压升高和相应的神经系统症状,严重者可引起脑疝,危及生命。

恶性肿瘤由于呈浸润性生长且速度较快,并可发生转移,因此,除可引起与上述良性瘤相似的局部压迫和阻塞症状外,还可侵袭与破坏周围正常的组织器官,导致其结构改变和功能障碍;当侵袭破坏血管时可引起出血、坏死及继发感染;当侵犯局部神经时可引起顽固性疼痛。另外,恶性肿瘤患者还可出现恶病质、副肿瘤综合征等全身表现。所以,良性肿瘤一般对机体影响小,易于治疗,疗效好;恶性肿瘤危害较大,治疗措施复杂,疗效还不够理想。如果把恶性肿瘤误诊为良性肿瘤,就会延误治疗或治疗不彻底,造成复发、转移。相反,如把良性肿瘤误诊为恶性肿瘤,也必然要进行一些不必要、不恰当的治疗,使患者遭受不应有的痛苦、损害和精神负担。因此,区别良性肿瘤与恶性肿瘤,对于正确的诊断和治疗具有重要的实际意义(表 1-4-1)。

考点:良性、恶性肿瘤的区别

表 1-4-1　良、恶性肿瘤的区别

	良性肿瘤	恶性肿瘤
分化程度	分化好,异型性小,与起源组织相似,核分裂少,无病理性核分裂像	分化较差,异型性大,与起源组织差别大,核分裂多见,并可见病理核分裂象
生长速度	缓慢	较快
生长方式	膨胀性生长,常有包膜形成,与周围组织分界清楚,可推动	浸润性生长,无包膜,与周围组织分界不清楚,通常不能推动
继发改变	很少性发生坏死、出血	常发生出血、坏死等
转移	不转移	常有转移
复发	切除后很少复发	手术等治疗后较多复发较大,除压迫、阻塞外
对机体的影响	较小,主要为局部压迫或阻塞作用。如发生在重要器官也可引起严重后果	还可以破坏原发处和转移处的组织,引起坏死出血、合并感染,甚至造成恶病质

四、肿瘤的命名与分类

(一)肿瘤的命名原则

人体任何部位、任何组织、任何器官几乎都可发生肿瘤,因此肿瘤的种类繁多,命名也复杂。一般根据其组织发生即组织来源来命名。良性肿瘤在其来源组织名称后加"瘤"字,例如来源于纤维结缔组织的良性瘤称为纤维瘤,来源于腺上皮的良性瘤称为腺瘤等。恶性肿瘤一般亦根据其组织来源来命名:来源于上皮组织的统称为癌(carcinoma),命名时在其来源组织名称之后加"癌"字,如来源于鳞状上皮的恶性肿瘤称为鳞状细胞癌,来源于腺上皮呈腺样结构的恶性肿瘤称为腺癌等;从间叶组织(包括纤维结缔组织、脂肪、肌肉、脉管、骨、软骨组织等)发生的恶性肿瘤统称为肉瘤(sarcoma),其命名方式是在来源组织名称之后加"肉瘤",例如纤维肉瘤、横纹肌肉瘤、骨肉瘤等。两种恶性肿瘤的区别见表 1-4-2 和图 1-4-10。

表 1-4-2　癌与肉瘤的区别

	癌	肉瘤
组织起源	上皮组织	间叶组织
发病率	较常见,约为肉瘤的 9 倍,多见于 40 岁以上的成年人	较少见,大多见于青年人
大体特点	质较硬,色灰白,较干燥	质软,色灰红,湿润,鱼肉状
镜下特点	癌细胞常密集形成癌巢,实质与间质分界清楚,纤维组织常有增生	肉瘤细胞多弥漫分布,实质与间质分界不清,间质内血管丰富,纤维组织少
转移	多经淋巴道转移	多经血道转移

有少数恶性肿瘤不按上述原则命名,如有些来源于幼稚组织及神经组织的恶性肿瘤称为母细胞瘤,如神经母细胞瘤、髓母细胞瘤、肾母细胞瘤等;有些恶性肿瘤成分复杂或由于习惯沿袭,则在肿瘤的名称前加"恶性",如恶性畸胎瘤、恶性淋巴瘤、恶性黑色素瘤等。有些恶性肿瘤冠以人名,如尤文(Ewing)瘤、何杰金(Hodgkin)病。至于白血病、精原细胞癌则是少数采用习惯名称的恶性肿瘤,虽称为"瘤"或"病",实际上都是恶性肿瘤。

（二）肿瘤的分类

肿瘤的分类通常是以其组织发生(即来源于何种组织)为依据,每一类别又分为良性与恶性两大类。兹举例如下(表1-4-3)。

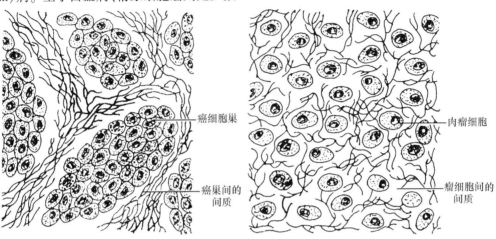

图1-4-10　癌与肉瘤的结构模式图

表1-4-3　常见肿瘤及分类

组织来源	良性肿瘤	恶性肿瘤	好发部位
上皮组织			
鳞状上皮	乳头状瘤	鳞状细胞癌	前者见于皮肤、鼻、鼻窦、喉等处;后者见于宫颈、皮肤、食管、鼻咽、肺、阴茎等处
基底细胞		基底细胞癌	头面部皮肤
腺上皮		腺癌	腺瘤多见于皮肤、甲状腺、胃肠;腺癌见于胃肠、乳腺、甲状腺等处
移行上皮	乳头状瘤	移行上皮癌	膀胱、肾盂
间叶组织			
纤维结缔组织	纤维瘤	纤维肉瘤	四肢
脂肪组织	脂肪瘤	脂肪肉瘤	前者见于皮下组织,后者多见于下肢和腹膜后
平滑肌组织	平滑肌瘤	平滑肌肉瘤	子宫和胃肠
横纹肌组织	横纹肌瘤	横纹肌肉瘤	肉瘤多于头颈、生殖泌尿道及四肢
血管组织	血管瘤	血管肉瘤	皮肤皮下组织、唇舌等
骨组织	骨瘤	骨肉瘤	骨瘤多于颅骨、长骨;骨肉瘤多见于长骨两端
软骨组织	软骨瘤	软骨肉瘤	前者多见于手足短骨;后者多见于盆骨、肋骨、股骨、肱骨等处
淋巴造血组织			
淋巴组织		恶性淋巴瘤	颈部、纵隔、肠系膜和腹膜后淋巴结
造血组织		白血病	淋巴造血组织
神经组织			
神经鞘膜组织	神经纤维瘤	神经纤维肉瘤	全身皮神经;深部神经及内脏也可受累
交感神经节	节细胞神经瘤	神经母细胞瘤	纵隔、腹膜后、肾上腺髓质
胶质细胞	胶质细胞瘤	恶性胶质细胞瘤	大脑
原始神经细胞		髓母细胞瘤	小脑

续表

组织来源	良性肿瘤	恶性肿瘤	好发部位
脑膜组织	脑膜瘤	恶性脑膜瘤	脑膜
其他肿瘤			
黑色素细胞	黑痣	恶性黑色素瘤	皮肤、黏膜
胎盘组织	葡萄胎	恶性葡萄胎	子宫
绒毛膜上皮癌			
三个胚叶组织	畸胎瘤	恶性畸胎瘤	卵巢、睾丸纵隔、骶尾部
生殖细胞		精原细胞瘤	睾丸
		无性细胞瘤	卵巢

（三）癌前病变、原位癌、早期浸润癌

1. **癌前病变** 指某些具有癌变潜在可能性的良性病变,如果长期不治愈有可能转变为癌。常见的癌前病变有:黏膜白斑病、子宫颈糜烂、乳腺囊性增生病、结肠多发性息肉病、慢性萎缩性胃炎及胃溃疡、皮肤慢性溃疡、肝硬化等。

2. **原位癌** 癌变仅见于黏膜上皮层内或皮肤表皮层内,常波及上皮全层,但尚未突破基膜浸润到黏膜下层或真皮内的早期癌(图1-4-11)。原位癌不转移,可发展为浸润癌或停止、消退。

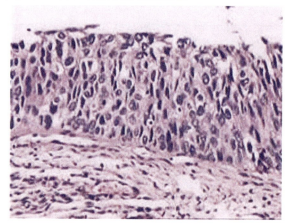

图 1-4-11　原位癌

3. **早期浸润癌** 原位癌如突破基膜发生浅的浸润(通常<5mm)又无局部淋巴结的转移,则称为早期浸润癌。

上述病变均属早期,如能及时发现和治疗,可获得非常好的效果,并且对提高癌的治愈率和生存期,有着十分重要的意义。

五、肿瘤的病理学检查方法

肿瘤的病理学检查为极其重要的肿瘤诊断方法之一。病理学检查可以确定肿瘤的诊断、组织来源以及性质和范围等,为临床治疗、评估预后提供重要的依据。肿瘤的病理学检查方法如下。

（一）脱落细胞学检查

这是一种操作简便易行、迅速准确、损伤少和痛苦轻的检查方法,尤其适于肿瘤大样本普查以提高早期诊断率。常用的有阴道分泌物涂片检查子宫颈癌,痰涂片检查肺癌,胸、腹水离心后作涂片检查胸腔或腹腔的原发或转移癌和尿液离心后涂片检查泌尿道肿瘤等。

> **案例分析**
>
> 患者朱××,女性,40岁,已婚,洗澡时发现右侧乳房无痛性肿块逐渐增大3年,最近有迅速生长的趋势而来院就诊。
>
> 外科检查:右侧乳房较左侧大,在乳房的外上象限触摸到一鹅蛋大小肿块高出皮肤,表面溃破、质硬,较固定,与周围组织粘连,分界不清。腋窝淋巴结肿大,约3cm×3cm大小。尚可活动。乳头凹陷,皮肤呈橘皮样外观。
>
> 活组织检查:见细胞有明显异型性,呈不规则条索状排列,核分裂象多见,间质为大量纤维组织。
>
> 思考:
>
> 1. 请结合临床、肉眼形态及镜下检查作出最后诊断并说明诊断依据。
>
> 2. 患者为什么出现乳头下陷,皮肤呈桔皮样外观?腋窝淋巴结为什么会肿大?

（二）活体组织检查

从患者身体的病变部位取出小块组织(根据不同情况可采用钳取、切除或穿刺吸取等方法)或手术切除标本制成病理切片,观察细胞和组织的形态结构变化,以确定病变性质,作出病理诊断,称为活体组织检查(biopsy),简称活检。这是诊断肿瘤常用而且较为准确可靠的方法。近年来由于各种内窥镜(如纤维胃镜、纤维结肠镜、纤维支气管镜等)和影像诊断技术的不断改进,不但可以直接观察某些内肿瘤的外观形态,还可在其指引下准确地取材,进一步提高了早期诊断的阳性率。

（三）手术标本检查

不论术前临床诊断是否明确,只要是手术切除的标本,都应送病理检查(术中或术后),以便进一步明确肿瘤的性质、病变的范围、转移情况等,并作出最终的病理诊断,以指导临床作进一步治疗和评估预后。

目 标 检 测

一、名词解释

1. 内皮　2. 间皮　3. 骨单位　4. 肌节　5. 腺上皮
6. 适应　7. 萎缩　8. 肥大　9. 增生　10. 化生　11. 变性　12. 玻璃样变　13. 机化　14. 坏死　15. 坏疽
16. 瘘管　17. 窦道　18. 糜烂　19. 溃疡　20. 脂肪变
21. 肿瘤　22. 异型性　23. 癌　24. 原位癌

二、填空题

1. 人体组织可归纳为四类基本组织,即_____、_____、_____和_____。
2. 人体细胞的形态及大小虽各不相同,但均有相同的基本结构,光镜下可分为_____、_____和_____三部分。
3. 上皮组织的一面朝向身体表面或有腔器官腔面,称____面,相对的另_____一面朝向深部的结缔组织,称_____面。
4. 单层柱状上皮常被覆在_____、_____和_____等器官的腔面。
5. 变移上皮常见于_____和_____处。
6. 内分泌腺分泌的物质称_____,它随_____和_____运送到全身。
7. 粒细胞根据胞质内有无特殊颗粒分为有粒白细胞和_____。其中有粒白细胞又根据特殊颗粒的嗜色性分为_____、_____和_____。
8. 软骨分为_____、_____和_____三种。
9. 肌细胞呈细长纤维形,故又称_____。
10. 根据结构和功能的特点,肌组织可分为骨骼肌、平滑肌和心肌,其中_____和_____属于横纹肌,_____和_____属于不随意肌。
11. 相邻两条 Z 线之间的一段肌原纤维称为_____,是骨骼肌收缩的基本结构单位。
12. 神经细胞又称_____,它可分为_____和_____两部分,后者可分为_____和_____两种。
13. 感觉神经末梢可分为_____和_____两大类。后者又可分为_____、_____和_____三种。
14. 病理性萎缩主要包括_____、_____、_____、_____和_____等五种类型。
15. 细胞_____的变化是细胞坏死的主要标志,表现为_____、_____和_____。
16. 坏死的主要类型有_____、_____和_____。坏死的结局包括_____、_____、_____和_____。
17. 肿瘤含有_____和_____两种基本的组织成分。
18. 恶性肿瘤,异型性_____,分化程度_____;良性肿瘤,异型性_____,分化程度_____。
19. 恶性肿瘤的转移途径有_____、_____和_____。
20. 良性肿瘤的生长方式主要是_____和_____;恶性肿瘤的生长方式主要是_____和_____。

三、单项选择题

1. 细胞质不包括(　　)
   A. 细胞器　　　　　　　B. 线粒体
   C. 基质　　　　　　　　D. 染色质
   E. 内含物
2. 下列哪些结构为无膜细胞器。(　　)
   A. 核糖体　　　　　　　B. 内质网
   C. 线粒体　　　　　　　D. 溶酶体
   E. 高尔基复合体
3. 单层柱状上皮常被覆在(　　)
   A. 呼吸道内面　　　　　B. 心脏内面
   C. 口腔内面　　　　　　D. 胃肠内面
   E. 食管内面
4. 肺胸膜表面的上皮是(　　)
   A. 间皮　　　　　　　　B. 假复层纤毛柱状上皮
   C. 内皮　　　　　　　　D. 单层柱状上
   E. 单层立方上皮
5. 能产生抗体的细胞是(　　)
   A. 淋巴细胞　　　　　　B. 浆细胞
   C. 巨噬细胞　　　　　　D. 中性粒细胞
   E. 肥大细胞
6. 下列哪种细胞在抗原刺激下可转变为浆细胞(　　)
   A. T 淋巴细胞　　　　　B. 单核细胞
   C. B 淋巴细胞　　　　　D. 间充质细胞
   E. 肥大细胞
7. 各类白细胞的正常值、哪项是错误的(　　)
   A. 中性粒细胞 50% ~ 70%　B. 嗜酸粒细胞 6% ~ 10%
   C. 淋巴细胞 20% ~ 30%　D. 单核细胞 3% ~ 8%
   E. 嗜碱粒细胞 0 ~ 1%
8. 下列哪一项是心肌纤维所特有的(　　)
   A. 闰盘　　　　B. 横纹　　　　C. 肌浆网
   D. 横小管　　　E. 纵小管
9. 肌节的组成是(　　)
   A. 1/2 I 带+A 带+1/2 I 带　B. 1/2 A 带+I 带+1/2 A 带
   C. 1/2 H 带+A 带+1/2 H 带　D. 1/2 A 带+H 带+1/2 A 带
   E. 以上均错
10. 神经元都有(　　)
    A. 一条树突和一条轴突
    B. 多条树突和一条轴突
    C. 多条树突和多条轴突
    D. 一条或多条树突和一条轴突
    E. 一条树突和多条轴突
11. 某患者一侧输尿管结石致肾盂积水,肾萎缩,这种萎缩主要属于下列类型中的哪一种(　　)
    A. 营养不良性萎缩　　　B. 失用性萎缩
    C. 生理性萎缩　　　　　D. 压迫性萎缩
    E. 内分泌性萎缩
12. 下列说法哪种是错误的(　　)

A. 萎缩是指实质细胞、组织或器官的体积缩小

B. 肥大是指细胞、组织或器官体积增大

C. 增生是指细胞数量增多

D. 一种分化成熟的细胞转变为另一种分化成熟的细胞的过程称为化生

E. 萎缩、肥大、增生、化生是适应的四种主要形式

13. 萎缩的心脏颜色变深,其原因是萎缩的心肌细胞内含有( )

A. 黑色素颗粒　　　　B. 脂褐素颗粒

C. 含铁血黄素颗粒　　D. 胆红素

E. 炭尘

14. 心外膜增生的脂肪组织沿间质伸入心肌细胞间的现象,称为( )

A. 心肌脂肪变　　　　B. 心肌脂肪浸润

C. 心肌坏死　　　　　D. 心肌炎

E. 以上都不是

15. 脂肪样变最常发生的器官( )

A. 肝　　　　　　　　B. 心

C. 肾　　　　　　　　D. 骨骼肌

E. 脾

16. 下列哪一项不符合纤维结缔组织玻璃样变( )

A. 肉眼呈灰白色、半透明

B. 是十分常见的变性,见于瘢痕组织、动脉粥样硬化斑块等

C. 系胶原纤维老化的表现

D. 是增生的胶原纤维增粗,胶原蛋白交联、变性、融合的结果

E. 光镜下见片状、带状或梁状粉染均质物质,富有血管和纤维细胞

17. 下列哪种说法是错误的( )

A. 坏死可直接发生,但多数是由变性发展而来

B. 坏死的出现即意味着整个机体的死亡

C. 坏死与变性不同,是不可逆性改变

D. 组织坏死后应及时清除

E. 酶活性的变化有助于细胞坏死的早期诊断

18. 关于凝固性坏死时( )

A. 多见于心、脑、肝、肾等脏器

B. 肉眼干燥、质实,界限不清

C. 早期光镜下组织轮廓保存,细胞微细结构消失

D. 坏死发生后即可与正常组织在形态上加以鉴别

E. 脂肪坏死是它的特例

19. 下列哪种改变不属于液化性坏死( )

A. 急性坏死性胰腺炎　B. 脑脓肿

C. 干酪样坏死　　　　D. 脑软化

E. 乳腺外伤

20. 关于化生正确的是( )

A. 化生是分化成熟的细胞直接转变为另一种分化成熟细胞的过程

B. 化生对人体有害无益

C. 通常上皮细胞只能化生为上皮细胞,间叶细胞只能化生为间叶细胞

D. 化生可直接导致肿瘤的发生

E. 化生是损伤的一种

21. 不易发生湿性坏疽的器官是( )

A. 肠　　　　　　　　B. 子宫

C. 肺　　　　　　　　D. 四肢

E. 胆囊

22. 急性病毒性肝炎时出现的肝细胞溶解坏死属坏死中的哪种类型( )

A. 干酪样坏死　　　　B. 凝固性坏死

C. 凋亡　　　　　　　D. 坏疽

E. 液化性坏死

23. 细胞水肿时,细胞内( )

A. H_2O 多、Na^+ 多　　B. H_2O 多、K^+ 多

C. H_2O 多、Ca^{2+} 多　D. H_2O 多、Mg^{2+} 多

E. 以上都不对

24. 细胞水肿发生机理是( )

A. 溶酶体膜受损　　　B. 核膜受损

C. 过氧体受损　　　　D. 线粒体受损

E. 高尔基体受损

25. 细胞坏死的主要形态学标志( )

A. 细胞浆的变化　　　B. 细胞间质的变化

C. 细胞膜的变化　　　D. 细胞核的变化

E. 以上都不对

26. 关于凝固性坏死,下列哪项是错误的( )

A. 机制不清

B. 最典型的实例为贫血性梗死

C. 坏死区湿润、质地松软

D. 有干酪样坏死和坏疽两个特殊类型

E. 坏死组织与健康组织间界限较明显

27. 干性坏疽时,哪项是错误的( )

A. 动脉阻塞,静脉通畅　B. 坏死区干燥、皱缩

C. 与正常组织界限清楚　D. 全身中毒症状明显

E. 属缺血性坏死

28. 湿性坏疽时,哪项是错误的( )

A. 动、静脉均受阻

B. 坏死区水分多

C. 与正常组织界限不清

D. 多发生于与外界相通的内脏

E. 全身中毒症状不明显

29. 脑组织为什么易发生液化性坏死( )

A. 脑组织富含脂质　　B. 脑组织富含蛋白质

C. 脑组织富含糖原　　D. 脑组织富含核酸

E. 以上都不对

30. 以下说法不正确的是( )

A. 皮肤黏膜表浅的组织缺损称为糜烂

B. 皮肤黏膜较深的组织缺损称为溃疡

C. 只有一个开口,另一端为盲端的缺损叫瘘管

D. 与外界相通的内脏,坏死物排出后残留的空腔称为空洞

E. 只有一个开口,另一端为盲端的缺损叫窦道

31. 以下说法正确的是( )

A. 肉芽组织将坏死组织包围叫机化

B. 肉芽组织长入取代坏死组织称为包裹

C. 坏死是不可逆性改变,变性是可逆性改变

D. 陈旧的坏死与机化组织可发生转移性钙化

E. 肾、肺等器官坏死后果严重

32. 细胞坏死时错误的是(　　)

A. 细胞核固缩、碎裂、溶解,细胞质核蛋白体减少、丧失、嗜酸性染色增强

B. 间质基质、胶原纤维崩解液化

C. 坏死细胞自溶,引起局部急性炎症反应

D. 由肉芽组织增生和细胞再生来完成修复

E. 细胞一旦发生坏死,肉眼和光镜下即刻可见相应的形态学变化

33. 脑组织易发生(　　)

A. 凝固性坏死 　　　　B. 湿性坏疽

C. 液化性坏死 　　　　D. 纤维素样坏死

E. 干酪样坏死

34. 肿瘤恶性程度的高低取决于(　　)

A. 肿瘤体积的大小 　　B. 肿瘤患者的临床表现

C. 肿瘤的生长速度 　　D. 肿瘤异型性

E. 肿瘤的形态

35. 决定肿瘤性质的主要依据是(　　)

A. 肉眼改变 　　　　　B. 生长速度

C. 临床表现 　　　　　D. 镜下形态结构

E. 肿瘤的分类

36. 癌前病变是指(　　)

A. 最终发展成癌的良性病变

B. 有癌变可能的良性病变

C. 原位癌

D. 溃疡病

E. 浸润癌

37. 下列哪项不属于恶性肿瘤的细胞形态特点(　　)

A. 瘤细胞核数目不一,形态不规则

B. 核大深染,核仁明显

C. 瘤细胞大小不一,形状不规则

D. 瘤细胞与来源组织的细胞差异较小

E. 分化程度低

38. 下列哪项不属于肿瘤(　　)

A. 霍奇金病 　　　　　B. 白血病

C. 血管瘤 　　　　　　D. 动脉瘤

E. 脂肪瘤

39. 肉瘤的肉眼特点是(　　)

A. 多呈菜花状,质软切面灰白色

B. 多呈结节状,质硬,切面灰白色

C. 多呈结节状,质软,切面灰红色似鲜鱼肉状

D. 多呈溃疡状,质硬,切面灰红色似鲜鱼肉状

E. 多呈菜花状,质硬,切面白色

40. 下列哪项属于肿瘤的组织结构异型性(　　)

A. 瘤细胞失去正常的层次与排列

B. 核大,大小不等,核畸形

C. 核染色质分布不均,染色深

D. 病理性核分裂象

E 细胞异型性大

41. 下列有关恶性肿瘤哪项是错误的(　　)

A. 分化程度高 　　　　B. 异型性大

C. 常见病理性核分裂象 　D. 常有转移和复发

E. 分化程度低

42. 下列哪项不是肉瘤的特点(　　)

A. 青少年多发

B. 属于来源于间叶组织的恶性肿瘤

C. 易发生血道转移

D. 质地较硬、灰白色

E. 易发生淋巴道转移

43. 恶性肿瘤的生长方式是(　　)

A. 膨胀性生长 　　　　B. 外生性生长

C. 浸润性生长 　　　　D. 内生性生长

E. 膨胀性生长及外生性生长

44. 下列哪项不属于癌前病变(　　)

A. 慢性萎缩性胃炎

B. 十二指肠溃疡

C. 经久不愈的皮肤慢性溃疡

D. 黏膜白斑

E. 胃溃疡

45. 肿瘤的分化程度低说明其(　　)

A. 异型性小 　　　　　B. 生长缓慢

C. 不易转移 　　　　　D. 恶性程度高

E. 恶性程度低

46. 肿瘤的异型性是指(　　)

A. 癌和肉瘤的不同

D. 瘤实质与间质的不同

C. 瘤细胞形态不一致

D. 肿瘤与其来源组织之间在细胞形态和组织结构方面的差异

E. 瘤细胞体积大小不一

47. 纤维组织来源的恶性肿瘤,按命名原则应称为(　　)

A. 恶性纤维瘤 　　　　B. 纤维瘤

C. 纤维瘤恶变 　　　　D. 纤维肉瘤

E. 纤维癌

48. 肉瘤的主要转移途径是(　　)

A. 直接蔓延 　　　　　B. 血道转移

C. 淋巴道转移 　　　　D. 种植性转移

E. 全部都有

四、简答题

1. 简述细胞的基本结构。

2. 简述人体四大基本组织的分类。

3. 简述细胞和组织的适应性反应。

4. 简述细胞和组织的损伤性反应。

5. 简述坏死的分类及结局。

6. 请列表比较良性肿瘤和恶性肿瘤。

7. 简述癌与肉瘤的区别。

第二章　运动系统

运动系统由骨、关节和骨骼肌组成。全身骨借软骨、关节和韧带相连形成骨骼(图2-1),赋予人体基本形态,具有支持、保护和运动功能。骨骼肌附着于骨,在神经系统支配下产生收缩,牵拉骨骼产生运动。在运动中,骨起杠杆作用,关节是运动的枢纽,骨骼肌为运动的动力器官。

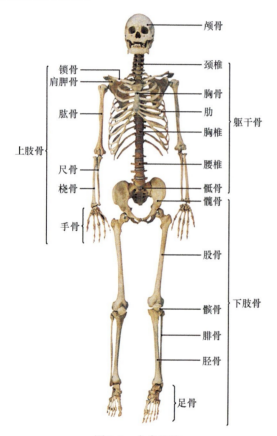

图2-1　全身骨骼

学习目标

1. 掌握运动系统的组成和功能。
2. 熟悉关节的基本结构、辅助结构和运动形式。熟悉肌的形态结构。了解肌的辅助结构和命名。
3. 熟悉躯干骨的组成。熟悉椎骨的组成及特点。掌握胸骨的分部及胸骨角的意义。掌握胸廓的组成和结构特点。掌握椎间盘的结构、功能及其临床意义。熟悉脊柱的生理弯曲及意义和功能。
4. 掌握上肢骨的组成、位置关系和骨性标志。了解锁骨、肩胛骨、肱骨、桡骨和尺骨的重要结构。
5. 掌握下肢骨的组成、位置及重要的体表标志。了

解髋骨、股骨、胫骨的重要结构。

6. 熟悉肩关节、肘关节、髋关节、膝关节的结构特点及运动形式。熟悉骨盆的结构及其性别差异和分部。熟悉足弓的结构和功能。
7. 了解颅骨的组成、脑颅骨和面颅骨的组成。熟悉颅骨的孔和裂。了解鼻旁窦的位置和名称。
8. 掌握臀大肌、竖脊肌、股四头肌、小腿三头肌的位置及功能。熟悉斜方肌、背阔肌、胸大肌、膈肌、胸锁乳突肌、三角肌、肱二头肌、肱三头肌的位置和功能。

第一节　骨与骨连结

一、概　　述

(一) 骨

1. 骨(bone)　是一种器官,主要由骨组织构成,具有一定形态和构造,坚硬而有弹性,有丰富的血管和神经。成人约有骨206快,按部位可分为颅骨、躯干骨和四肢骨三部分。前二者统称中轴。按骨的形态,可分4类。

(1) **长骨**(long bone):形似长管状,分布于四肢,分为一体两端。体又称骨干,为中间较细部分,骨质致密,内有空腔容纳骨髓,称髓。体表面有1~2个血管出入的孔,称滋养孔。两端较膨大,称骺,表面有关节软骨附着,形成光滑的关节面。骨干与骺相邻的部分称干骺端(图2-1-1)。

(2) **短骨**(short bone):一般呈立方形,多成群分布于连结牢固且稍灵活的部位,如腕骨和跗骨(图2-1-2)。

(3) **扁骨**(flat bone):呈板状,主要参与腔壁的组成,起保护作用,如颅盖骨和肋骨(图2-1-3)。

(4) **不规则骨**(irregular bone):形状不规则,如椎骨。有些不规则骨内有含气的腔洞,称含气骨,如上颌骨(图2-1-4)。

🔲考点:骨的形态和分类

此外,位于某些肌腱内的小骨称籽骨(sesamoid bone),在运动中起减少摩擦和转变肌牵引方向的作用,髌骨是人体最大的籽骨。

骨的表面由于受肌的牵引、神经和血管的穿通及附近器官的接触等影响,可形成不同的形态,如突起(结节、粗隆、棘、嵴、髁等)、凹陷(窝、压迹、切迹等)

和空腔(管、裂孔、小房等)等。

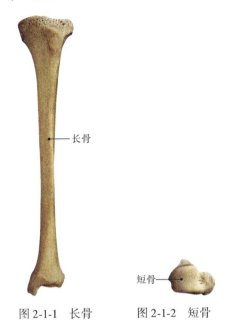

图 2-1-1 长骨

图 2-1-2 短骨

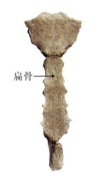

图 2-1-3 扁骨

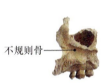

图 2-1-4 不规则骨

2. 骨的构造 骨由骨质、骨膜和骨髓构成(图 2-1-5)。

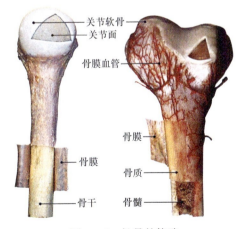

图 2-1-5 长骨的构造

(1)**骨质**(bone substance):由骨组织构成,分骨密质和骨松质。骨密质(compact bone)质地致密,抗压抗扭曲性很强,配布于骨表面。骨松质(spongy bone)呈海绵状,由许多片状的骨小梁相互交织,按力的一定方向排列,质地疏松但却体现出既轻便又坚固

的性能。颅盖骨的骨密质配布于表面,称内板和外板。两板之间的骨松质称板障,有板障静脉通过。

(2)**骨膜**(periosteum):由纤维结缔组织构成,被覆于除关节面以外的新鲜骨质表面。骨膜富含血管、神经,对骨的营养、再生和感觉有重要作用。骨膜分内、外两层,内层有成骨细胞和破骨细胞,分别具有产生新骨质和破坏旧骨质的功能。骨若发生损伤,如骨折,骨膜可发挥其功能,参与骨质端的修复愈合。

(3)**骨髓**(bone marrow):填充于骨髓腔及骨松质的间隙内,分为红骨髓和黄骨髓。红骨髓(red bone marrow)含有大量不同发育阶段的红细胞和其他幼稚型的血细胞,有造血功能,肉眼观呈红色,胚胎和婴幼儿的骨髓全是红骨髓。约从 5 岁开始,长骨骨髓腔内的骨髓逐渐被脂肪组织所代替,变为黄红色且失去了造血功能,称黄骨髓(yellow bone marrow)。但在慢性失血或重度贫血时,黄骨髓可在一定程度上转化为红骨髓,恢复造血功能。在椎骨、髂骨、肋骨、胸骨及肱骨和股骨的近侧端骨松质内的骨髓,终身都是红骨髓。临床上常选用髂骨和胸骨进行骨髓穿刺,检查骨髓象以诊断某些血液系统疾病。

📖考点:骨的构造

3. 骨的化学成分和物理特征 骨含有机质和无机质两种化学成分。有机质主要包含骨胶原纤维和粘多糖蛋白等,构成骨的支架,赋予骨以弹性和韧性。无机质主要是碱性磷酸钙为主的无机盐类,使骨坚硬挺实和脆性。

骨的化学成分决定了骨的物理性质,骨的物理性质在人的一生中随年龄而发生变化。有机质与无机质的比例随年龄增长而逐渐变化,幼儿骨的有机质和无机质各占一半,故弹性大而柔韧,易变形,遇暴力打击时不易完全折断,常发生青枝样骨折。成年人骨的有机质和无机质的比例为 3:7,最为合适,因而具有很大硬度和一定的弹性,较坚韧。老年人有机质渐减,胶原纤维老化,无机盐增多,因而骨质变脆,稍受暴力则易发生骨折。

4. 骨的功能 骨不但进行新陈代谢和生长发育,并有修复、再生和改建能力。经常锻炼可促进骨良好的发育,长期不用则出现疏松。骨基质是钙、磷的储存库,参与体内钙、磷代谢,骨髓还有造血功能。全身各骨借关节相连形成骨骼,构成坚硬的支架,赋予人体基本形态和支撑体重。当肌肉收缩,骨起杠杆作用,从而发生运动。

(二)骨连结

骨与骨借骨连结构成骨骼,作为人体的支架。骨连结依其连结的组织和形式而分为纤维连结、软骨连结和滑膜关节(图 2-1-6)。前两者骨与骨间有间隙,连结稳固,骨间仅有微动或不能活动。

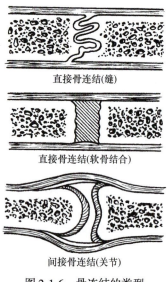

图 2-1-6　骨连结的类型

1. **纤维连结**（fibrouse joint）　是两骨间以纤维结缔组织连结，分为以下类型。①韧带连结：连结两骨的结缔组织纤维较长，呈致密束状，称韧带，如椎骨棘突的棘间韧带、胫腓骨下端的胫腓韧带；也有成膜状者，如前臂骨间膜、闭孔膜等。②缝：两骨间有很薄的纤维结缔组织，如各颅骨间的缝连结。颅的缝老年时可骨化成骨性结合。

2. **软骨连结**（cartilaginous joint）　两骨间以软骨相连结，分为以下类型。①透明软骨结合：如颅底蝶骨体与枕骨基底部的蝶枕结合、第一肋以其肋软骨与胸骨结合。②纤维软骨联合：如椎间盘和骨盆的耻骨联合。身体一些部位的软骨结合发育中可骨化而形成**骨性结合**，如各骶椎间的骨性结合、髂、耻、坐骨在髋臼处的骨性结合等。

3. 滑膜关节（synovial joint）　常简称**关节**（articulation），其特点是两骨相对面之间存在间隙（关节腔），两骨是借结缔组织构成的关节囊和韧带连结；其特性是两骨间可以活动。

（1）关节的基本结构（图 2-1-7）：包括关节面、关节囊和关节腔。

1）**关节面**：构成关节的两个骨的关节面（至少 2 个）一般多为一凹一凸，即关节窝和关节头。关节面上覆有关节软骨，多为透明软骨，极少数关节为纤维软骨。软骨微细结构似呈海绵状，微孔隙内可吸附一些滑液，故此关节软骨不仅能承受巨大压力，并具有一定的压缩性和弹性，而且非常光滑，摩擦系数很小，有利于两骨间的活动。

2）**关节囊**：由结缔组织构成的套状，附着于两骨的关节面周缘及其邻近骨面，并与骨膜延续。关节囊连结两骨，并形成封闭的关节腔。关节囊由纤维层和滑膜层两层构成。

纤维层，是外层，由致密纤维结缔组织构成，有丰富的血管、淋巴管和神经。纤维层的厚薄和紧张度与各关节运动幅度及关节所在部位不同而有差别。关节囊纤维层局部增厚形成囊韧带，可加强骨间的连结，并限制关节过度运动。

滑膜层，是内层，由疏松结缔组织及被覆其表面的特殊的滑膜细胞构成，色淡红，柔薄湿润，光滑。滑膜衬贴于纤维层内面并延续于关节软骨的周缘。滑膜分泌滑液于窄隙状的关节腔，滑液量少，是透明、色淡黄的蛋白样黏液，有润滑、防腐蚀和营养关节软骨的作用。

3）**关节腔**：是滑膜、关节软骨间的窄隙，其内充满滑液。关节腔为密闭而又呈负压的腔隙，对维持关节的稳固性有一定作用。

（2）关节的辅助结构：每个（滑膜）关节除具备上述三个主要结构外，不同关节为了适应其主要功能（运动或支重），而具有韧带、关节唇、关节盘三者之一或两个结构，以增加关节的灵活性或稳固性。

1）韧带：连结于两骨之间的致密纤维结缔组织束称为韧带，可加强关节的稳固性。位于关节囊外的称囊外韧带，位于关节囊内的称囊内韧带。

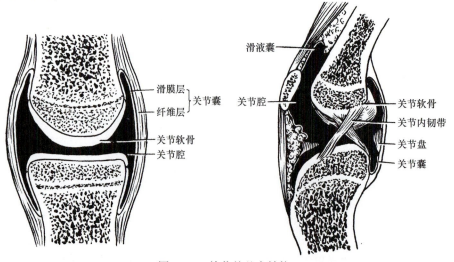

图 2-1-7　关节的基本结构

2）关节唇：是附着于关节窝周缘的纤维软骨环，有加深关节窝、增大关节面、和增加关节稳固性的作用。

3）关节盘：是位于两关节面之间的纤维软骨板，关节盘将关节腔分隔成两部分，并使两关节面更为适合，增加了关节的稳固性，减少两骨间的冲击和震荡；该关节两部分也可分别产生不同的运动，从而增加了整个关节的运动形式和范围。

📖考点：关节的结构

（3）关节的运动：运动是以关节为支点，在肌的牵引下，活动的骨绕关节的某一个轴活动而产生空间移位。关节面的形态、运动轴的方向和数目决定着关节的运动形式和范围。关节所有运动可归纳为以下形式。

1）屈伸运动：沿关节冠状轴运动，使相互关节的两骨接近，夹角减小为屈；两骨远离，角度加大为伸。

2）收展运动：绕关节矢状轴运动，使活动的骨向正中线移动，称为内收；离开正中线者称为外展。手指是向中指中线、足趾是向第二趾中线靠拢为内收；离开中线者称外展。

3）旋转运动：活动骨绕关节垂直轴旋转，骨的前面向内侧旋转称旋内；骨前面向外侧旋转称旋外。前臂桡骨下端交叉于尺骨下端之前称旋前；桡骨恢复平行于尺骨称旋后。

4）环转运动：骨的一端在原位（关节内）运动，另一端作圆周运动，整个骨在空间运动的轨迹是一个圆锥形，这个运动称为环转运动。凡能沿额状轴和矢状轴运动的关节都能做环状运动。环转运动实际是屈、外展、伸和内收的依次连续运动。

二、躯干骨及其连结

中轴骨骼是形成身体轴心的骨骼，51块躯干骨和29块颅骨有机结合形成颅、脊柱和胸廓，以支撑头、颈和躯干，并且保护脑、脊髓和在胸廓内的器官。

躯干骨共51块，包括24块椎骨、1块骶骨、1块尾骨、1块胸骨和12对肋。它们分别参与脊柱、骨性胸廓和骨盆的构成。

（一）脊柱

脊柱（vertebral column）由24块分离椎骨、1块骶骨和1块尾骨，借椎间盘、韧带和关节紧密连结而成。参与构成胸腔、腹腔和骨盆腔的后壁，具有运动、保护及支持体重等作用。

1. 椎骨 幼年时为32或33块，可分为颈椎7块、胸椎12块、腰椎5块、骶椎5块、尾椎3~4块。成年后5块骶椎长合成骶骨，3~4块尾椎长合成尾骨。

（1）椎骨的一般形态：椎骨由前方的椎体和后方

的椎弓组成。

椎体（vertebral body）呈短圆柱状，是椎骨负重的主要部分，内部为骨松质，外为薄层骨密质，上、下面粗糙，借椎间盘与邻近椎骨相连。

椎弓（vertebral arch）与椎体相连的部分叫椎弓根，稍细，上下缘各有一切迹，下切迹较明显。相邻椎骨的上、下切迹围成椎间孔。椎弓的后部呈板状，叫椎板。椎体和椎弓共同围成椎孔，24个椎骨的椎孔连成椎管。由椎弓发出7个突起：向后方伸出的一个称棘突，尖端可在体表摸到。左右各伸出一个横突。棘突和横突都是肌和韧带的附着处。椎弓上、下各有一对突起，称上关节突和下关节突，相邻关节突构成关节突关节。

（2）各部椎骨的主要特征

1）颈椎（cervical vertebrae，图2-1-8）：椎体较小，横断面呈椭圆形，椎孔较大，呈三角形。横突有横突孔，是颈椎最显著的特点。横突孔内有椎动、静脉走行。关节突不明显，关节面近于水平位。第2~6颈椎棘突短而平，末端分叉。

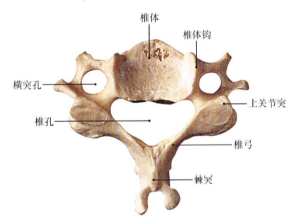

图2-1-8 颈椎

第1颈椎又称寰椎（图2-1-9），呈环形，无椎体、棘突和关节突。分前弓、后弓和左右侧块。前弓较短，后面正中有关节面称齿突凹，与枢椎的齿突相关节。后弓较长，中点略向后方突起，称后结节。侧块上面有关节凹，下面有关节面。上关节凹后方有横行的椎动脉沟。

第2颈椎又称枢椎（图2-1-10），椎体上方有齿突。齿突原为寰椎椎体，发育过程中脱离寰椎而与枢椎体融合。

第7颈椎又称隆椎，棘突不分叉且特别长，活体易于触及，常作为计数椎骨序数的标志。

2）胸椎（thoracic vertebrae，图2-1-11）：椎体横断面呈心形。椎体的后外侧上、下缘处有肋凹。椎孔小而圆。横突末端的前面有横突肋凹。关节突明显，关节面近冠状位，上关节突的关节面朝向后，下关节突的关节面朝向前。棘突长,伸向后下方,各相邻棘突呈叠瓦状排列。

3)腰椎(lumbar vertebrae,图2-1-12):椎体粗壮,横断面呈肾形。椎孔呈三角形。上、下关节突粗大,关节面近矢状位。上关节突的后缘有一卵圆形的隆起,称乳突。棘突为板状,位于矢状方向平伸向后。各棘突间的间隙较宽,临床上可在此作腰椎穿刺术。

4)骶骨(sacrum,图2-1-13):由5块骶椎长合而成,呈扁平三角形,分底、尖、盆面,背面,两侧缘。底向上,前缘中份突出,称岬。尖向下,与尾骨相接。盆

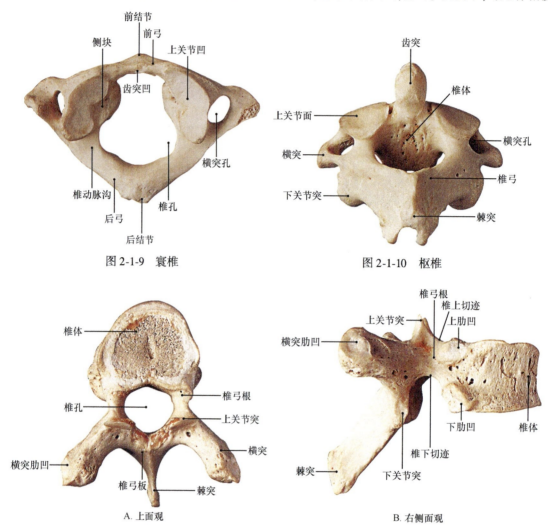

图 2-1-9 寰椎

图 2-1-10 枢椎

A. 上面观

B. 右侧面观

图 2-1-11 胸椎上面观

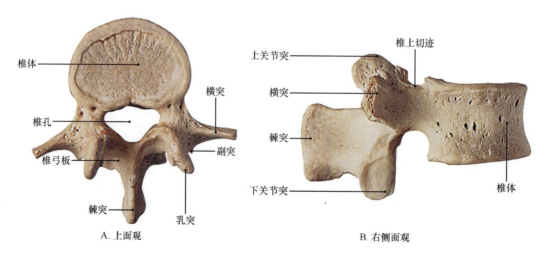

A. 上面观

B. 右侧面观

图 2-1-12 腰椎上面观

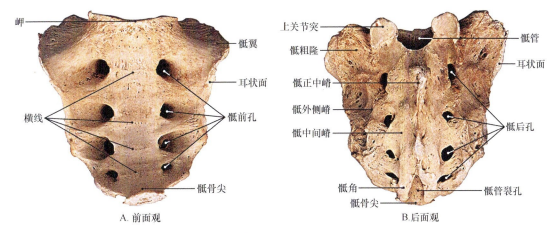

图 2-1-13 骶骨

面凹陷,有 4 条横线,是椎体融合的痕迹。横线两端有四对骶前孔。背面粗糙隆凸,正中线上有骶正中嵴,外侧有四对骶后孔。内部有与椎管相连的骶管,与骶前孔和骶后孔相通,骶管后下端敞开称骶管裂孔,裂孔两侧有向下突出的骶角,骶管麻醉常以骶角作为标志。两侧上份有耳状面。耳状面的后方凹凸不平,称骶粗隆。

5)尾骨(coccyx,图 2-1-14):由 3~4 块退化的尾椎长合而成,上接骶骨,下端游离。

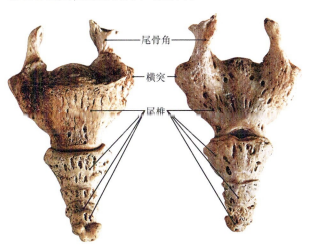

图 2-1-14 尾骨

考点:椎骨的形态特点

2. 椎骨间的连结 相邻椎骨之间的连结包括椎间盘、韧带和关节相连结。

(1)椎间盘(intervertebral disc):连接上下两个椎体之间,由纤维环和髓核构成。纤维环为呈环形排列的纤维软骨,前宽后窄,围绕在髓核的周围,可防止髓核向外突出,纤维环坚韧而有弹性。(图 2-1-15)髓核是一种富有弹性的胶状体,位于椎间盘的中部稍偏后方,有缓和冲击的作用。它被限制在纤维环之内,施加压力则有向外膨出的趋势。

(2)韧带(intervertebral ligament):主要包括前纵韧

带、后纵韧带、黄韧带、棘间韧带、棘上韧带(图 2-1-16)。**前纵韧带、后纵韧带**是两条分别紧贴全部椎体、椎间盘前面和后面的纵行长韧带,有限制脊柱过度后伸和前屈的作用。**黄韧带**是连接相邻椎弓的韧带,由弹力纤维构成,坚韧而富有弹性。黄韧带协助围成椎管,并有限制脊柱过分前屈的作用。**棘上韧带**是连接胸、腰、骶椎各棘突的纵行韧带,能限制脊柱过屈。**棘间韧带**连接各棘突之间,后接棘上韧带或项韧带。

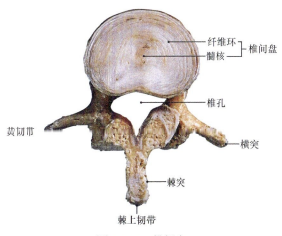

图 2-1-15 椎间盘

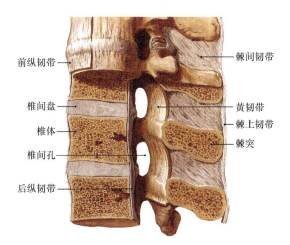

图 2-1-16 椎骨间的连结

（3）椎间关节：脊柱的关节有关节突关节和寰枢关节。前者由相邻椎骨的上下关节突构成，可作微量运动。后者由寰椎和枢椎组成，以齿突为轴，可使寰椎连同头部做旋转运动。脊柱与颅之间具有寰枕关节，它由寰椎和枕骨构成，可使头作前俯、后仰和侧屈运动。

此外，临床上提到的钩椎关节又称"Luschka"关节，在下5个颈椎体之间，由椎体上面两侧缘向上突起的椎体钩与上位椎体下面两侧缘的陷凹所构成。此关节病变可引起椎间孔狭窄，压迫脊神经，导致颈椎病的症状。

☞考点：椎骨间的连结，椎间盘

3. 脊柱的整体观和运动　成人脊柱全长约70cm。

（1）从前面观察脊柱，可见椎体自上而下逐渐变大，至第2骶椎止，在其下又逐渐变小，这与脊柱承担身体大半部体重有关。

（2）从后面观察脊柱，可见所有椎骨棘突连贯形成纵峰，位于背部正中线上。隆椎棘突长而平伸向后，在体表可触及；胸椎棘突细长，斜向后下方，呈叠瓦状；腰椎棘突呈板状，水平伸向后方，棘突间有空隙，这是临床在此能作腰椎穿刺的形态基础。

（3）从侧面观察脊柱，可见成人脊柱有4个生理性弯曲：颈曲和腰曲凸向前，出生后因抬头和直立而形成；胸曲和骶曲凸向后，为胎儿时期的原始弯曲。颈曲和腰曲的形成使身体重心垂线后移，以维持前后平衡，保持直立。脊柱弯曲的意义还在于增加了脊柱的弹性，缓冲震荡，保护脑、脊髓和内脏器官（图2-1-17）。脊

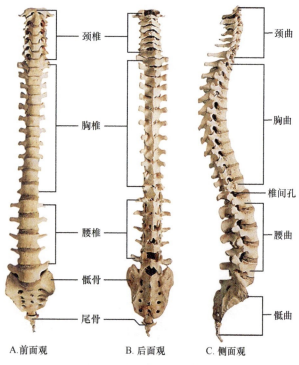

图2-1-17　脊柱的整体观

A.前面观　　B.后面观　　C.侧面观

柱在相邻两椎骨间的运动幅度很小，但这些微小运动总合起来，使脊柱具有很大的活动度，主要可作前屈、后伸、侧屈和旋转等运动，运动幅度最大的部位在下腰部和下颈部。

☞考点：脊柱的生理弯曲

（二）胸廓

1. 胸廓的组成　胸廓（thoracic cage）由12个胸椎、1块胸骨和12对肋借关节和韧带连结而成。

胸骨（sternum）是一块扁骨，位于胸前部正中，自上而下分为胸骨柄、胸骨体和剑突三部分（图2-1-18）。胸骨柄上缘正中的切迹称为颈静脉切迹。胸骨体胸骨柄相接处形成突向前方的横行隆起，称为胸骨角，平对第2肋，为计数肋的重要标志。

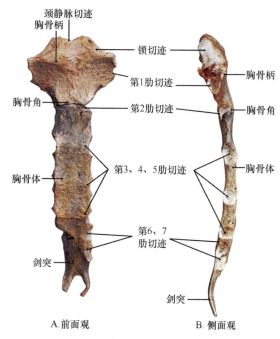

A.前面观　　　　B.侧面观

图2-1-18　胸骨

肋（ribs）共12对，由肋骨和肋软骨构成（图2-1-19）。肋骨为细长弓状的扁骨，富有弹性。其前端接肋软骨，后端膨大，称肋头，外侧稍细部为肋颈，肋颈外侧稍隆起部称肋结节，肋结节有关节面与胸椎横突的肋凹相关节。肋体内面近下缘处有肋沟，肋间血管和神经沿此沟走行。肋软骨为连接在肋骨前端的软骨。

第1对肋软骨与胸骨柄直接连结；第2~7对肋软骨与胸骨侧缘相应的切迹形成胸肋关节；第8~10对肋软骨不直接连于胸骨，而是依次连于上一个肋软骨，形成一对肋弓。第11、12对肋软骨前端游离于腹壁肌中，又称浮肋。

2. 胸廓的形态　成人胸廓近似圆锥形，其横径长，前后径短，上部狭窄，下部宽阔（图2-1-20）。新生儿胸廓横径较矢状径稍小，略成桶状。青春期出现性差，

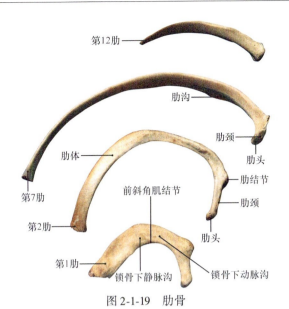

图 2-1-19　肋骨

（一）颅骨

颅骨分为脑颅骨和面颅骨两部分。

脑颅骨共 8 块，包括成对的顶骨、颞骨和不成对的额骨、枕骨、蝶骨、筛骨。它们共同围成颅腔，支持和保护大脑。构成颅盖的骨自前向后依次是额骨、顶骨、枕骨，以及顶骨外下方的颞骨，其中额骨、枕骨和颞骨还从前、后和两侧弯向内下，参与颅底构成。位于颅底中央的是蝶骨，其中部的前方是筛骨。

面颅骨共 15 块。成对分布的有上颌骨、鼻骨、泪骨、颧骨、下鼻甲、腭骨，不成对分布的有犁骨、下颌骨、舌骨，它们构成面部的骨性基础。其中，上颌骨位于面颅中央，其内上部有鼻骨、泪骨，外上方是颧骨，后内方是腭骨。上颌骨的内侧面参与鼻腔外侧壁的构成，其下部连有下鼻甲。下鼻甲的内侧有犁骨。上颌骨的下方是下颌骨，下颌骨的后下方是舌骨。

（二）颅骨的连结

各颅骨之间，大多借缝或软骨相互连接，彼此结合得很牢固。舌骨借韧带和肌与颅底相连，只有下颌骨与颞骨之间构成颞下颌关节。

颞下颌关节（temporomandibular joints）又名下颌关节，由下颌头与颞骨的下颌窝和关节结节构成（图2-1-21）。其特点是关节囊松弛，关节腔内有关节盘，属联合关节，可使下颌骨上提、下降、前移、后退和向侧方运动等。

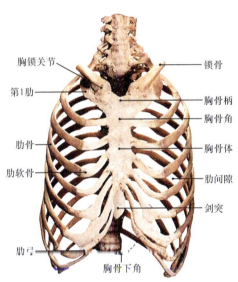

图 2-1-20　胸廓的整体观

男性胸廓各径大，近似圆锥形；女性者短而圆，各径较短。老年人软骨钙化，胸廓弹性减弱而成长扁形。儿童患佝偻病，因缺钙而骨质疏松胸廓变形，胸骨明显凸出，前后径增大，成为鸡胸。慢性支气管炎、肺气肿和哮喘病的老年人，因长期咳嗽，胸廓各径增大而成"桶状胸"。胸廓有上、下两口，上口由第 1 胸椎、第 1 对肋及胸骨柄上缘所围成，胸廓下口宽阔而不整齐，由第 12 胸椎、第 11、12 对肋及两肋弓和剑突共同围成。

3. 胸廓的运动　胸廓除保护、支持功能外，主要参与呼吸运动。在肌的作用下，肋的后端沿贯穿肋结节与肋头的轴旋转，其前端连同胸骨一起作上升和下降运动，使胸廓扩大和缩小，协助吸气和呼气。

三、颅骨及其连结

颅位于脊柱上方，由 23 块颅骨借骨连结相连而成，借寰枕关节与脊柱相连。

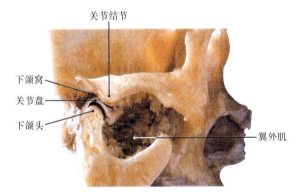

图 2-1-21　颞下颌关节

（三）颅的整体观

从不同角度观察颅时，其主要结构各不相同（图2-1-22、图2-1-23、图2-1-24、图2-1-25）。

四、上肢骨及其连结

（一）上肢骨

1. **锁骨**（clavicle）　位于颈、胸交界处，呈"～"形弯曲，全长均可摸到，是重要的骨性标志。内端粗大，为胸骨端，有关节面与胸骨柄相关节。外端扁平，为肩峰端，有小关节面与肩胛骨肩峰相关节。锁骨内侧 2/3 凸向前，外侧 1/3 凸向后（图2-1-26）。

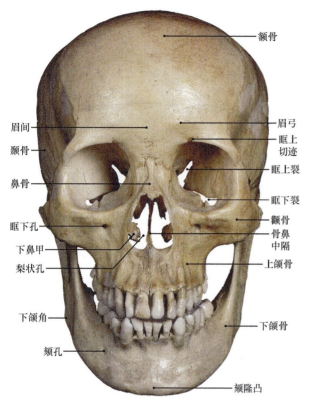

图 2-1-22　颅的前面观

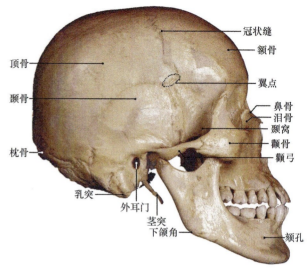

图 2-1-23　颅的侧面观

2. **肩胛骨**　位于背部外上方,是三角形的扁骨,有两面、三缘和三角(图 2-1-27)。前面为肩胛下窝,与胸廓相对。背面有一横嵴,称肩胛冈,将背面分为冈上窝和冈下窝。肩胛冈向外侧延伸的扁平突起称肩峰,是肩部的最高点,与锁骨外侧端相接。内侧缘薄而锐利,又称脊柱缘。外侧缘肥厚,又称腋缘。上

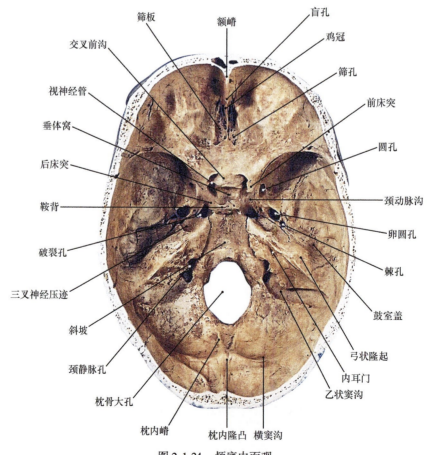

图 2-1-24　颅底内面观

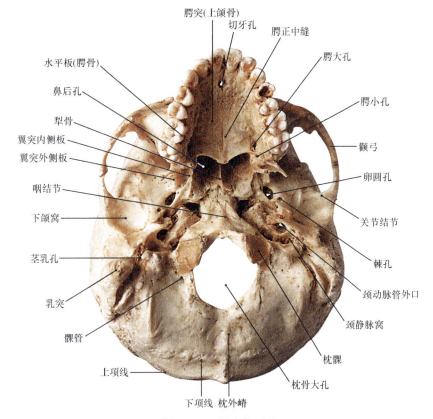

图 2-1-25 颅底外面观

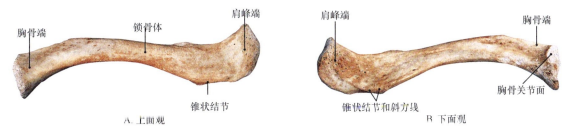

图 2-1-26 锁骨

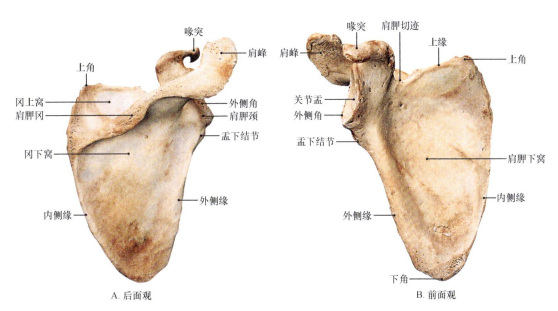

图 2-1-27 肩胛骨

缘外侧份有肩胛切迹,切迹的外侧有指状突起称喙突。上角平对第2肋。下角平对第7肋或第7肋间隙,为计数肋的标志。外侧角肥厚,朝外侧的梨形浅窝,称关节盂。

3. 肱骨(humerus)　位于臂部,是典型的长骨,分为一体和两端(图2-1-28)。近侧端膨大称肱骨头,与肩胛骨的关节盂相关节;远侧端肱骨小头和肱骨滑车分别与桡骨、尺骨形成关节;肱骨体的三角肌粗隆为三角肌的止点;体的后面有桡神经沟。

4. 桡骨(radius)　位于前臂外侧部,分为一体两端。上端细小,称桡骨头;头的下内侧为桡骨粗隆,为肱二头肌的止点。桡骨下端的内侧面有尺切迹,外侧面有茎突,为骨性标志(图2-1-29)。

5. 尺骨(ulna)　位于前臂的内侧部,分为一体两端。上端粗大,有滑车切迹、鹰嘴和冠突等结构;尺骨下端为尺骨头,其后内侧有尺骨茎突,为骨性标志(图2-1-29)。

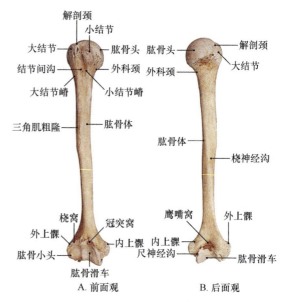

图 2-1-28　肱骨前面、后面观

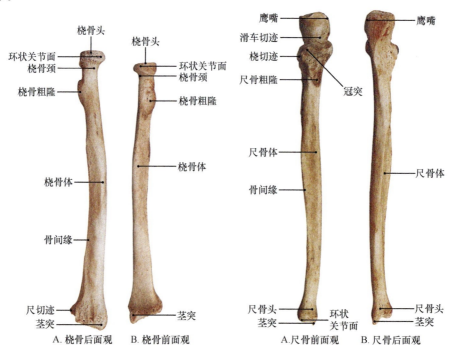

图 2-1-29　桡骨和尺骨

6. 手骨(bones of hand)　分为腕骨、掌骨及指骨(图2-1-30)。

腕骨(carpal bones)由8块小的短骨组成,排成两列,每列各有4块。由桡侧向尺侧,近侧列依次为手舟骨、月骨、三角骨和豌豆骨;远侧列依次为大多角骨、小多角骨、头状骨和钩骨。

掌骨(metacarpal bones)共5块,由桡侧向尺侧,分别称为第1~5掌骨。

指骨(phalanges of fingers)共14节。除拇指有两节指骨,其余各指都有三节。

(二) 上肢骨的连结

1. 胸锁关节(sternoclavicular joint)　是上肢和躯干的唯一关节,由锁骨胸骨端与胸骨柄相应的切迹及第1肋软骨的上面共同构成。胸锁关节是上肢带骨运动(表现于肩部)的支点,沿矢状轴运动,表现锁骨外端上抬、下降(肩部上抬下降);沿垂直轴运动,外端向前、向后(肩部向前向后)。

2. 肩锁关节(acromioclavicular joint)　是由肩峰和锁骨肩峰端关节面构成的微动关节。

3. 肩关节(shoulder joint)　由肩胛骨的关节盂和肱

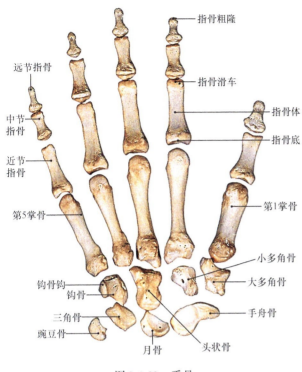

图 2-1-30　手骨

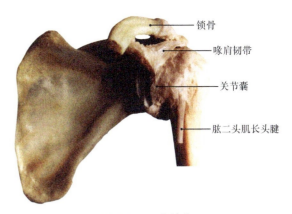

图 2-1-31　肩关节

骨头构成。其形态特点是:肱骨头大,关节盂浅小,两关节面大小差别较大,因此肩关节可作较大幅度的运动;关节囊薄而松弛,除前下部没有肌腱加强外,其余各部均有肌腱纤维加强(图 2-1-31)。因此,临床上以肩关节前下方脱位最为多见。肩关节为人体运动最灵活的关节,可做屈、伸、内收、外展、旋内、旋外和环转运动。

☞考点:肩关节的特点和运动

4. **肘关节**(elbow joint)　由肱骨下端和桡、尺骨上端构成,包括肱尺关节、肱桡关节和桡尺近侧关节3个关节(图 2-1-32)。

　　肘关节主要做屈伸运动。尺骨鹰嘴和肱骨内、外上髁是肘部三个重要的骨性标志。正常状态下当肘关节伸直时,上述三点连成一条直线;当肘关节前屈至90°时,三点连成一等腰三角形,称肘后三角。在肘关节后脱位时,上述三点的位置关系即发生改变,而当肱骨髁上骨折时,则三点的关系不变。

　　5. 前臂骨之间的连结　桡骨、尺骨之间,上端和下端以关节相连结,两骨体间借骨间膜相连。它们共同活动,可使前臂做旋前和旋后运动。

　　6. 手关节(joints of hand)　包括桡腕关节(或称腕关节)、腕骨间关节、腕掌关节、掌骨间关节、掌指关节和指骨间关节(图 2-1-33)。

　　桡腕关节由桡骨下面和尺骨下方的关节盘和手舟骨、月骨、三角骨的近侧面共同构成,关节囊松弛,可作屈、伸、收、展和环转运动。

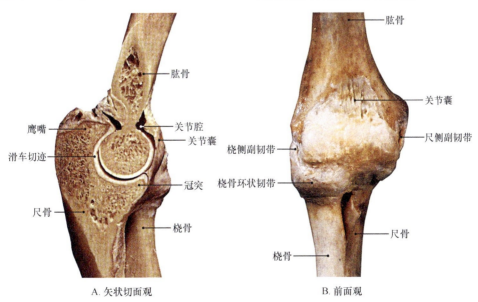

A. 矢状切面观　　　　　　　　　　B. 前面观

图 2-1-32　肘关节

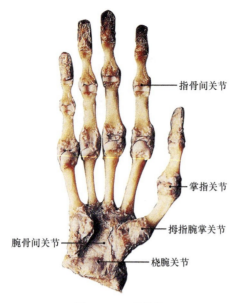

图 2-1-33 手关节

五、下肢骨及其连结

(一) 下肢骨

1. **髋骨** 包括髂骨、坐骨和耻骨三部分。三骨融合部的外侧面有一深窝,称为髋臼。坐骨和耻骨围成的卵圆形孔称为闭孔(图 2-1-34)。

髂骨(hip bone)位于髋骨上部,其上缘肥厚,称为髂嵴;髂嵴前端为髂前上棘;后端为髂后上棘;髂骨内面的大浅窝,称为髂窝。

坐骨(ischium)位于髂骨后下部,呈下端有肥大而粗糙的坐骨结节;坐骨突起是坐骨棘;坐骨棘的上、下方,分别有坐骨大切迹和坐骨小切迹。

耻骨(pubis)位于髋骨的前下部,其上缘有耻骨结节。

2. **股骨**(femur) 位于大腿部,是人体最长的骨,可分为一体两端(图 2-1-35)。近侧端有球形的股骨头,头下为股骨颈;颈与体交界处有大转子和小转子两个突起。远侧端有内侧髁和外侧髁两个膨大。股骨体后面有粗线;粗线向上外延续为臀肌粗隆,为臀大肌的止点。

3. **髌骨**(patella) 是全身最大的籽骨,位于股四头肌腱内,上宽下尖,前面粗糙,后面有关节面(图 2-1-36)。

4. **胫骨**(tibia) 位于小腿内侧部,可分为一体和两端(图 2-1-37)。近侧端膨大部称为内侧髁和外侧髁;远侧端内面有内踝,胫骨体呈三棱柱形,其前缘明显,直接位于皮下。

5. **腓骨**(fibula) 位于小腿的外侧,可分为一体和两端。上端略膨大称腓骨头,为骨性标志;腓骨头下方为腓骨颈,此处骨折时易损伤腓总神经;腓骨下端膨大称外踝,为骨性标志(图 2-1-37)。

6. **足骨**(bones of foot) 可分为跗骨、跖骨及趾骨。

跗骨(tarsal bones)属于短骨,共 7 块,即距骨、跟骨、骰骨、足舟骨及 3 块楔骨(内侧楔骨、中间楔骨和外侧楔骨)(图 2-1-38)。

跖骨(metatarsal bones)属于长骨,共 5 块,从内侧向外侧依次称为第 1~5 跖骨。

趾骨(phalanges of toes)共 14 节,其中趾为 2 节,其余各趾均为 3 节。

(二) 下肢骨的连结

1. **髋骨的连结** 包括骶髂关节和韧带。

骶髂关节(sacroiliac joint)由骶、髂两骨的耳状关节面构成。韧带主要包括骶结节韧带和骶棘韧带,两

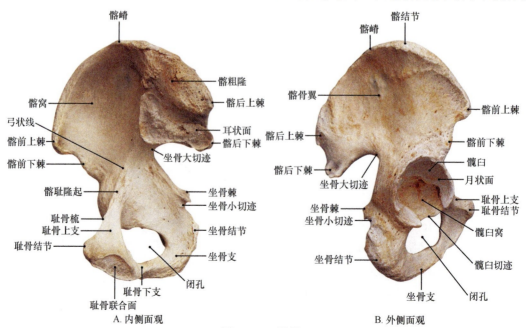

图 2-1-34 髋骨

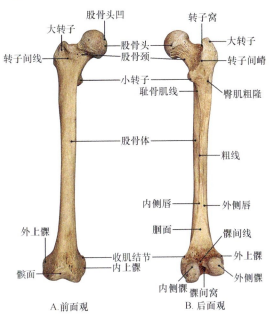

图 2-1-35 股骨

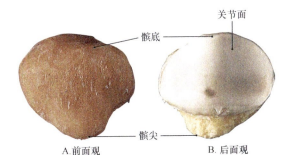

图 2-1-36 髌骨

个韧带与坐骨大、小切迹分别围成坐骨大孔和坐骨小孔,两孔内有神经、血管和肌通过。

耻骨联合(pubic symphysis)由左右耻骨的相对面和其间的纤维软骨共同构成,在女性此软骨较宽而短。

2. **骨盆**(pelvis) 由骶骨、尾骨及左、右髋骨借关节和韧带连结而成(图 2-1-39)。骨盆由骶骨岬、弓状线、耻骨梳和耻骨联合上缘连成的**界线**分为上方的大骨盆和下方的小骨盆。大骨盆较宽大,向前开放。小骨盆有上、下两口:骨盆上口由上述的界线围成;骨盆下口由尾骨、骶结节韧带、坐骨结节和耻骨弓等围成。两口之间空腔为骨盆腔。

女性骨盆具有孕育胎儿和分娩的功能,所以男女骨盆有明显的性别差异(表 2-1-1)。

表 2-1-1 男、女性骨盆的差别

	男	女
骨盆外形	窄而长	宽而短
骨盆上口	较小,近似桃形	较大,近似圆形
骨盆腔的形态	形似漏斗	呈圆桶状
耻骨弓的角度	70~75°	90~100°

3. **髋关节**(hip joint) 由股骨头与髋臼构成,髋臼周缘有髋臼唇加深髋臼的深度,可容纳股骨头的2/3。关节囊坚韧,股骨颈前面全部在关节囊内,但股骨颈后面的外1/3在囊外,关节囊后下部较薄弱,囊内有股骨头韧带(图 2-1-40)。髋关节的运动形式与肩关节相同,但运动幅度较肩关节小。

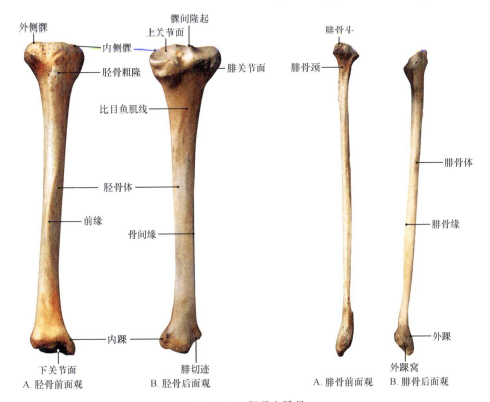

图 2-1-37 胫骨和腓骨

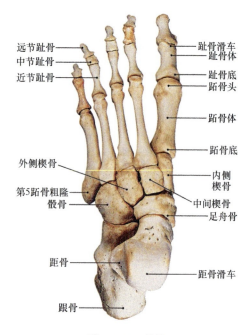

远节趾骨
中节趾骨
近节趾骨
外侧楔骨
第5跖骨粗隆
骰骨
距骨
跟骨

趾骨滑车
趾骨体
趾骨底
跖骨头
跖骨体
跖骨底
内侧楔骨
中间楔骨
足舟骨
距骨滑车

图 2-1-38　足骨

4. **膝关节**（knee joint）　由股骨内、外侧髁和胫骨内、外侧髁和髌骨共同构成。关节囊薄而松弛,韧带发达,其中位于关节囊前壁的髌韧带最为强大。在关节

囊内有前、后交叉韧带和内、外侧半月板(图 2-1-41),前交叉韧带防止胫骨前移;后交叉韧带防止胫骨后移。内侧半月板呈"C"形,外侧半月板近似"O"形,半月板加深了关节窝的深度,从而加强了膝关节的稳固性。膝关节可作屈、伸运动,在屈膝状态下,又可作旋内和旋外运动。

☞考点:膝关节的特点和运动

5. 小腿骨的连结　胫骨、腓骨之间,上端借关节相连,骨体之间借小腿骨间膜相连,下端借韧带相连。两骨之间的运动微弱。

6. 足骨的连结　包括距小腿关节、跗骨间关节、跗跖关节和跖趾关节和趾骨间关节。

距小腿关节又称**踝关节**,由胫、腓骨下端的关节面与距骨上部的关节面构成,其关节囊前、后壁较薄,两侧有韧带增强。踝关节可作背屈(伸)和跖屈(伸)运动。

跗骨与跖骨连接而成的凸向上的弓,称**足弓**(图 2-1-42),可保护足底血管、神经免受压迫。足弓主要凭借足底的韧带、肌和腱等结构维持,当这些组织发育不良,或因慢性劳损引起韧带松弛时,均可导致足弓低平或消失,成为扁平足。

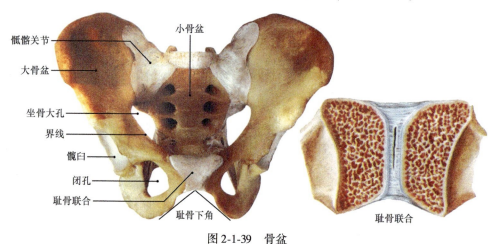

骶髂关节
大骨盆
坐骨大孔
界线
髋臼
闭孔
耻骨联合

小骨盆

耻骨下角

耻骨联合

图 2-1-39　骨盆

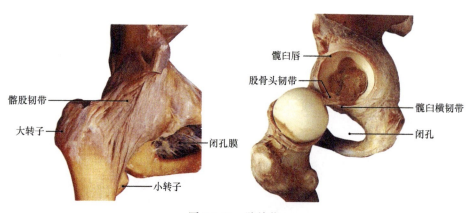

髂股韧带
大转子
小转子
闭孔膜

髋臼唇
股骨头韧带
髋臼横韧带
闭孔

图 2-1-40　髋关节

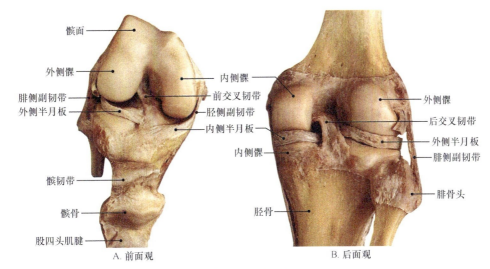

图 2-1-41 膝关节

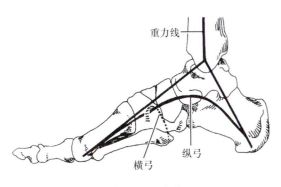

图 2-1-42 足弓

第二节 肌

一、概 述

肌(muscle)具有收缩的功能,可分为骨骼肌、心肌、平滑肌。运动系统中的肌属骨骼肌,一般附着于骨骼,受意志控制,所以又称随意肌。骨骼肌在神经系统的支配下,以关节为枢纽,产生收缩,牵动骨而产生运动。骨骼肌约 600 多块,在人体内分布广泛,约占体重的 40% 。

(一)肌的分类

根据肌的形态分为长肌、短肌、阔肌和轮匝肌(图 2-2-1)。长肌多见于四肢,收缩时肌显著缩短而引起大幅度的运动。短肌多分布于躯干的深层,具有明显的节段性,收缩时运动幅度较小。阔肌扁而薄,多分布于胸、腹壁,收缩时除运动躯干外,还对内脏起保护和支持作用。轮匝肌多呈环形,位于孔、裂的周围,收缩时使孔裂关闭。

(二)肌的构造

每块骨骼肌都由肌腹和肌腱两部分构成。肌腹(belly of muscle)主要由大量的横纹肌纤维构成,色红,柔软而有收缩能力。肌腹的外面被薄层结缔组织构成肌外膜包裹。长肌的肌腹呈梭形,两端的腱较细小,呈索条状。阔肌的肌腹和腱均呈薄片状,阔肌的腱称为腱膜。肌腱(tendon)主要由腱纤维构成,是胶原纤维束,色白、强韧而无收缩力,位于肌腹的两端,能抵抗很大的牵引力。肌腹以肌腱附着于骨面。

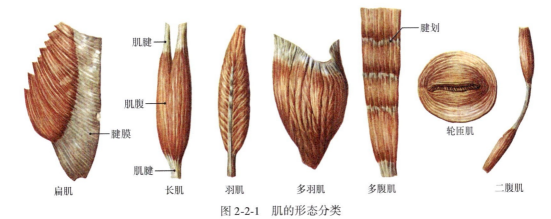

图 2-2-1 肌的形态分类

（三）肌的起止和作用

肌一般都以两端附着于骨,中间跨过一个或几个关节(图2-2-2)。肌收缩时,通常一骨的位置相对固定,另一骨的位置相对移动。肌在固定骨的附着点,称定点或起点;在移动骨的附着点,称动点或止点。全身的肌,除运动功能外,还是人体进行新陈代谢、储存能源和产生体温的重要器官。

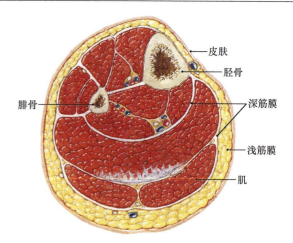

图2-2-3 肌的辅助装置

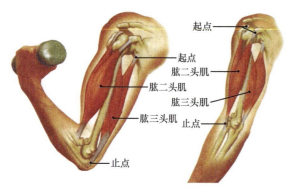

图2-2-2 肌的起点和作用

（四）肌的辅助装置

主要有筋膜、滑膜囊和腱鞘等,这些结构有保护和辅助肌活动的作用(图2-2-3)。

1. 筋膜(fascia) 位于肌的表面,分为浅筋膜和深筋膜两种。

浅筋膜(superficial fascia)位于皮下,又称皮下筋膜,由疏松结缔组织构成,其内含脂肪、浅静脉、皮神经以及浅淋巴结和淋巴管等。

深筋膜(deep fascia)位于浅筋膜深面,又称固有筋膜,由致密结缔组织构成,遍于全身且互相连续。

2. 滑膜囊(synovial bursa) 为一密闭的结缔组织扁囊,内有少量滑液。多位于肌腱与骨面之间,可减少两者之间的摩擦,促进肌腱运动的灵活性。

3. 腱鞘(tendinous sheath) 为套在长腱周围的鞘管。多位于手足摩擦较大的部位,如腕部、踝部、手指掌侧和足趾跖侧等处。

二、头 颈 肌

（一）头肌

头肌(muscles of head)可分为面肌(表情肌)和咀嚼肌两部分(图2-2-4)。

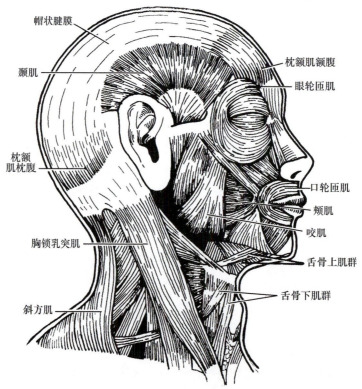

图2-2-4 头颈肌

1. 面肌（facial muscles）　又称表情肌,为扁薄的皮肌,位置浅表,大多起自颅骨的不同部位,止于面部皮肤,并主要在口裂、眼裂和鼻孔的周围,可分为环形肌和辐射状肌两种,可闭合或开大上述孔裂,同时牵动面部皮肤显出喜、怒、哀、乐等各种表情。其中枕额肌（occipitofrontalis）覆盖于颅盖外面。阔而薄,由成对的枕腹和额腹以及中间的帽状腱膜组成。

2. 咀嚼肌（masticatory muscles）　主要有咬肌和颞肌。咬肌（masseter）呈长方形,起自颧弓,向后下止于下颌角的外面。颞肌（temporalis）呈扇形,起自颞窝骨面,肌束向下会聚,通过颧弓的内侧,止于下颌骨的冠突。咬肌和颞肌的作用主要是上提下颌骨,使上、下颌牙咬合。

（二）颈肌

颈肌（muscles of neck）按其位置可分为颈浅肌群、颈中肌群和颈深肌群。

1. 颈浅肌群　主要有**胸锁乳突肌**,斜列于颈部两侧,为一强有力的肌。起自胸骨柄前面和锁骨的胸骨端,肌束斜向后上方,止于颞骨乳突。两侧收缩,头向后仰;单侧收缩,使头歪向同侧,面转向对侧。

2. 颈中肌群　包括舌骨上肌群和舌骨下肌群。前者位于舌骨与下颌骨和颅底之间,可上提舌骨。后者位于颈前部,舌骨与胸骨之间,可牵拉舌骨和喉向下。

3. 颈深肌群　位于颈椎两侧,包括前斜角肌（scalenus anterior）、中斜角肌（scalenus medius）和后斜角肌（scalenus posterior）。

三、躯　干　肌

躯干肌包括背肌、胸肌、膈、腹肌和会阴肌。

（一）背肌

背肌为位于躯干后面的肌群,可分为浅、深两群。浅层主要有斜方肌、背阔肌、肩胛提肌和菱形肌;深群主要有竖脊肌（图2-2-5）。

1. **斜方肌**（trapezius）　位于项部和背上部的浅层。为三角形的阔肌,两侧相合成斜方形,全肌收缩牵引肩胛骨向脊柱靠拢。

2. **背阔肌**（latissimus dorsi）　位于背下部和胸侧部,为全身最大的阔肌。该肌收缩可使肱骨内收、旋内和后伸,当上肢上举被固定时,则上提躯干(如引体向上)。

3. **竖脊肌**（erector spinae）　又称骶棘肌,为背肌中最长、最大的肌,纵列于躯干的背面,脊柱两侧的沟内,收缩时可使脊柱后伸和仰头,是强有力的伸肌,对保持人体直立姿势有重要作用。

（二）胸肌

参与构成胸壁,包括胸大肌、胸小肌、前锯肌和肋

间肌等（图2-2-6）。

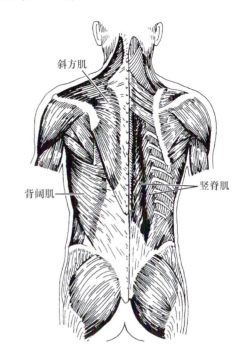

图 2-2-5　背肌

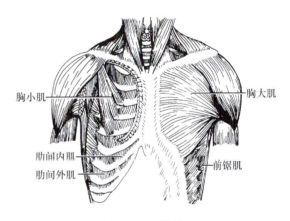

图 2-2-6　胸肌

1. **胸大肌**（pectoralis major）　位置表浅,覆盖胸廓前壁的大部,呈扇形,宽而厚。起自锁骨的内侧半、胸骨和第1~6肋软骨等处,各部肌束聚合向外以扁腱止于肱骨大结节下方的骨嵴。作用为使肱骨内收和旋内;如上肢上举并固定,可牵引躯干向上,并上提肋骨,协助吸气。

2. **胸小肌**（pectoralis minor）　位于胸大肌深面,呈三角形。起自第3~5肋,止于肩胛骨喙突。作用为牵拉肩胛骨向前下方。如肩胛骨固定,可上提第3~5肋,协助吸气。

3. 前锯肌（serratus anterior）　位于胸廓侧面,可拉肩胛骨向前,并使肩胛骨紧贴胸廓。如肩胛骨固定,则可提肋,助吸气。

4. 肋间肌　参与构成胸壁,在肋间隙内,主要包

括肋间内、外肌。

肋间外肌（intercostales externi）　位于各肋间隙的浅层,起自肋骨下缘,肌束斜向前下,止于下一肋骨的上缘,可提肋助吸气。

肋间内肌（intercostales interni）　位于各肋间外肌的深面,肌束方向与肋间外肌相反,可降肋助呼气。

（三）膈

膈（diaphragm）分隔胸腔与腹腔,为一块向上膨隆的扁肌,其周围为由肌束构成,中央部为腱膜,称中心腱。膈有 3 个裂孔:在脊柱前方的为主动脉裂孔,有主动脉及胸导管通过;主动脉裂孔左前方为食管裂孔,有食管和迷走神经通过;食管裂孔右前方的中心腱内是腔静脉孔,有下腔静脉通过(图 2-2-7)。

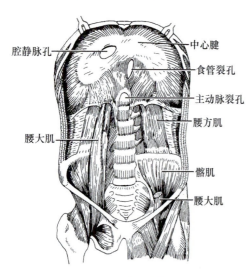

图 2-2-7　腹后肌和膈

膈是重要的呼吸肌。收缩时,圆顶下降,胸腔容积扩大,引起吸气;舒张时,膈的圆顶上升恢复原位,胸腔容积减小,引起呼气。

☞考点:主要的呼吸肌及其作用

（四）腹肌

腹肌（muscles of abdomen）包括位于腹前外侧壁的三块扁肌和腹直肌,以及位于腹后壁的腰方肌(图 2-2-8)。

1. **腹外斜肌**（obliquus externus abdominis）　位于腹前外侧壁浅层,为一宽阔扁肌起自下 8 肋外面,肌束由后外上方斜向前内下方,一部分止于髂嵴,而大部分在腹直肌外侧缘处移行为腹外斜肌腱膜。腱膜向内侧参与腹直肌鞘前层的构成,腱膜的下缘卷曲增厚连于髂前上棘与耻骨结节之间,形成**腹股沟韧带**。在耻骨结节外上方,腱膜形成一小三角形裂隙,称为**腹股沟管浅环**(皮下环)。

2. **腹内斜肌**（obliquus internus abdominis）　位于腹外斜肌深面,大部分肌束向内上方,下部肌束向内

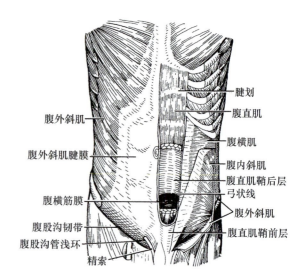

图 2-2-8　腹前外侧壁肌

下方,在腹直肌外侧缘移行为腹内斜肌腱膜,并参与形成腹直肌鞘。腱膜下内侧部与腹横肌腱膜形成联合腱,止于耻骨,又称腹股沟镰。

3. **腹横肌**（transversus abdominis）　位于腹内斜肌深面。起自下 6 肋内面、胸腰筋膜、髂嵴和腹股沟韧带外侧部,肌束向前内横行,在腹直肌外侧缘移行为腹横肌腱膜,参与构成腹直肌鞘后层。腹横肌的最下部肌束及其腱膜下内侧部分,分别参与提睾肌和腹股沟镰的构成。

4. **腹直肌**（rectus abdominis）　位于腹前壁正中线的两旁,居腹直肌鞘中,为上宽下窄的带形肌。起自耻骨联合与耻骨结节之间,肌束向上止于胸骨剑突及第 5～7 肋软骨的前面。肌的全长被 3～4 条横行的腱划分成多个肌腹,腱划由结缔组织构成,与腹直肌鞘的前层紧密结合。

5. **腰方肌**　位于腹后壁,呈长方形,位于腰椎两侧,其后方有竖脊肌,起自髂嵴,向上止于第 12 肋。有降第 12 肋,并使脊柱腰部侧屈的作用。

腹前外侧群肌共同保护和支持腹腔脏器,收缩时可以缩小腹腔,增加腹压,以协助呼气、排便、分娩、呕吐及咳嗽等活动。该肌群还可使脊柱前屈、侧屈及旋转等运动。

腹直肌鞘（sheath of rectus abdominis）包裹腹直肌,分为前、后两层,前层完整,由腹外斜肌腱膜与腹内斜肌腱膜的前层愈合而成;后层不完整,由腹内斜肌腱膜后层与腹横肌腱膜愈合而成(图 2-2-9)。

白线（linea alba）位于腹前壁正中线上,介于左右腹直肌鞘之间,由两侧腹直肌鞘的纤维交织而成,其上方起自剑突,下方止于耻骨联合。

腹股沟管（inguinal canal）位于腹前外侧壁的下部,腹股沟韧带内侧半的上方,长约 4.5cm(图 2-2-10)。

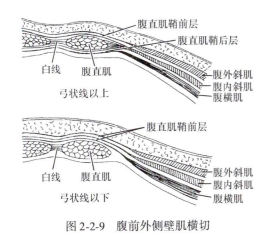

图 2-2-9 腹前外侧壁肌横切

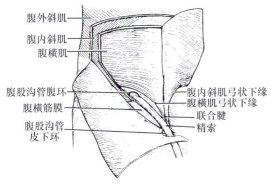

图 2-2-10 腹股沟管

腹股沟管内男性有精索通过,女性有子宫圆韧带通过。管的内口称腹股沟管深环(腹环),在腹股沟韧带中点上方约1.5cm处,为腹横筋膜向外的突口;管的外口即腹股沟管浅环(皮下环)。

(五)会阴肌

会阴肌是封闭小骨盆下口的肌群,具有承托盆腔脏器和抵抗腹内压的作用。包括盆膈和尿生殖膈。

四、上 肢 肌

上肢肌按部位分为肩肌、臂肌、前臂肌和手肌。

(一)肩肌

肩肌配布于肩关节周围,均起自上肢带骨,跨越肩关节,止于肱骨的上端,有稳定和运动肩关节的作用。包括三角肌、冈上肌、冈下肌、小圆肌、大圆肌、肩胛下肌(图2-2-11)。

三角肌(deltoid)呈三角形,位于肩部,使肩关节呈圆隆形。如肩关节向下脱位或三角肌瘫痪萎缩,则可形成"方形肩"体征。三角肌外上2/3部肥厚,无重要血管和神经通过,是肌内注射的部位之一。主要是使肩关节外展,其前部肌收缩可使肩关节前屈并略旋内;后部肌收缩可使肩关节后伸并略旋外。

(二)臂肌

臂肌位于肱骨周围,可分前、后群。前群为屈肌,后群为伸肌(图2-2-11)。

1. 前群 位于肱骨前方,有浅层的肱二头肌,上方的喙突肌和下方深层的肱肌。

肱二头肌(biceps brachii)位于臂前部,呈梭形。起端有两个头。长头以长腱起自肩胛骨关节盂的上方,短头在内侧,起自肩胛骨喙突,两头会合成一肌腹,向下延续为肌腱,经肘关节前方,止于桡骨粗隆。主要功能为屈肘关节。

2. 后群 位于肱骨后方,为肱三头肌。

肱三头肌(triceps brachii)在臂后,有三个头,即长头、内侧头、外侧头。长头起自肩胛骨关节盂的下方,外侧头起自肱骨后面桡神经沟的外上方,内侧头起自桡神经沟的内下方,三头合为一个肌腹,以扁腱止于尺骨鹰嘴。主要为伸肘关节。

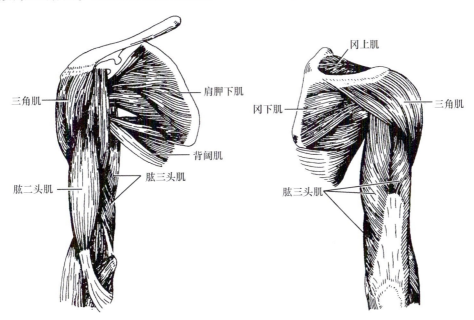

图 2-2-11 肩肌和臂肌

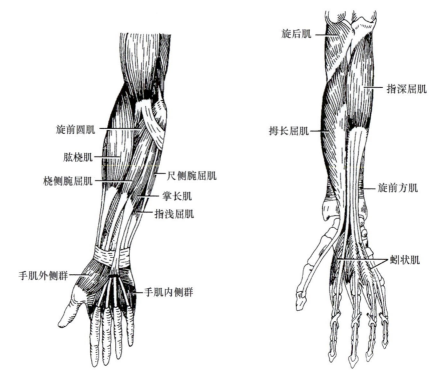

图 2-2-12　前臂肌和手肌

（三）前臂肌

前臂肌位于尺、桡骨周围，分为前、后两群（图 2-2-12）。每群又分为浅、深两层，各层肌的肌腹大部分在前臂的上半部，向下形成细长的肌腱，主要作用于肘关节、腕关节和手关节。

（四）手肌

手肌位于手掌面，可分为外侧、中间和内侧三群（图 2-2-12）。其中外侧群位于拇指侧构成一隆起，称为大鱼际，可作屈、收、对掌等动作。内侧群位于小指侧，构成小鱼际。中间群可屈掌指关节和伸指骨间关节。

五、下 肢 肌

下肢肌按部位分为髋肌、大腿肌、小腿肌和足肌。

（一）髋肌

髋肌主要起自骨盆的内面或外面，跨越髋关节，止于股骨，能运动髋关节，可分为前、后两群（图 2-2-13）。

1. 前群　主要有髂腰肌。

髂腰肌（iliopsoas）由腰大肌（psoas major）和髂肌（iliacus）组成。腰大肌主要起自腰椎体侧面和横突；髂肌起自髂窝。两肌向下互相结合，经腹股沟韧带深面和髋关节的前内侧，止于股骨小转子。使髋关节前屈和旋外。下肢固定时，可使躯干和骨盆前屈。

2. 后群　主要位于臀部，有臀大肌、臀中肌、臀小肌和梨状肌等，主要作用为伸髋关节。

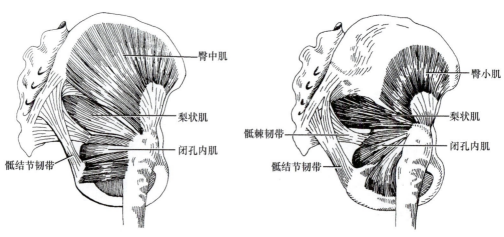

图 2-2-13　髋肌

臀大肌(gluteus maximus)位于臀部皮下,人类由于直立姿势的影响,故大而肥厚,形成特有的臀部膨隆。臀大肌起于髂骨外面和骶、尾骨的后面,肌束斜向下外,止于股骨的臀肌粗隆和髂胫束。臀大肌肌束肥厚,其外上1/4部又无重要的血管和神经,故为肌内注射的常用部位。臀大肌是髋关节有力的伸肌,此外尚可使髋关节旋外。

梨状肌(piriformis)起于骶骨前面,向外经坐骨大孔,止于股骨大转子。在坐骨大孔处,梨状肌的上、下缘均有空隙,分别称为梨状肌上孔和梨状肌下孔,均有血管和神经通过。使髋关节外展和外旋。

(二)大腿肌

大腿肌位于股骨周围,可分为前群、后群和内侧群(图2-2-14)。

1. 前群 有缝匠肌和股四头肌。

股四头肌(quadriceps femoris)是全身中体积最大的肌,有4个头,分别称为股直肌、股内侧肌、股外侧肌和股中间肌。股直肌位于大腿前面,起自髂前下棘;股内侧肌和股外侧肌起自股骨粗线;股中间肌位于股直肌的深面,在股内、外侧肌之间,起自股骨体的前面。四个头向下形成一个腱,包绕髌骨的前面和两侧缘,向下延续为髌韧带,止于胫骨粗隆。股四头肌是膝关节强有力的伸肌,股直肌还有屈髋关节的作用。

缝匠肌(sartorius)是全身中最长的肌,呈扁带状,起自髂前上棘,经大腿前面,转向内下侧,止于胫骨上端的内侧面。可屈髋屈膝,并使小腿旋内。

2. 内侧群 有5块肌。位于大腿内侧,分别为耻骨肌、长收肌、股薄肌、短收肌和大收肌。主要作用是内收大腿。

3. 后群 位于大腿的后面,有股二头肌、半腱肌和半膜肌,可以屈膝伸髋。

(三)小腿肌

1. 前群 位于小腿骨前方,主要有3块肌,自胫侧向腓侧依次为:胫骨前肌、𧿹长伸肌和趾长伸肌。可伸踝关节(足背屈)。此外,胫骨前肌可使足内翻,长伸肌和趾长伸肌能伸趾。

2. 外侧群 位于腓骨的外侧。包括腓骨长肌和腓骨短肌。可使足外翻。

3. 后群 位于小腿后方,可分浅、深两层(图2-2-15)。

浅层有强大的小腿三头肌。由浅层的腓肠肌和深层的比目鱼肌组成。腓肠肌的内、外侧头分别起自股骨内、外侧髁;比目鱼肌起自胫腓骨上端的后面。三个头会合,在小腿的上部形成膨隆的小腿肚,向下续为跟腱,止于跟骨结节。可屈小腿和上提足跟,在站立时,能固定踝关节和膝关节,以防止身体向前倾倒。

深层有3块,自胫侧向腓侧依次为趾长屈肌、胫骨后肌和𧿹长屈肌。三肌均可使足跖屈。

(四)足肌

足肌分为足背肌和足掌肌。足背肌弱小,可协助伸趾;足底肌与手掌肌相似,但无对掌功能。

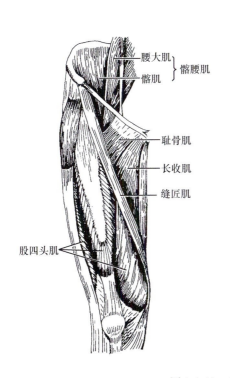

腰大肌 } 髂腰肌
髂肌 }
耻骨肌
长收肌
缝匠肌
股四头肌

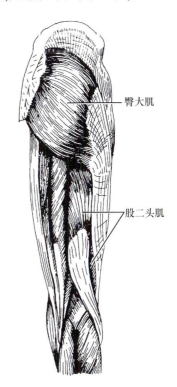

臀大肌

股二头肌

图2-2-14 大腿肌

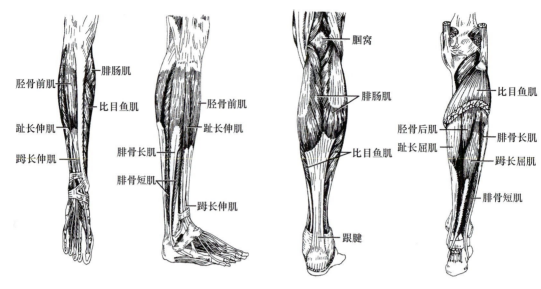

图 2-2-15 小腿肌

第三节 肌内注射术

肌内注射是临床应用较为普及的注射方法,是将药物注入较表浅而丰厚的肌肉内,用于凡不宜口服、患者不能口服、某些抗菌药物静滴后需继续巩固者。肌肉内有丰富的血管,肌内注射后,药物吸收较快,进入血液循环内发生疗效。肌内注射具有可选择范围大、易操作、较安全、吸收较快的优点。肌内注射多选择浅表而丰厚的肌肉,穿刺进针部位深面应无粗大而恒定的血管神经束,符合此条件的部位,在临床常规应用中,常选用的部位有臀肌、三角肌等处。当临床上遇到常规肌内注射部位因皮肤溃烂、外伤、外固定物覆盖、硬结产生等原因时,也可选择非常规肌注部位,近年来有人推荐选用小腿三头肌、胸大肌、股外侧肌等部位。这些部位的肌肉较浅表而丰厚、深部无恒定粗大的血管神经束穿行。

(一)臀肌注射

臀肌多为肌内注射的首选部位,该肌肉丰厚,操作区域安全范围相对较大,可坐位、侧卧位给药,从心理上不必回避异性,易被患者接受。

1. 形态学基础 臀部皮肤较厚,富含皮脂腺和汗腺;皮下组织较厚,皮下组织厚度平均为 1.2~2.0cm。

臀肌包括臀大肌、臀中肌、臀小肌和经过髋关节囊后面的其他小肌。按其位置的深浅可分为三层:浅层为臀大肌,中层为臀中肌、梨状肌、闭孔内肌;深层有臀小肌和闭孔外肌。

臀大肌位于臀部浅层,大而肥厚,形成臀部特有的隆起,几乎占据整个臀部的皮下,为一不规则的四方形扁肌。该肌起自髂骨翼外面和骶骨背面,肌束斜向下外,止于股骨的臀肌粗隆和髂胫束。该肌覆盖臀中肌的下半部及其他臀部小肌。臀大肌深面有一结缔组织间隙,可与盆腔相通,如臀大肌深层发生感染,可通过此间隙蔓延至盆腔。臀大肌是髋关节强有力伸肌,受臀下神经支配。

2. 操作的应用形态学要点 臀肌注射点选择臀肌注射多直接刺入臀大肌,为避免损伤臀部血管神经束,注射点的选择很重要。临床上通常用以下列两种方法。

(1)十字法:自臀裂顶点向外侧画一横线,在该线中点画一垂线,外上方 1/4 区域,为注射安全区。

(2)连线法:自髂前上棘至尾骨尖作一连线,将该线分为三等份,以外、上 1/3 处,为注射安全区。

注射时进针深度因人而异,一般为刺入针杆长度的 2/3,注射过浅,若针尖未达臀(大、中)肌内,易引起硬结与疼痛。进针方向应保持与皮肤垂直,如偏内有可能损伤出盆部的血管神经束;如偏外,则易刺入髂骨骨膜,有断针的危险。

婴儿臀区相对较小、肌肉不发达,选用臀肌作肌注时应谨慎,或尽量少用此部位作肌注。

3. 失误与防范 在同一局部反复注射、药物浓度较高吸收较慢等因素易产生硬疖,故注射部位应轮换。

严格无菌原则与局部消毒,尤其在体弱多病、儿童等患者。

(二)三角肌注射

肩关节的外侧、前、后部有肥厚的三角肌包绕。该区易暴露,操作方便,是肌内注射的又一常用部位。

1. 形态学基础 三角肌位于肩的外侧、前部、后部,其底朝上,尖朝下,该肌向下变窄缩成一腱,止于肱骨中段外侧的三角肌粗隆。三角肌受腋神经支配，是外展上肢的重要肌肉。

三角肌血管神经三角肌前缘与胸大肌之间为三角肌胸大肌间沟，在此沟内有头静脉和胸肩峰动脉的分支走行，在三角肌后缘的中点为腋神经伴旋肱后血管进入三角肌处，此点距肩峰后下方6.0cm。

2. 操作的应用形态学要点　注射点的选择应避开三角肌的前缘和后缘，在中部较宜，这样可免于伤及血管神经。考虑到肌肉的厚度，应选择三角肌上1/3到中1/3区域，针尖勿偏向该肌前、后缘方向。

注射时上肢应下垂，使三角肌呈松弛状态，穿刺深度以3.0cm左右，针微向上倾斜为宜。

三角肌不发达者应慎用。

3. 失误与防范　注射点确定，要避开进入三角肌部的血管神经束。

不能垂直刺入，避免刺伤骨膜，应取一向上倾角刺入。

第四节　体位护理的形态学知识

护理（生活护理和护理技术操作）体位的选择与应用，是疾病综合治疗过程中是一个重要的组成部分。护理体位选择正确、舒适与否，是护理技术操作实施成败的重要因素之一，同时对疾病的康复也有重要的辅助作用。在临床诊疗中，如为了便于查体，病人所取的体位必须符合查体的要求，肌肉松弛、呼吸平稳；痰的体位引流，体位的选择是至关重要的措施，也是唯一有效的治疗措施。

在护理治疗中，尤其在护理技术操作中所取体位大多不同于解剖生理状态下自然体位，此种"强迫体位"或多或少给患者活动受限、不自主。所取此体位的目的以求护理技术操作顺利实施；护理治疗所取体位导致脏器和血管神经的损伤与失误研究报道不多，可见临床护理界对此尚未有所认识或未引起足够的重视。而护理技术操作所致失误或并发症在临床并不少见，也时有报导。这除操作者本人操作技术原因、解剖学基础知识和临床综合基础知识缺乏外，所取体位正确、舒适与否也应考虑，如会阴冲洗、肝的触诊应取屈膝仰卧位，方能达到治疗与查体的要求和目的。

护理治疗体位的选择应遵循解剖生理原则，利于护理技术操作的顺利实施，以达到预期目的，尽量减少和避免失误，提高护理治疗的安全性与正确性、预见性与重复性的实施。对某些长期卧床不起、消耗性疾病、生活不能自理等患者，在护理技术操作中体位的选择，尤显重要，以解剖生理基础知识为指导，方能防止肢体或脏器等功能受到损伤，减少并发症的发

生，提高护理质量，使病人早日康复。其实护理治疗体位的选择，从某种意义上而言也是一种比较重要的护理治疗措施之一，如长期卧床不起的病人，经常变换体位可预防压（褥）疮的发生；在恢复期体位的选择应是一个缓慢渐进适应与恢复的过程如长期卧床不起、慢性消耗性疾病的病人，突然从仰卧位改取半卧位或坐位时，因脑供血、氧不足会产生头晕、头昏、眼花等，重者导致昏厥；在护理治疗中体位选择不当，导致护理治疗失败的教训在临床上时有发生，如胸膜腔、腹膜腔引流的病人多需要取坐位或半卧位，方能将胸膜腔、腹膜腔内炎性分泌物引入引流瓶（袋）内。

临床护理治疗常用的基本体位有：仰卧位、坐位、侧卧位、膝胸卧位、膀胱截石位、俯卧位等多种体位。

一、形态学基础

（一）骨的配布

骨是一个器官，有一定的形态，具有丰富的血液供应、神经支配和淋巴。在体内，骨不断进行新陈代谢，有修复改建功能。骨的数目众多，由于功能、部位和发生的不同，可有各种形态；骨表面的突起、隆起、结节、膨大等多与肌、韧带、肌腱的附着有关，这些部位往往多能在体表较为清楚扪及，其表面所被覆的软组织较其他部位相对较薄，有些部位仅覆以皮肤及极薄的浅筋膜。如瘫痪病人长期取仰卧位时，肩及骶尾等突起部位长时间受压，血液循环障碍，受压部位皮肤摩擦及受潮等因素，易成为压（褥）疮好发部位。骨表面突起或隆起，在四肢多位于关节的周围，躯干的背腹，取何体位，均有受生的可能。

（二）肌的配布

每块骨骼肌多跨越一个关节以上，在关节周围成群分布，在一个运动轴上相对配布有两组作用相反的肌，称拮抗肌与协同肌。如位于肘关节周围的肌有两组，在肘关节前方者为屈肌，后方者为伸肌。当屈肘时有赖于屈肌的收缩，伸肌的松弛，方能完成屈肘动作。它们在神经系统的调节下彼此协调，方能完成正确动作。为求护理操作顺利实施，所取体位使某局部较长时间受压，血供受到一定的限制，重者将会引起肌萎缩，甚至变性、坏死，如石膏外固定，长时间处于某种强迫体位，石膏外固定撤除后引起的部分肌功能障碍。

每块肌都有一定的形态、结构、位置和辅助装置，执行一定的功能，有丰富的血管和淋巴管分布，并接受神经支配，所以每块肌都视作一个器官。

每块骨骼肌包括肌腹和肌腱。肌腱由致密结缔组织构成，附着于骨的表面，多不具备收缩功能；肌腹主要由肌纤维组成，具较强的收缩功能。在关节的运

动中,肌的收缩是主动运动,而关节的运动是被动的。

(三) 血管神经的配布

血管神经束多位于肢体的屈侧面、隐蔽部位,行程中经过骨较突或凹的部位,在关节运动过度(如过伸、过旋等)等体位时易受压或损伤。因体位所致血管神经束功能障碍,常见的有:

1. 腓总神经 多在腘窝上角处由坐骨神经分出后沿股二头肌内侧缘走向外下,穿腓骨长、短肌间始部,绕腓骨颈分为腓深、浅神经。取侧卧位、膀胱截石位时可受压,尤其是取膀胱截石位,腿托架未加保护措施,固定较紧,时间又长,可致腓总神经受压而麻痹。

2. 臂丛 由第5~8颈神经前支和第1胸神经前支的大部分组成,穿斜角肌间隙入腋腔。在腋腔内,组成臂丛的股、束及其分支包绕腋血管,当肩关节处于过度外展和外旋位时,腋腔内血管神经束被拉紧,并与肱骨头紧贴,易受压以至损伤。

3. 腋神经 在腋腔内,起自臂丛后束,贴肱骨外科颈后方,穿四边孔至三角肌等处。当肩关节脱位、不适当使用拐杖等可损伤该神经。

4. 尺神经 在腋腔内,起自臂丛的内侧束,在腋动脉内侧且与之伴行,至肱骨内上髁后方的尺神经沟内,紧贴骨面,此处位置浅表,仅隔以松薄的皮肤,可触及。当肘关节屈曲(≥90%)时,尺神经干可从尺神经沟内滑出移至沟外侧。取屈肘位,肘关节着于桌面,神经易受压及在肱骨内上髁撕脱性骨折时,会导致损伤。

5. 桡神经 在腋腔内,起自臂丛后束,位腋动脉后方且与之伴行下降,约在肱骨中段处紧贴骨面的桡神经沟由背侧转向外下,在三角肌肱骨附着部后方能触及该神经。在仰卧位臂伸展置于硬质床沿时可伤及该神经,肱骨中段骨折也可遭受损伤。

6. 血管 护理体位实施所致血管受压或损伤,多发生在四肢,如止血带压迫止血,或测血压时因充气压力过大,时间又过长,止血带所置部位不当或肢体某部位有外固定物过紧等因素,轻者受压部位远侧血运暂时阻断,解除压迫后即可恢复;重者,可导致不同程度的神经、肌的损伤(变性、坏死等)。

二、体 位

(一) 仰卧位

仰卧位多用于胸、腹部、四肢检查和治疗,符合大多数人的生活习惯。仰卧位按体姿可分为水平(无枕)仰卧位、有枕仰卧位、屈膝仰卧位、半卧位等几种姿势。

1. 水平(无枕)仰卧位

(1) 体姿要点:枕部、肩背部、骶尾部、足跟等身体背侧较突出部位处在同一平面,上肢置于体侧或搁置于胸腹交界处。

(2) 解剖生理临床意义:符合大多数人的生活习惯和解剖生理原则。

背突出部位所承受的人体重量相对均衡。对腹部过于肥胖和妊娠后期孕妇,取此体姿,因腹腔内容物向腹腔四周挤压,除压迫腹腔神经丛(内脏神经)外,也将膈向上推挤,心、肺同时也被推挤而受压,有心跳和呼吸紧迫不适感;其次,此类人群,为适应体重增加,腰椎向前凸的程度更趋明显,对这类病人较长时间取此体位,病人腰背部酸、胀,以至有腰痛不适感。

对于昏迷病人不能自动翻身或治疗需要较长时间取该体位者,因疾病本身消耗、活动量不足、末梢血液循环不良,肩、骶、尾部突出部位长期受压、局部血运障碍、皮肤摩擦与潮湿,尤其是老年人皮肤衰老,皮下组织及血管数量的减少以及再生能力差,易引起压(褥)疮,在护理治疗中予以积极防治。故对于昏迷、体弱等病人不能自动翻身者,应经常变换体位,同时受压部位给予局部按摩、热敷、勤换衣裤、保持皮肤清洁、加垫气袋(圈)等,这些措施对防止压(褥)疮的发生很有必要。压(褥)疮的发生,主要因素是局部受压。在老年人、瘫痪昏迷的病人、石膏外固定、使用镇静剂、肥胖、身体衰弱营养不良、水肿、大小便失禁等患者易发生压(褥)疮。

对于心肺功能不全的患者,尤其是冠心病,取此体位,腹腔内脏器将膈向上挤压,纵隔上移,心肺舒张受限,并有可能诱发冠心病的发作。

老年人、过于肥胖患者取此体位,舌根下坠堵塞呼吸道,易打呼噜。

(3) 临床应用:全麻苏醒期,防止分泌物误流入呼吸道;腰麻和硬膜外麻醉后,防脑压降低;休克病人,以利脑部血液供应;正常查体等。

2. 仰卧位的其他体姿 有枕仰卧位、屈膝仰卧位、半卧位等。随着头、肩背部位置抬高及膝关节的屈曲,人体重量渐移至骶尾部,其受压范围从髂峰至臀沟,当取屈膝半卧位时,人体重量多集中在骶尾部,该部位损伤概率随之增加,故压(褥)疮多见于骶尾部的原因。

(二) 坐位

1. 体姿要点 病人髋关节、膝关节屈曲,臀部坐于凳面或床上;亦可以让病人背部依靠于棉被,髋关节屈曲,膝关节伸或屈。

2. 解剖生理临床意义 此种体位常用于疾病恢复期,体力能支撑的病人,值得提示的是:凡遇此类病人,从仰卧位转取此体位时,上半身的扶起应缓慢,防止脑部因体位突然改变导致暂时性缺血,产生如头昏、头晕等症状。长期卧床的病人,确需要取坐位,需要有一定的适应时间。下肢静脉回流有障碍的病人,较长时间取此体位会加重下肢的肿胀,应予以严密观察病情变化。

3. 临床应用疾病的恢复期 极度呼吸困难的病人如心肺功能不全、支气管哮喘等;肺气肿、肺源性心脏病及胸、腹腔引流患者。

（三）侧卧位

1. 体姿要点 身体侧面接触床面,肩关节外侧大结节、肩峰、肱骨外上髁、髂前上棘、髂结节及股、胫骨外侧髁、腓骨头、外踝均接触床面而受压。

2. 解剖生理临床意义 右侧卧位,对心脏无压迫,较适合大多数人的生活习惯。左侧卧位,因心尖朝向左前下方,取该体位时,由于心脏自重等因素,心脏被挤压,对患有心脏疾病的人有不舒服感或难以接受长期取此体位。随临床需要,侧卧位尚可适当将臀部抬高如灌肠,尤其是保留灌肠,取该体位尚可减缓胃内容物进入十二指肠。

3. 临床应用 肾、肾上腺、输尿管等手术,硬膜外隙与蛛网膜下隙穿刺、经胸腔的手术等。蛛网膜下隙穿刺,还需要病人双手抱膝、头尽量贴紧膝部。

（四）膝胸卧位、膀胱截石位、俯卧位等

1. 膝胸卧位

（1）体姿要点:病人的膝关节、肘关节屈曲、胸部等着于床面,臀部尽量抬高,头与胸部尽量贴紧,头转向一侧。

（2）临床应用:多用于胎位矫正、子宫后倾后屈矫正、直肠镜与乙状结肠镜检等。

（3）解剖生理临床意义取此体位时,腹腔内脏器向头侧方向挤压,膈被推挤,膈的收缩与舒张受限,心脏同时也被挤压,故病人有呼吸不畅感,对于心脏有疾病的患者应谨慎用之。

2. 膀胱截石位 此体位多用在会阴部治疗,尤其在妇产科检查与治疗中较常此体位。取此体位时,床的腿托架要适当加软垫,免托架摩擦、压迫腓总神经。

（五）头高脚低位、头低脚低高位

1. 头高脚低位 分别适用于颈椎骨折、减轻颅内高压、颅脑手术后病人。

2. 头低脚高位 肺部分泌物引流、十二指肠引流、妊娠时胎膜早破、下静脉曲张等病例。

目 标 检 测

一、名词解释

1. 骨膜 2. 胸骨角 3. 翼点 4. 关节 5. 骨盆 6. 腱鞘 7. 腹直肌鞘 8. 白线

二、填空题

1. 根据形态骨可分为_____、_____、_____和_____四种。

2. 骨的构造包括_____、_____、_____。

3. 骨髓分布于_____和_____的间隙内。

4. 终生保存红骨髓的骨有_____、_____和_____等。

5. 位于骺和干骺端之间的软骨叫_____,增殖可使骨_____。

6. 椎弓的突起包括_____、_____、_____、_____。

7. 椎孔由_____和_____围成。

8. 椎间孔由相邻两骨的_____和_____围成。

9. 连接两个椎体的是_____;连接相邻两个椎弓板的_____。

10. 椎间盘的周围部叫_____,由_____构成,中央部叫_____,富有弹性。

11. 胸骨角由_____和_____的连接部形成,两侧与_____相连。

12. 肱骨上端的膨大部叫_____,它和_____的_____构成关节。

13. 髂骨上缘叫_____,其最高点平对_____。

14. 髋骨由_____、_____和_____融合而成。

15. 界线由_____、_____、_____围成。

16. 关节的基本结构有_____、_____、_____。

17. 正常肘关节在伸直位时,_____、_____和_____在一条线上。

18. 胸廓由_____、_____、_____构成。

19. 肩关节由_____、_____构成。

20. 肘关节包括_____、_____和_____三个关节。

21. 肌的构造包括_____和_____。

22. 肌的辅助结构包括_____、_____和_____。

23. 腹直肌鞘由_____、_____和_____的腱膜构成。

24. 髂腰肌由_____和_____组成。

25. 股三角位于_____前方的上部,上界是_____,外侧接是_____,内侧界是_____。

三、单项选择题

1. 可使骨长长的是( )
   A. 骨膜　　　　　　　B. 骨骺
   C. 骺软骨　　　　　　D. 骺线
   E. 骨干

2. 可使骨长粗的是( )
   A. 骨膜　　　　　　　B. 骨骺
   C. 骺软骨　　　　　　D. 骺线
   E. 骨干

3. 无椎体的是( )
   A. 寰椎　　　　　　　B. 枢椎
   C. 隆椎　　　　　　　D. 胸椎
   E. 腰椎

4. 椎体上有齿突的是( )

A. 寰椎　　　　　　　　B. 枢椎

C. 隆椎　　　　　　　　D. 胸椎

E. 腰椎

5. 后颈部摸到的第一个突起是（　　　）

　　A. 第6颈椎棘突　　　　B. 第7颈椎棘突

　　C. 第1胸椎棘突　　　　D. 第2胸椎棘突

　　E. 第3胸椎棘突

6. 计数肋骨序数的骨性标志是（　　　）

　　A. 肩峰　　　　　　　　B. 胸骨角

　　C. 颈静脉切迹　　　　　D. 锁骨

　　E. 肩胛冈

7. 胸骨角平对（　　　）

　　A. 第1肋软骨　　　　　B. 第2肋软骨

　　C. 第3肋软骨　　　　　D. 第4肋软骨

　　E. 第5肋软骨

8. 有鼻旁窦的骨是（　　　）

　　A. 枕骨　　　　　　　　B. 颞骨

　　C. 上颌骨　　　　　　　D. 下颌骨

　　E. 鼻骨

9. 参与构成面颅的是（　　　）

　　A. 额骨　　　　　　　　B. 顶骨

　　C. 颞骨　　　　　　　　D. 颧骨

　　E. 筛骨

10. 乳突属于下列哪块骨（　　　）

　　A. 额骨　　　　　　　　B. 顶骨

　　C. 颞骨　　　　　　　　D. 颧骨

　　E. 筛骨

11. 肩胛骨下角对应（　　　）

　　A. 第2肋　　　　　　　B. 第5肋

　　C. 第6肋　　　　　　　D. 第7肋

　　E. 第3肋

12. 肩部最高的骨性标志是（　　　）

　　A. 肩峰　　　　　　　　B. 喙突

　　C. 肩胛冈　　　　　　　D. 大结节

　　E. 小结节

13. 肩部最外侧的骨性标志是（　　　）

　　A. 肩峰　　　　　　　　B. 喙突

　　C. 肩胛冈　　　　　　　D. 大结节

　　E. 小结节

14. 肱骨中段骨折易损伤（　　　）

　　A. 正中神经　　　　　　B. 尺神经

　　C. 桡神经　　　　　　　D. 肌皮神经

　　E. 腋神经

15. 肱骨内上髁骨折易损伤（　　　）

　　A. 桡神经　　　　　　　B. 腋神经

　　C. 正中神经　　　　　　D. 尺神经

　　E. 正中神经

16. 两侧髂嵴最高点连线大约平（　　　）

　　A. 第2腰椎棘突　　　　B. 第3腰椎棘突

　　C. 第4腰椎棘突　　　　D. 第5腰椎棘突

E. 第1腰椎棘突

17. 骶管神经阻滞麻醉须摸认的体表标志是（　　　）

　　A. 骶前孔，岬　　　　　B. 骶管裂孔，骶角

　　C. 骶管，岬　　　　　　D. 骶后孔，骶角

　　E. 骶正中嵴

18. 外踝在下列哪块骨上（　　　）

　　A. 胫骨　　　　　　　　B. 腓骨

　　C. 股骨　　　　　　　　D. 跟骨

　　E. 距骨

19. 关于椎间盘错误的是（　　　）

　　A. 属直接连接　　　　　B. 外层为纤维环

　　C. 内为髓核　　　　　　D. 髓核可轻微移动

　　E. 位于所有椎体之间

20. 关于脊柱韧带的描述错误的是（　　　）

　　A. 前纵韧带位于椎体和椎间盘的前面

　　B. 后纵韧带位于椎体和椎间盘的后面

　　C. 黄韧带连接相邻椎弓板

　　D. 棘间韧带连接相邻棘突

　　E. 棘上韧带位于属短韧带

21. 与胸骨外缘相连的肋是（　　　）

　　A. 第1~5对　　　　　　B. 第1~6对

　　C. 第1~7对　　　　　　D. 第1~8对

　　E. 第1~9对

22. 构成肋弓的是（　　　）

　　A. 第5~6对　　　　　　B. 第5~7对

　　C. 第7~9对　　　　　　D. 第8~10对

　　E. 第8~12对

23. 婴儿抬头时出现的是（　　　）

　　A. 颈曲　　　　　　　　B. 胸曲

　　C. 腰曲　　　　　　　　D. 骶曲

　　E. 以上都不对

24. 婴儿能坐立时出现的是（　　　）

　　A. 颈曲　　　　　　　　B. 胸曲

　　C. 腰曲　　　　　　　　D. 骶曲

　　E. 以上都不对

25. 脊柱的生理弯曲叙述正确的是（　　　）

　　A. 颈曲凸后　　　　　　B. 胸曲凸前

　　C. 腰曲凸前　　　　　　D. 骶曲凸前

　　E. 以上都不对

26. 穿过肩关节囊的是（　　　）

　　A. 肱三头肌肌腱

　　B. 肱二头肌肌腱长头

　　C. 肱二头肌肌腱短头

　　D. 喙肱肌肌腱

　　E. 肱肌肌腱

27. 肩关节最薄弱的部位是（　　　）

　　A. 前上　　　　　　　　B. 前下

　　C. 后上　　　　　　　　D. 后下

　　E. 外侧

28. 运动最灵活的关节是（　　　）

A. 肩关节　　　　　　　　B. 肘关节

C. 髋关节　　　　　　　　D. 膝关节

E. 腕关节

29. 下列关于肘关节的描述哪一项错误（　　　）

　　A. 由肱骨下端和桡、尺骨上端构成

　　B. 各关节有一个共同的关节腔

　　C. 关节囊的前后壁较厚

　　D. 可在冠状轴上作屈、伸运动

　　E. 内外有韧带加强

30. 与桡骨头相关节的是（　　　）

　　A. 尺骨头　　　　　　　　B. 尺骨桡切迹

　　C. 鹰嘴　　　　　　　　　D. 肱骨滑车

　　E. 滑车切迹

31. 与尺骨头相关节的是（　　　）

　　A. 桡骨头　　　　　　　　B. 桡骨尺切迹

　　C. 肱骨内上髁　　　　　　D. 肱骨滑车

　　E. 豌豆骨

32. 参与构成骨盆的骨不包括（　　　）

　　A. 骶骨　　　　　　　　　B. 腰椎

　　C. 耻骨　　　　　　　　　D. 髂骨

　　E. 坐骨

33. 与内踝形成关节的是（　　　）

　　A. 外踝　　　　　　　　　B. 距骨

　　C. 跟骨　　　　　　　　　D. 腓骨头

　　E. 以上都不对

34. 不参与构成骨盆界限的是（　　　）

　　A. 骶骨岬　　　　　　　　B. 弓状线

　　C. 耻骨梳　　　　　　　　D. 耻骨峰

　　E. 耻骨联合上缘

35. 防止髋关节过度后伸的是（　　　）

　　A. 股骨头韧带　　　　　　B. 髂股韧带

　　C. 骶棘韧带　　　　　　　D. 骶结节韧带

　　E. 交叉韧带

36. 前交叉韧带的作用是（　　　）

　　A. 缓冲外力

　　B. 增强灵活性

　　C. 防止胫骨向前移位

　　D. 防止胫骨向后移位

　　E. 以上都对

37. 后交叉韧带的作用是（　　　）

　　A. 缓冲外力　　　　　　　B. 增强灵活性

　　C. 防止胫骨向前移位　　　D. 防止胫骨向后移位

　　E. 以上都对

38. 不参与构成膝关节的结构是（　　　）

　　A. 股骨内侧髁　　　　　　B. 股骨内侧髁

　　C. 髌骨　　　　　　　　　D. 胫骨

　　E. 腓骨

39. 有关节盘的关节是（　　　）

　　A. 肘关节　　　　　　　　B. 肩关节

　　C. 膝关节　　　　　　　　D. 髋关节

E. 颞下颌关节

40. 关于颞下颌关节错误的是（　　　）

　　A. 属联合关节　　　　　　B. 关节囊松弛

　　C. 内有关节盘　　　　　　D. 灵活

　　E. 以稳定为主

41. 一侧斜方肌收缩，可使肩胛骨（　　　）

　　A. 上提　　　　　　　　　B. 下降

　　C. 内收　　　　　　　　　D. 外展

　　E. 旋内

42. 背阔肌的作用是使臂（　　　）

　　A. 前屈　　　　　　　　　B. 后伸

　　C. 内收、旋内、后伸　　　D. 外展

　　E. 旋外

43. 最强大的脊柱伸肌是（　　　）

　　A. 背阔肌　　　　　　　　B. 竖脊肌

　　C. 斜方肌　　　　　　　　D. 腰大肌

　　E. 腰方肌

44. 一侧胸锁乳突肌收缩，表现为（　　　）

　　A. 头后仰

　　B. 头偏向对侧

　　C. 面朝向同侧

　　D. 头偏向同侧、面朝向对侧

　　E. 头前屈

45. 膈收缩时（　　　）

　　A. 顶部上升，胸腔缩小助吸气

　　B. 顶部下降，胸腔缩小助呼气

　　C. 顶部下降，胸腔扩大助吸气

　　D. 顶部上升，胸腔扩大助呼气

　　E. 以上均不对

46. 最主要的呼吸肌是（　　　）

　　A. 胸大肌　　　　　　　　B. 胸小肌

　　C. 肋间肌　　　　　　　　D. 膈

　　E. 腹肌

47. 牵引肩胛骨向前下的是（　　　）

　　A. 胸大肌　　　　　　　　B. 胸小肌

　　C. 斜方肌　　　　　　　　D. 背阔肌

　　E. 三角肌

48. 腹直肌鞘的弓状线位于（　　　）

　　A. 剑突平面

　　B. 肋弓平面

　　C. 脐平面

　　D. 脐与耻骨联合连线中点平面

　　E. 耻骨联合平面

49. 形成肩部圆隆的是（　　　）

　　A. 斜方肌　　　　　　　　B. 三角肌

　　C. 冈上肌　　　　　　　　D. 前锯肌

　　E. 胸小肌

50. 助臂上举的是（　　　）

　　A. 斜方肌　　　　　　　　B. 三角肌

　　C. 冈上肌　　　　　　　　D. 前锯肌

E. B 背阔肌

51. 屈肩的肌是( )
A. 肱三头肌 B. 肱二头肌
C. 三角肌 D. 斜方肌
E. 前锯肌

52. 可使肩关节内收的肌是 ( )
A. 肱三头肌 B. 三角肌
C. 肱二头肌 D. 背阔肌
E. 前锯肌

53. 臀大肌收缩可使髋关节( )
A. 前屈 B. 后伸
C. 内收 D. 外展
E. 旋内

54. 股四头肌瘫痪,表现为( )
A. 不能屈髋 B. 不能伸髋
C. 不能屈膝 D. 不能伸膝
E. 髋关节不能旋内

55. 止于胫骨内侧髁的是( )
A. 股四头肌 B. 缝匠肌
C. 阔筋膜张肌 D. 长收肌
E. 半腱肌

56. 止于胫骨外侧髁的是( )
A. 股四头肌 B. 缝匠肌
C. 阔筋膜张肌 D. 长收肌
E. 半腱肌

57. 止于胫骨粗隆的是( )
A. 股四头肌 B. 缝匠肌
C. 阔筋膜张肌 D. 长收肌
E. 半腱肌

58. 形成小腿肚的是( )
A. 小腿三头肌 B. 胫骨后肌
C. 拇长屈肌 D. 趾长屈肌
E. 腓骨长肌

59. 使足跖屈和外翻的是( )
A. 腓骨长、短肌 B. 小腿三头肌
C. 胫骨后肌 D. 拇长屈肌
E. 趾长屈肌

60. 使足跖屈和内翻的是( )
A. 腓骨长、短肌 B. 小腿三头肌
C. 胫骨后肌 D. 拇长屈肌
E. 趾长屈肌

四、简答题

1. 简述椎骨的一般形态。
2. 试述椎骨的连结。
3. 鼻旁窦包括哪些? 分别开口于何处?
4. 说明肩关节的构成及结构特点。
5. 试述膝关节的组成、特点及运动方式。
6. 膈上有哪些裂孔? 各有哪些结构通过?
7. 简述腹股沟管的位置、两口及内容物。

第三章 脉管系统

脉管系统（circulatory system）是人体内一套封闭的管道系统，它包括心血管系统和淋巴系统两部分（图3-1）。心血管系统由心、动脉、毛细血管和静脉组成，内有血液循环流动。淋巴系统包括淋巴管道、淋巴器官和淋巴组织。淋巴液沿淋巴管向心流动，最后汇入静脉。

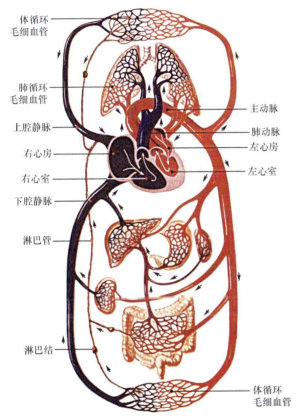

图3-1　脉管系统示意图

（标注）体循环毛细血管　肺循环毛细血管　上腔静脉　右心房　右心室　下腔静脉　淋巴管　淋巴结　主动脉　肺动脉　左心房　左心室　体循环毛细血管

☞考点：脉管系统的组成；心血管系统的组成；淋巴系统的组成

第一节　心血管系统

📖 学习目标

1. 掌握心的位置、形态和心腔的结构，熟悉心的血管、体表投影和心包的组成，了解心壁的微细结构及心传导系统的组成，熟悉心脏的常见疾病。

2. 掌握血管的类型及结构特点，了解血管吻合方式。

3. 掌握人体主要动、静脉的名称、走形、分段，了解其主要分支或属支，了解动脉硬化的类型及特点。

4. 掌握血液循环、充血、血栓形成、栓塞、梗死的概念，熟悉四种的局部血液循环障碍的原因、特点及其对机体的影响。

一、心　　脏

（一）心脏的位置

心脏（heart）位于胸腔的中纵隔内，外面裹以心包。其前方对胸骨体和第2～6肋软骨，后方对第5～8胸椎，约2/3在正中线的左侧，1/3在正中线的右侧。心的两侧与纵隔胸膜、肺相邻，后方邻接食管、迷走神经和胸主动脉，下方邻膈，上方与出入心的大血管相连。

☞考点：心脏的位置

（二）心脏的形态

心脏的外形略呈倒置的圆锥形，大小约相当于本人的拳头（图3-1-1）。可分为一尖、一底、两面、三缘和四条沟。心尖朝向左前下方，在左侧第5肋间隙与左锁骨中线交点内侧1～2cm处可扪及心尖搏动。心底朝向右后上方。心的前面为胸肋面，下面与膈相邻，又称膈面。右缘垂直向下，由右心房构成；左缘斜向左下，由左心室构成；下缘接近水平位，由右心室和心尖构成。心的表面有四条沟，可作为四个心腔分界的表面标志。在心底有一条环形的冠状沟，是心房和心室在心表面的分界标志。心室的胸肋面和膈面各有一条自冠状沟延伸到心尖右侧的浅沟，分别称前室间沟和后室间沟，是左、右心室表面分界的标志。在心底，右上、下肺静脉与右心房交界处的浅沟称房间沟，是左、右心房的分界标志。

☞考点：心脏的形态特点；触及心尖搏动的部位

（三）心腔的结构

1. 右心房　壁薄腔大，构成心的右上部（图3-1-2）。向左前方的突出部分称右心耳，其内面有许多平行的肌性隆起，称梳状肌。右心房有三个入口：上壁有上腔静脉口，下壁有下腔静脉口，分别导入人体上半身和下半身回流的静脉血；在下腔静脉口与右房室口之间有一较小的冠状窦口，心壁的静脉血经此流回右心房。右心房的出口为右房室口，位于右心房的下部，

· 59 ·

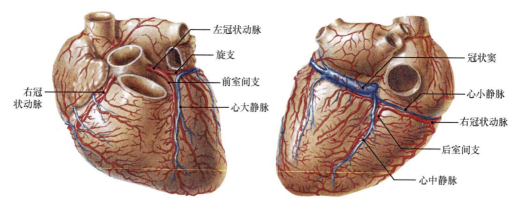

图 3-1-1 心的外形和血管

通右心室。在房间隔的下部有一浅窝，称卵圆窝，是胎儿时期的卵圆孔闭锁的遗迹，房间隔缺损多发生于此。

2. 右心室 位于右心房的前下方，构成胸肋面的大部分，分为流入道和流出道两部分（图 3-1-3）。

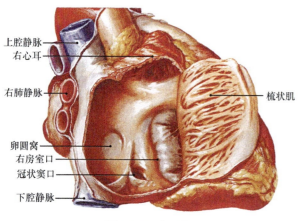

图 3-1-2 右心房

流入道占右室腔的右下部，壁厚，入口为右房室口，其周缘有三片略呈三角形的瓣膜，称**右房室瓣**（三尖瓣）。瓣膜的基底附于右房室口纤维环，尖端向下突入右心室。流入道的内壁有许多肌性隆起，其中有 3～4 处呈锥状隆起突入室腔，称**乳头肌**。每个乳头肌的尖端均有数条腱索，分别连于相邻两片瓣膜游离缘及其心室面。当心室收缩时，血液推动右房室瓣，使其互相对合，封闭右房室口。由于乳头肌收缩，腱索牵拉，使瓣膜恰好对紧，且不致翻入右心房，从而阻止血液返流入右心房。三尖瓣、腱索和乳头肌在结构和功能上是一个整体，合称为**三尖瓣复合体**。

右心室的流出道为右室腔的左上部，其内壁光滑，形似倒置的漏斗，称**动脉圆锥**。其上端为右心室的出口，即肺动脉口，与肺动脉干相通。肺动脉口处有三片半月形瓣膜称肺动脉瓣。当心室舒张时，由于肺动脉干内的血液回冲，使肺动脉瓣互相紧贴，关闭肺动脉口，阻止血液逆流入心室。

3. 左心房 构成心底的大部，它向前方的突出部分称左心耳，其内面有梳状肌。左心房的后部两侧各有两个肺静脉口，导入从肺流回的动脉血。左心房的出口为左房室口，位于左心房的前下部，通左心室（图 3-1-4）。

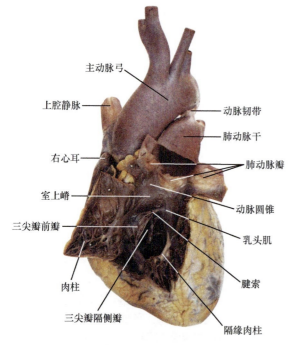

图 3-1-3 右心室

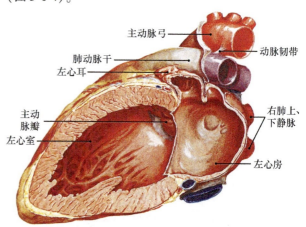

图 3-1-4 左心房和左心室

4. 左心室 大部分位于右心室的左后下方,其前下部构成心尖。左心室也分为流入道和流出道两部分(图3-1-4)。

流入道位于室腔的后外侧部,室壁较右心室壁厚,其入口为左房室口,其周缘有两片三角形的瓣膜,称左房室瓣(二尖瓣)。瓣膜借腱索与乳头肌相连,其功能与右房室瓣相同。流出道位于室腔的后外侧部,室壁光滑,其出口位于左房室口的右前方称主动脉口,与主动脉相通。主动脉口处有主动脉瓣,其形态和功能与肺动脉瓣相同。分隔左右心室的室间隔主要由心肌构成,但在接近心房处有一缺乏心肌的卵圆形区域,称膜部,使室间隔缺损的常见部位。

☞考点:各心腔的结构特点

(四)心壁的微细结构

心壁由内向外依次分为心内膜、心肌和心外膜三层(图3-1-5)。

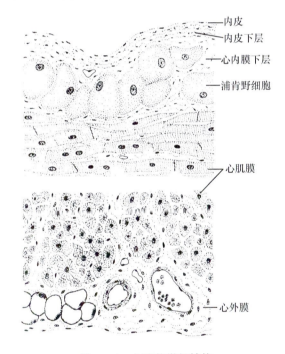

图3-1-5　心壁的微细结构

1. 心内膜 为被覆于心肌内面的光滑薄膜,心瓣膜即由心内膜折叠而成。心内膜由内向外分为内皮、内皮下层和心内膜下层三层。

2. 心肌 由心肌细胞构成,是心壁最厚的一层,且心室肌比心房肌厚。心肌细胞包括普通心肌细胞和特殊分化的心肌细胞两种,普通心肌细胞构成心房肌和心室肌,特殊心肌细胞构成心的传导系统。

3. 心外膜 是被覆在心肌表面的一层光滑的薄膜,为浆膜性心包的脏层。

(五)心的传导系统

心的传导系统由特殊分化的心肌细胞构成,能自动发生节律性兴奋,传导冲动,从而引起心的节律性收缩。它包括窦房结、房室结、房室束及其分支(图3-1-6)。

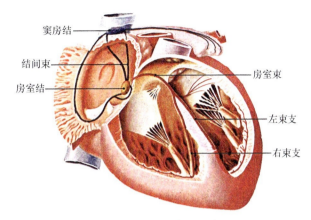

图3-1-6　心的传导系统

1. 窦房结 位于上腔静脉与右心房交界处的心外膜深面,能自动并节律性地发生兴奋,是心的正常起搏点。

2. 房室结 位于冠状窦口前上方的心内膜深面,可以将窦房结传来的冲动传至心室。

3. 房室束及其分支房室束又称希氏(His)束,由房室结发出,在室间隔内下降,至肌部的上缘,分为左、右束支,分别在室间隔两侧心内膜的深面下降,最后分散为细小的浦肯野(Purkinje)纤维与一般的心肌纤维相接。从而将心房传来的兴奋迅速传播到整个心室的心肌。

☞考点:心传导系统的组成

(六)心的血管

营养心的动脉是左、右冠状动脉(图3-1-1)。左冠状动脉起自主动脉根部的左后壁,向左前方行至冠状沟,分为前室间支和旋支。前室间支沿前室间沟下行,分支供应左心室壁、右心室前壁的一小部分及室间隔的前上部。旋支沿冠状沟向左行至心的膈面,主要分布于左心室的侧壁和后壁,以及左心房等处。右冠状动脉起自主动脉根部的前壁,沿冠状沟向右下绕过心的右缘至心的膈面,发出后室间支,下行于后室间沟内。右冠状动脉主要分布于右心房、右心室、左心室的后壁、室间隔的后下部、窦房结和房室结等处。心的静脉多与动脉伴行,最后汇入冠状窦。冠状窦位于冠状沟的后部,借冠状窦口开口于右心房。

☞考点:营养心脏的动脉

(七)心的体表投影

心在胸前壁的体表投影可用下列四点的连线来

表示:左上点位于左侧第 2 肋软骨下缘距胸骨左缘 1.2cm 处,右上点位于右侧第 3 肋软骨上缘距胸骨右缘 1cm 处,右下点位于右侧第 6 胸肋关节处,左下点位于左侧第 5 肋间隙距前正中线 7~9cm 处,此点相当于心尖部(图 3-1-7)。

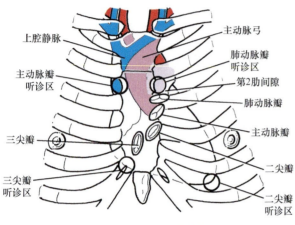

图 3-1-7 心的体表投影

(八) 心包

心包是包在心和大血管根部周围的膜性囊(图 3-1-8),分纤维性心包和浆膜性心包两部分。纤维性心包是坚韧的结缔组织囊,伸缩性很小。浆膜性心包位于纤维性心包内,分脏、壁两层,脏层即心外膜,壁层衬于纤维性心包的内面。脏层和壁层在出入心的大血管根部相互移行,两层之间的潜在性腔隙,称心包腔。内有少量浆液,可减少心搏动时的摩擦。**心包腔内液体过多或者心包脏、壁两层粘连都会影响心脏搏动。**心包具有保护心脏和阻止心过度扩大等功能。

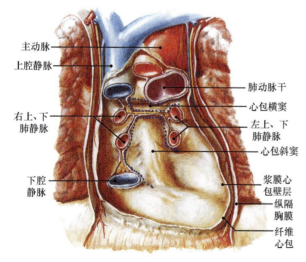

图 3-1-8 心包

☞考点:心包的组成

(九) 心包穿刺术的应用形态知识

心包穿刺术是指用穿刺针直接刺入心包腔的诊疗技术。其目的是引流心包腔过多的积液,抽取心包积液做生化检查,或注射药物进行治疗。

常用的穿刺部位有两个。①心前区穿刺点:左锁骨中线第 5 肋间隙,心浊音界内 1~2cm 处,沿第 6 肋骨上缘向内向后指向脊柱进针。依次穿经皮肤、浅筋膜、深筋膜和胸大肌、肋间外肌、肋间内肌、胸内筋膜、纤维性心包及浆膜性心包壁层,进入心包腔。进针深度约 2~3cm。②胸骨下穿刺点:取左侧剑肋角作为胸骨下穿刺点,穿刺针与腹壁呈 30°~45°角,针刺向上、后、内,达心包腔底部。依次穿经皮肤、浅筋膜、深筋膜和腹直肌、膈肌胸肋部、膈筋膜、纤维性心包及浆膜性心包壁层,进入心包腔。进针深度约 3~5cm。术后病人卧床休息,避免剧烈咳嗽(图 3-1-9)。

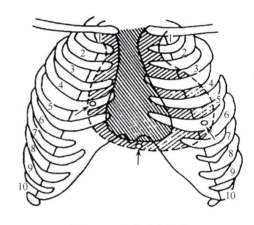

图 3-1-9 心包穿刺部位

☞考点:心包穿刺的部位及穿刺针依次经过的结构

案例分析

男性患者,58 岁,间断心前区闷痛 15 天,气促 4 天。查体:心尖搏动消失,心界向两侧扩大,卧位时心底部浊音区增宽,心音遥远,未闻及杂音。X 线检查示心影为烧瓶状。

分析:

该患者出现心包积液,首选的诊疗措施为心包穿刺。

(十) 心脏的常见疾病

1. 风湿性心脏病 **风湿病**(rheumatism)是一种与 A 组乙型溶血性链球菌感染有关的变态反应性疾病,其病变特点是形成风湿小体(图 3-1-10)。病变主要累及全身结缔组织,心脏、关节和血管最常被累及,以心脏病变最为严重。当风湿病累及心脏壁的不同层次时,可分别表现为以下类型。

(1) **风湿性心内膜炎**(rheumatic endocarditis):病变主要侵犯心瓣膜,其中二尖瓣最常被累及,其次为

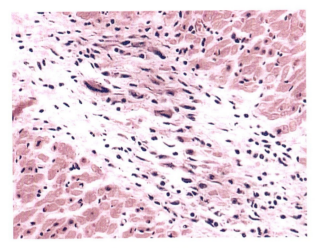

图 3-1-10 风湿小体

二尖瓣和主动脉瓣同时受累。表现为在瓣膜闭锁缘上出现单行排列的、粟粒大小、灰白色、半透明的疣状赘生物,附着牢固,一般不易脱落。镜下,疣状赘生物为由血小板和纤维素构成的白色血栓。病变后期疣状赘生物发生机化。由于该病常反复发作,瘢痕形成越来越多,使心瓣膜增厚、变硬、卷曲、短缩,形成各种心瓣膜病,如二尖瓣狭窄或关闭不全。

(2) **风湿性心肌炎**(rheumatic myocarditis):主要表现为在心肌间质、小动脉近旁形成风湿小体(图 3-1-10)。镜下,风湿小体大小不一,多呈梭形,其中心部为纤维素样坏死灶,周围有各种细胞成分,包括风湿细胞、淋巴细胞、单核细胞、浆细胞、成纤维细胞等。风湿细胞的来源尚有争论,但多数学者认为是由间质巨噬细胞和成纤维细胞增生、吞噬纤维素样坏死物质后形成,其体积庞大,胞质丰富,核大呈空泡状,染色质集中于核的中央,使核的横切面状似枭眼,纵切面如毛虫。最常见于左心室后壁、室间隔、左心房及左心耳等处。后期,小体发生纤维化,形成梭形小瘢痕。有时在儿童,渗出性病变特别明显,心肌间质发生明显水肿及弥漫性炎性细胞浸润。风湿性心肌炎常可影响心肌收缩力,临床上表现为心搏加快,第一心音低钝,严重者可导致心功能不全。

(3) **风湿性心包炎**(rheumatic pericarditis):多为风湿性全心炎的一部分,病变主要累及心包脏层,呈浆液性或浆液纤维素性炎症。当有大量浆液渗出时,形成心包积液。叩诊时心界扩大,听诊时心音遥远,X线检查,心脏呈梨形。当有大量纤维蛋白渗出时,心外膜表面的纤维素因心脏的不停搏动而成绒毛状,称为绒毛心,听诊可闻及心包摩擦音。恢复期,浆液逐渐被吸收,纤维素亦大部被溶解吸收,少部分发生机化,致使心包的脏、壁两层发生部分粘连。极少数病例可完全粘连,形成缩窄性心包炎。

☞ 考点:风湿病的病变特点;风湿性心内膜炎最常受累的瓣膜;风湿性心肌炎镜下观特点;风湿性心包炎导致的心包形态变化特点

///▶ **案例分析**

女性患者,38 岁,从 8 岁开始经常咽喉痛、关节痛及发热,曾在儿科治疗,痊愈出院。23 岁开始逐渐觉得劳动后心跳加剧,气促,休息后可以缓解,26 岁起心跳加剧、气促等症状加重,不能平卧并有咳嗽,疲乏无力,失眠。体格检查:心尖在左锁骨中线外呈弥漫性搏动,心界向左右扩张,心尖区有吹风样收缩期杂音并向左腋下传导,并有雷鸣样舒张期杂音。X 线胸片:心脏呈普遍性增大,肺动脉段稍鼓隆。超声示中度二尖瓣狭窄伴轻度关闭不全。

分析:

患者有长期咽喉痛、关节痛、发热病史,长期发展累及心脏,出现心功能下降表现。超声显示出现了二尖瓣狭窄并关闭不全。因此可诊断风湿性心内膜炎。

2. 高血压心脏病 **高血压**(hypertension)是以体循环动脉血压持续升高为主要表现的慢性疾病。可分原发性和继发性两种,前者约占全部高血压病例的90% ~ 95% ,原因尚未完全明了,其发生可能与神经内分泌功能紊乱、钠盐摄入过多及遗传等因素有关;后者由某些疾病引起,如慢性肾小球肾炎、肾上腺和垂体的肿瘤等,血压的升高只是该疾病的症状之一,故又称为症状性高血压。

原发性高血压又可分为急进型和缓进型两大类。前者多见于青壮年,占原发性高血压病的 1% ~ 5% ,起病急,病变进展迅速,患者多于一年内因尿毒症、脑出血或心力衰竭致死,因此又称恶性高血压;后者又称良性高血压,占原发性高血压病的 95% ,常见于中老年人,起病隐匿,病程漫长,晚期常引起心、脑、肾等器官的病变。

高血压心脏病主要表现为左心室肥大(图 3-1-11),这是对持续性血压升高,心肌工作负荷增加的一种适应性反应。心脏重量增加,一般达 400g 以上,甚至可增重 1 倍。肉眼观,左心室壁增厚,可达 1.5 ~ 2cm;左心室乳头肌和肉柱明显增粗。镜下,肥大的心肌细胞变粗,变长,并有较多分支,细胞核较长、较大。在心脏处于代偿期时,肥大的心脏心腔不扩张,甚至略微缩小,称为**向心性肥大**(concentric hypertrophy)。由于不断增大的心肌细胞与毛细血管供养之间的不相适应,加上高血压性血管病,以及并发动脉粥样硬化所致的血供不足,便导致心肌收缩力降低,逐渐出现心腔扩张,称为**离心性肥大**(eccentric hypertrophy)。严重者可发生心力衰竭。

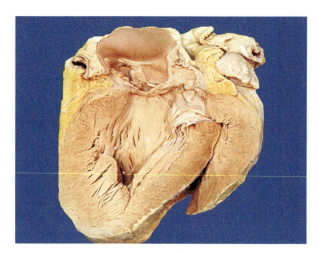

图 3-1-11 左心室向心性肥大

考点：高血压心脏病导致的心脏形态变化

案例分析

男性患者，70 岁，有高血压病史 10 年，血压最高 160/120mmHg，自行服用降压药，近期出现夜间不能平卧入睡伴胸闷、气促症状，需坐起后胸闷气促症状方能缓解，白天活动不受影响。体格检查：脉搏不规则 89 次/分，血压 190/100 mmHg，心界左下扩大，心率 100 次/分，心律不齐，房颤律，心音有力，心尖部可闻及 2/6 级收缩期杂音。超声检查：左心增大，室间隔及左室后壁增厚，升主动脉及主肺动脉内径增宽，主动脉瓣中量反流，二尖瓣及三尖瓣少量反流。

分析：

该患者有高血压病史 10 年，长期代偿导致患者出现心脏功能下降的表现（夜间阵发性呼吸困难、端坐呼吸，房颤），还出现了心脏增厚（心界左下扩大，超声检查可见异常），因此可诊断高血压心脏病。

3. 冠心病 **冠状动脉性心脏病**（coronary heart disease），简称冠心病，是指因狭窄性冠状动脉疾病而引起的心肌供血不足或中断所造成的缺血性心脏病，绝大多数由冠状动脉粥样硬化引起。根据缺血程度的不同可分为：

（1）心绞痛：由于冠状动脉供血不足，致使心肌急性、暂时性缺血缺氧所引起的临床综合征，称**心绞痛**（angina pectoris）。表现为阵发性胸骨后的压榨性或紧缩性疼痛，可放射至心前区或左臂，一般只持续 3~5 分钟，休息后或舌下含服硝酸酯制剂可缓解。临床上可分为：①稳定型心绞痛（stable angina pectoris），一般不发作，常在劳力负荷增加时发作。②不稳定型心绞痛（instable angina pectoris），在稳定性心绞痛期间，出现轻体力劳动或休息时发作，其强度和频度增加。③变异型心绞痛（variant angina pectoris），多无明显诱因而在休息或梦醒时发作，仅少数在工作负荷中发病。

考点：心绞痛的分型

（2）心肌梗死：冠状动脉供血区严重而持久的缺血所导致的较大范围的心肌坏死，称**心肌梗死**（myo-cardial infarction）。主要原因是在动脉粥样硬化的基础上，又并发血栓形成，或斑块内出血形成血肿，或冠状动脉持续痉挛，或心肌耗氧量骤增等，使冠状动脉血流急剧减少或中断，加之侧支循环不能及时有效建立，从而导致心肌缺血坏死。

约 1/2 病例阻塞发生在左冠状动脉的前室间支（左前降支），引起左心室前壁、心尖部及室间隔前 2/3 的心肌坏死；约 1/3 为右冠状动脉阻塞，引起左心室后壁、室间隔后 1/3 的心肌坏死；左冠状动脉的旋支阻塞引起的左心室侧壁梗死较少见。若梗死仅累及心室壁心内膜侧 1/3 的心肌，称心内膜下心梗（薄层梗死）；若梗死累及心室壁全层，则称透壁心梗。

肉眼观，梗死灶形状不规则呈地图状（图 3-1-12），黄色或土黄色，干燥，质硬，失去正常光泽，其周边出现明显充血、出血带。随后逐渐被瘢痕组织取代，呈灰白色（陈旧性梗死灶）。镜下，梗死灶内心肌细胞变性、坏死，大量中性粒细胞、单核细胞浸润。常见的合并症有心力衰竭及心源性休克、附壁血栓形成、室壁瘤、心脏破裂、心外膜炎等。

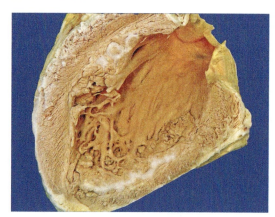

图 3-1-12 心肌梗死

考点：心肌梗死概念；梗死灶的肉眼观和镜下观特点

（3）心肌硬化：冠状动脉粥样硬化时，由于动脉管腔逐渐狭窄，心肌长期慢性供血不足，引起心肌萎缩，间质纤维组织增生，导致心肌硬化。硬化的心脏一般体积缩小，功能降低。

二、血 管

（一）血管的类型及结构特点

1. **动脉**（artery） 是由心室发出的血管，在行程不断分支,形成大、中、小动脉。动脉管壁较厚,管腔断面呈圆形。动脉壁由内膜、中膜和外膜构成:内膜的表面,由单层扁平上皮(内皮)构成光滑的腔面;外膜为结缔组织;中膜最厚,大动脉的中膜富含弹力纤维(图3-1-13),又称弹性动脉,当心脏收缩射血时,大动脉管壁扩张,当心室舒张时,管壁弹性回缩,继续推动血液;中、小动脉,特别是小动脉的中膜,平滑肌较发达(图3-1-14),又称肌性动脉,在神经支配下收缩和舒张,以维持和调节血压以及调节其分布区域的血流量。

径仅 7~9μm,管壁很薄,主要由一层内皮细胞和基膜构成(图3-1-17),具有一定的通透性,利于组织细胞和血液间的物质交换。分布于肝、脾、骨髓和某些内分泌腺中的毛细血管腔大壁薄,粗细不均,称为血窦。

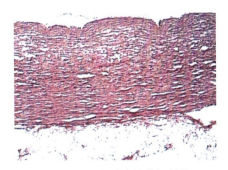

图 3-1-13 大动脉的微细结构

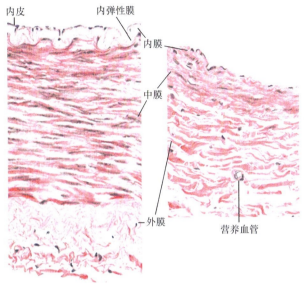

图 3-1-15 中动脉与中静脉管壁的比较

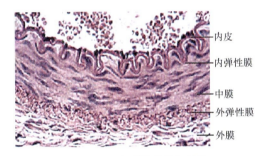

图 3-1-14 中动脉的微细结构

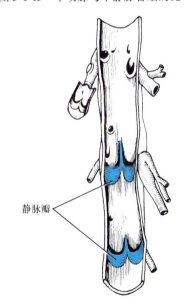

图 3-1-16 静脉瓣

2. **静脉**(vein) 是引导血液回心的血管,小静脉起于毛细血管网,行程中逐渐汇成中静脉、大静脉,最后开口于心房。静脉壁的结构也可分为内、中、外膜,以外膜最厚,但管壁薄、平滑肌和弹力纤维均较少(图3-1-15),弹性和收缩性均较弱,管腔在断面上呈扁椭圆形。与动脉比较,除微细结构上的差别外,静脉还有如下特点:①静脉中的血液压力低,流速慢,管壁薄,收缩力弱,故静脉不仅比动脉管腔略大,而且数量也较动脉多,从而使回心血量与输出量保持平衡。②静脉管壁内面具有半月形向心开放的**静脉瓣**(图3-1-16),可阻止血液逆流。四肢的浅静脉,静脉瓣数量较多。大静脉、肝门静脉和头颈部的静脉,一般无静脉瓣。③静脉按其位置可分深、浅两类,深静脉位于固有筋膜或体腔内,与同名的动脉伴行。浅静脉位于浅筋膜内,又称皮静脉(皮下静脉)。较大的浅静脉可透过皮肤看到,是临床常用作静脉穿刺的血管。浅静脉不与动脉伴行,最后汇入深静脉。

3. **毛细血管**(capillaries) 是分布最广的血管,分支很多,相互连成网状。毛细血管的管腔很细,直

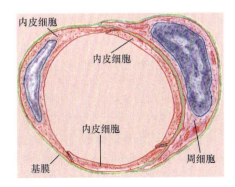

图 3-1-17 毛细血管结构模式图

考点:血管类型

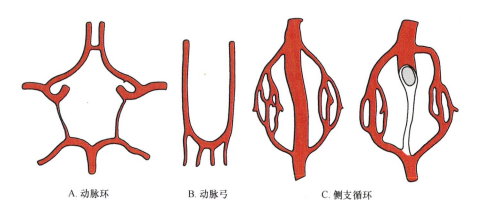

A. 动脉环　　　　　　B. 动脉弓　　　　　　C. 侧支循环

图 3-1-18　侧支循环模式图

（二）血管的吻合

体内中、小血管尤其是毛细血管之间的相互吻合十分广泛。毛细血管普遍吻合成毛细血管网，动脉之间有动脉网和动脉弓，静脉之间有静脉网和静脉丛，小动脉和小静脉之间有动静脉吻合等。血管吻合对保证重要器官血液供应，维持血液循环的正常进行，都有重要作用。

此外，有些较大的血管，在其行径中常常发出与主干大致平行的侧支，该侧支的末端与同一主干或另一主干的侧支相吻合（图 3-1-18）。在正常情况下，侧支的管径都较细小，但如主干的血液受阻（如结扎或阻塞）时，侧支即逐渐变粗，代替主干运送血液形成侧支循环，故侧支循环具有重要的临床意义。

（三）人体主要动脉及其分支

1. **肺动脉**（pulmonary artery）　粗而短，起于右心室，向左上方斜行，在主动脉弓下方分为左、右肺动脉，经肺门入肺，在肺内多次分支，最后到肺泡的周围形成毛细血管网。

在肺动脉分叉处的稍左侧与主动脉弓下缘之间有一结缔组织索，称动脉韧带。是胎儿时期动脉导管闭锁后的遗迹。

2. **主动脉**（aorta）　粗而长，从左心室发出，先向右上行继而弯向左后方，再沿脊柱下行，经膈的主动脉裂孔入腹腔，到第 4 腰椎体的下缘平面分为左、右髂总动脉。主动脉以胸骨角平面分为三段，即升主动脉、主动脉弓和降主动脉（见图 3-1-19）。

升主动脉是主动脉发出后向右前上行的一段，其起始部发出左、右冠状动脉营养心脏壁。

主动脉弓位于胸骨柄的后方，是主动脉呈弓形向左后方弯曲的部分。在主动脉弓的凸侧发出三个分支，自右向左依次为头臂干、左颈总动脉和左锁骨下动脉。头臂干粗而短，向右上斜行，到胸锁关节的后方分为右颈总动脉和右锁骨下动脉。主动脉弓的分支主要分布于头颈部和上肢。主动脉弓的稍下方有 2～3 个粟状小体，称主动脉小球，

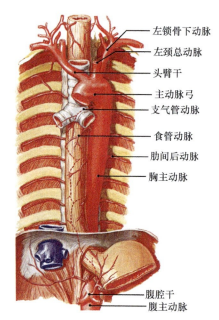

左锁骨下动脉
左颈总动脉
头臂干
主动脉弓
支气管动脉
食管动脉
肋间后动脉
胸主动脉

腹腔干
腹主动脉

图 3-1-19　主动脉走行及分布概况

属化学感受器。

降主动脉在胸、腹腔内下行，以膈为界分为胸主动脉和腹主动脉。二者的分支主要分布于胸部（心除外）和腹部。降主动脉的终末分支称左、右髂总动脉，主要分布于盆部和下肢。

主动脉的主要分支可归纳如图 3-1-20。

☞考点：人体主要动脉的位置及其分支

（四）测量血压和脉搏的应用形态知识

测量血压和脉搏是护理工作者必须掌握的一项护理工作，是评估患者生理状态的重要指标。

1. **测量血压**　常选的部位是肱动脉。因为肱动脉沿肱二头肌内侧缘下行，到肘窝深部，分为桡动脉和尺动脉。在肘窝稍上方和肱二头肌腱的内侧，肱动脉的位置表浅，可触及其搏动，是测量血压听诊部位（图 3-1-21）。

2. **测量脉搏**　常选的部位是桡动脉。因为桡动脉位于前臂前部，在前臂肌前群的桡侧部下行，经腕

（图 3-1-22）。

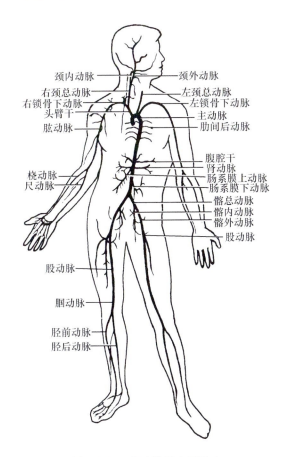

图 3-1-20　主动脉的主要分支

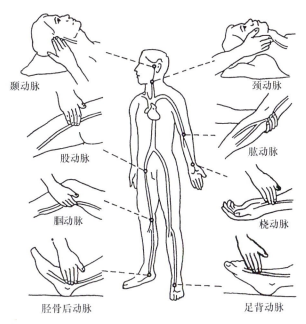

图 3-1-22　常用脉搏测量部位

□考点：测量血压和测量脉搏常用的部位

（五）人体主要静脉及其属支

1. 肺静脉（pulmonary veins）起于肺内毛细血管，在肺内逐级汇合，最后，左、右肺各汇成两条肺静脉，经肺门出肺，注入左心房。

2. 上腔静脉　位于上纵隔内，由左、右头臂静脉合成，沿升主动脉的右缘垂直下降，注入右心房（图 3-1-23）。它收集头颈部、上肢、胸部（心除外）和脐以上腹前外侧壁的静脉血（图 3-1-24）。

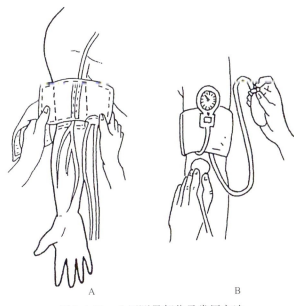

图 3-1-21　血压测量部位及常用方法
A. 袖带与手臂位置；B. 听诊器胸件位置

部绕桡骨茎突至手背，后穿第 1 掌骨间隙到手掌，分支分布于前臂和手。桡动脉下段在腕掌侧面的上方和桡侧腕屈肌腱的外侧，位置表浅，可触及其搏动，是临床触摸和记数脉搏的常用部位。此外临床测量脉搏还可选取颞动脉、颈动脉、股动脉和足背动脉等

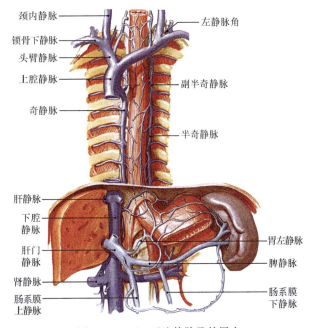

图 3-1-23　上、下腔静脉及其属支

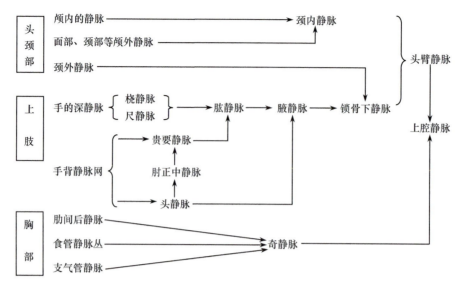

图 3-1-24　上腔静脉的主要属支(表)

3. 下腔静脉　是全身最大的静脉,在第5腰椎平面由左、右髂总静脉合成,而后在腹主动脉的右侧沿脊柱上升,经肝的后方,穿过膈的腔静脉孔入胸腔,注入右心房(图 3-1-25)。它收集下肢、盆部和腹部(脐以上腹前外侧壁除外)的静脉血(图 3-1-26)。

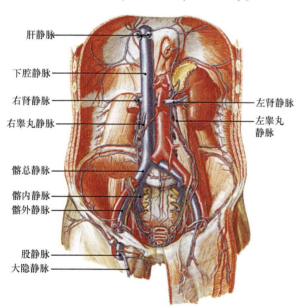

图 3-1-25　下腔静脉及其属支

☞考点:人体主要静脉位置及其属支

(六)肝门静脉回流受阻引起呕血、便血的形态知识

肝门静脉是一条粗短的静脉干,由肠系膜上静脉及脾静脉在胰头和胰体交界处的后方汇合而成。肝门静脉收集腹腔内不成对器官(肝除外)的静脉血,其重要属支除肠系膜上静脉和脾静脉外,还有肠系膜下静脉、胃左静脉、胃右静脉和附脐静脉,在成人肝门静

脉及其属支均无静脉瓣。肝门静脉的属支与上、下腔静脉系之间有丰富的吻合。最重要的有三处。①食管静脉丛:位于食管壁内及食管的周围。该静脉丛的静脉血大多经食管静脉汇入胃左静脉,少部分汇入奇静脉。②直肠静脉丛:位于直肠和肛管的壁内及其周围。该静脉丛上部的血液汇入肠系膜下静脉,下部的静脉血则汇入髂内静脉。③脐周静脉丛:位于脐周围的皮下组织内,最后汇入腋静脉和股静脉。在正常情况下,肝门静脉系与上、下腔静脉系之间的吻合支都较细小,血流量也较少。当肝门静脉回流受阻(如肝硬化引起的门脉高压等),流经肝门门静脉的血液便可逆流,经上述吻合支由上、下腔静脉回流入心。因而吻合支便逐渐扩大,引起食管静脉丛、直肠静脉丛和脐周静脉丛的静脉曲张。一旦食管、直肠等处曲张的静脉破裂,则可出现呕血或便血(见图 3-1-27)。

☞考点:肝门静脉高压导致呕血或便血的原因

///// 案例分析

患者,男性,56岁,2天前无明显诱因呕血,量不多,约有100ml,今晨解黑便2次,量约1000g,便后无特殊不适。既往有乙型肝炎病史20年。体格检查:轻度贫血貌,有肝掌和蜘蛛痣,有腹壁静脉曲张,脐周静脉呈海蛇头样,脐以上血流方向由下至上,脐以下血流由上至下,肝肋下3cm可触及,质硬,表面欠光滑,脾锁骨中线肋缘下4cm,移动性浊音阳性。化验检查:血常规:血三系均下降。B超显示脾肿大,肝脏回声均匀,门静脉内径1.6cm,腹腔内有积液。胃镜结果显示食管胃底静脉曲张2级。诊断:门静脉高压、脾大、脾功能亢进。

问题:

结合该患者的情况分析,肝门静脉高压是导致呕血、黑便、腹水的原因。

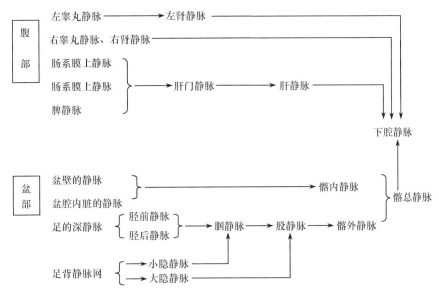

图 3-1-26　下腔静脉的主要属支(表)

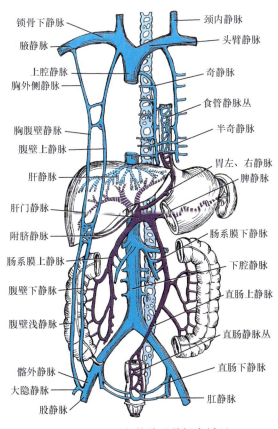

图 3-1-27　肝门静脉及其侧支循环

(七)动脉硬化

动脉硬化(arteriosclerosis)是指动脉管壁增厚、变硬及弹性降低的病变。常见的动脉硬化有:①动脉粥样硬化,最为常见,以动脉内膜形成粥样斑块为特征,好发于大、中动脉,如冠状动脉、脑底动脉、主动脉等;②细、小动脉硬化,以管壁的玻璃样变性或纤维素样坏死为特征,主要见于高血压病时;③动脉中膜钙化性硬化。

1. 动脉粥样硬化　目前,动脉粥样硬化的病因尚未明确,只是认为和高脂血症(LDL 与动脉粥样硬化的发病呈正相关,HDL 则相反)、高血压、吸烟、糖尿病及高胰岛素血症等危险因素关系密切。动脉杈、分支开口及血管弯曲的凸面为病变的好发部位,根据其发展过程可分为以下几个阶段。

(1)脂斑脂纹期:是动脉粥样硬化的早期病变。肉眼观,出现帽针头大小斑点或宽约 1～2mm、长短不一的黄色条纹,微隆起于内膜表面。镜下,病变处内皮细胞下有大量泡沫细胞聚集,细胞体积较大,胞浆内含有大小不一的脂质空泡。细胞外脂质沉积,纤维组织轻度增生。

(2)纤维斑块期:病变继续发展,病灶周围和表面的纤维结缔组织因受脂质刺激而增生,形成突出于内膜表面的散在、不规则斑块,初为淡黄色或灰黄色,随着斑块表层的胶原纤维不断增加及玻璃样变,脂质被埋于深层,斑块逐渐变为瓷白色。镜下观,斑块表面为一层纤维帽,乃由多量胶原纤维、平滑肌细胞、弹性纤维、蛋白聚糖构成,纤维帽之下有不等量的泡沫细胞、平滑肌细胞、炎细胞、细胞外脂质及基质。

(3)粥样斑块期:随着纤维帽的不断增厚,其深层组织因营养不良而发生坏死、崩解,并与脂质混合成黄色稀粥样物质,肉眼观,为明显隆起于内膜表面的灰黄色斑块,面积较大。镜下观,表层纤维帽趋于老化,胶原纤维发生玻璃样变;深部为大量粉染的无定形坏死物质,其内可见胆固醇结晶(石蜡切片上为针状空隙)。底部和边缘可有肉芽组织增生,外周可见少许泡沫细胞和淋巴细胞浸润(图3-1-28)。

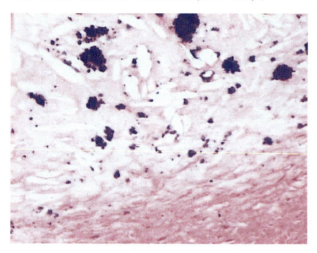

图3-1-28 粥样斑块(示胆固醇结晶)

(4)继发病变:粥样斑块形成后,若病变继续发展,还可出现①斑块内出血:斑块底部和边缘新生的毛细血管,在血流冲击力作用下破裂,或动脉腔内的血液经斑块破裂口进入斑块内,均可形成血肿,使斑块更加扩大隆起,使动脉腔变小或完全闭塞,其后血肿被机化。②斑块破裂:为最危险的并发症,斑块表面纤维帽破裂,深层的粥样物质自裂口逸入血流并被冲走,可造成胆固醇栓塞,并在破裂处形成粥瘤性溃疡及并发血栓形成。③血栓形成:由于斑块破裂造成较深的内膜损伤,使胶原纤维暴露,引起血小板的聚集而形成血栓,加重血管腔堵塞而导致梗死,如脱落可引起栓塞。④钙化:多见于老年患者,钙盐可沉积于坏死灶及纤维帽内,动脉壁因而变硬、变脆,易于破裂。⑤动脉瘤形成:严重的粥样斑块底部的中膜平滑肌可发生不同程度的萎缩,以致逐渐不能承受血管内压力的作用而扩张,形成动脉瘤(aneurysm),当其破裂时可引起大出血。

☞考点:动脉粥样硬化各阶段的病理特点

2. 细、小动脉硬化 主要见于高血压病时。早期,在各种因素的影响下,全身细、小动脉呈间歇性痉挛,但无器质性改变。随着痉挛次数的不断增加和时间的不断延长,一方面管壁缺血缺氧,内皮细胞受损,血管通透性增高,血浆蛋白得以渗入内膜,在内皮细胞下凝固成无结构的均匀红染物质,细动脉发生玻璃样变性;另一方面血压逐渐升高,对血管壁造成机械性刺激,使小动脉内膜胶原纤维和弹性纤维增生或发生纤维素样坏死,管壁因而增厚、变硬(图1-3-6)。

三、血液循环及血液循环障碍

血液由心室射出,经动脉、毛细血管、静脉再回流入心房,这种周而复始不断流动的现象称为**血液循环**(图3-1)。根据循环途径的不同,可分为体循环和肺循环两种。体循环又称大循环,左心室收缩将富含氧气和营养物质的动脉血泵入主动脉,经各级动脉分支到达全身各部组织的毛细血管,与组织细胞进行物质交换,组织细胞的代谢产物和二氧化碳等进入血液,形成静脉血。再经各级静脉,最后汇合成上、下腔静脉注入右心房。肺循环又称小循环,右心室收缩时,将体循环回流的血液泵入肺动脉,经肺动脉的各级分支到达肺泡周围的毛细血管网,通过毛细血管壁和肺泡壁与肺泡内的空气进行气体交换,使血液变为富含氧气的动脉血,再经肺静脉回流于左心房。

☞考点:血液循环的概念及循环途径

正常的血液循环是维持机体内环境稳定的重要保证,它不断地输送氧和各种营养物质到全身各组织细胞,同时又带走机体新陈代谢所产生的二氧化碳和代谢产物到相应的排泄器官(如肺、肾)。当血液循环发生障碍时,就会导致组织、细胞发生一系列形态学上的改变(如萎缩、变性、坏死),进而影响功能和代谢。血液循环障碍可分为全身性和局部性,前者见于心力衰竭、休克等情况;后者主要由于血量异常(充血、缺血)、血液性质和血管内容物的异常(血栓形成、栓塞、梗死)、血管壁通透性和完整性的改变(出血、水肿)而引起,更为多见。

(一)充血

充血(hyperemia)是指局部器官或组织的血管内血液含量增多,分为动脉性充血(arterial hyperemia)和静脉性充血(venous hyperemia)两类(图3-1-29)。前者是由于动脉血输入量增多而发生的充血,又称主

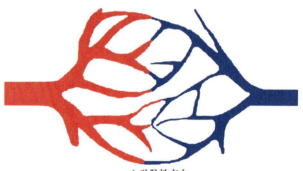

A.动脉性充血

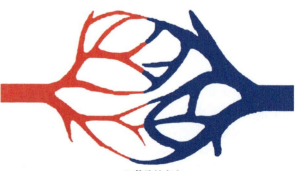

B.静脉性充血

图3-1-29 充血示意图

动性充血,简称充血;后者是由于静脉血回流受阻、淤积于小静脉和毛细血管内而发生的充血,又称被动性充血,简称淤血(congestion)。

☞考点:充血和淤血的概念

1. 动脉性充血　一般是由于神经因素(舒血管神经兴奋性增高或缩血管神经兴奋性降低)、体液因素(血管活性物质增多)作用于血管,使细动脉扩张、血液过多地流入血管所致。许多动脉性充血是由于局部器官或组织生理性代谢增强所引起的,如进食后的胃肠黏膜充血,体力运动时横纹肌充血等,称为生理性充血。而病理性充血主要见于:①炎症早期,由于致炎因子的刺激和炎症介质的作用,局部组织的细动脉扩张,称炎症性充血。②局部器官和组织长期受压(如绷带包扎肢体或腹水压迫腹腔器官)后,组织内的血管张力降低,若一旦压力突然解除,受压组织内的细动脉乃发生反射性扩张,称减压后充血。③当局部组织缺血时,其周围的吻合支受代谢不全产物的刺激而扩张,称侧支性充血。

动脉性充血的器官和组织内血量增多,体积可轻度增大。充血如发生于体表,可见局部组织的颜色鲜红,温度升高。由于动脉性充血可给局部器官或组织带来大量的氧气和营养物质,促进物质代谢,增强功能,因此,大多数情况下对机体有利,仅在少数情况下,如血管有基础病变(动脉硬化、先天畸形),可导致血管破裂出血。

2. 静脉性充血　远较动脉性充血多见,多属病理性,具有重要的临床和病理意义。

(1) 原因:大致可归纳为三类。①静脉受压:如妊娠子宫压迫髂静脉引起的下肢淤血,肿瘤压迫静脉引起相应器官或组织的淤血等。②静脉管腔阻塞:如静脉内血栓形成、栓塞等。③心力衰竭:二尖瓣瓣膜病和高血压病引起左心衰竭时,可导致肺淤血;肺源性心脏病引起的右心衰竭,可导致体循环淤血。

(2) 病理变化:肉眼观,淤血组织和器官呈暗红色,体积增大或肿胀,若发生于体表,由于血液内氧合血红蛋白减少,还原血红蛋白增多,局部可呈发绀;又由于局部血流淤滞,毛细血管扩张,使得散热增加,该处体表的温度因而降低。镜下,小静脉和毛细血管扩张,管腔内充满大量红细胞,有时还伴有水肿或出血。

(3) 对机体的影响:淤血对机体的影响取决于淤血的范围、部位、程度、淤血发生的速度(急性或慢性)以及侧支循环建立的状况,主要有:①淤血性水肿、出血,这是由于长期淤血缺氧,使局部组织内代谢中间产物蓄积,从而损害毛细血管,使其通透性增高,加之淤血时小静脉和毛细血管内流体静力压升高,导致局

部组织发生水肿,严重时甚至发生漏出性出血。如肺淤血时,肺泡壁毛细血管扩张、充血,严重时肺泡腔内可出现水肿液,甚至出血。若肺泡腔内的红细胞被巨噬细胞吞噬,其血红蛋白变为含铁血黄素,可出现心力衰竭细胞(heart failure cell)(图3-1-30)。②长期淤血,由于氧和营养物质供应不足和代谢中间产物堆积,还可引起实质细胞的萎缩和变性。如慢性肝淤血时,肝细胞萎缩(主要在肝小叶中央带)和脂肪变(主要在小叶周边带),以致肝切面呈现槟榔状花纹,称为槟榔肝(nutmeg liver)。较急性且程度严重的肝淤血可引起肝细胞坏死。③某些器官,慢性淤血引起实质细胞萎缩的同时,其间质细胞却可增生。例如慢性肝淤血时,小叶中央肝细胞萎缩,结缔组织则增生,最后形成淤血性肝硬化(图3-1-31)。

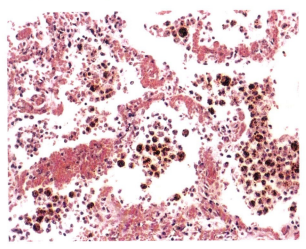

图 3-1-30　心力衰竭细胞

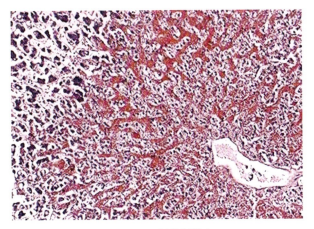

图 3-1-31　慢性肝淤血

☞考点:静脉性充血的原因及对机体的影响;心力衰竭细胞、槟榔肝的概念

(二) 血栓形成

血栓形成(thrombosis)是指在活体的心脏或血管腔内,血液发生凝固或血液中的某些有形成分析出、

黏集,形成固体质块的过程,所形成的固体质块称为**血栓**(thrombus)。

1. 血栓形成的条件和机制

(1) 心血管内膜的损伤:心脏和血管的内膜受到各种因素的损伤时,一方面,内皮细胞可发生变性、坏死或脱落,内膜下的胶原纤维暴露,可促使血小板的聚集、黏附和激活因子Ⅻ,启动内源性凝血途径;另一方面,损伤的内膜释放出的组织因子又可启动外源性凝血途径,从而引起凝血过程,形成血栓。常见于静脉内膜炎、动脉粥样硬化、风湿性和细菌性心内膜炎、心肌梗死等病变时。

(2) 血流缓慢和涡流形成:在正常流速和正常流向的血液内,红细胞和白细胞在血流的中轴(轴流),外层是血小板,最外层是外围是一层血浆带(边流),将血液的有形成分和血管壁隔绝,阻止血小板和内膜接触。当血流缓慢或血流产生漩涡时,血小板得以进入边流,增加了和血管内膜接触、黏附的机会。此外,血流缓慢时,也不易把已被激活的凝血因子和已黏集的血小板稀释冲走,从而有利于血栓的形成。不少事实表明血流缓慢是血栓形成的重要因素,例如静脉发生血栓约比动脉发生血栓多4倍,下肢静脉血栓比上肢静脉多3倍。心力衰竭、手术后或久病卧床的患者,二尖瓣狭窄时的左心房、血管分叉处,均因血流缓慢或血流不规则而易形成血栓。

(3) 血液凝固性增加:当血小板或凝血因子增多,纤溶系统活性降低,血液就会处于高凝状态,容易发生全身多发性血栓。如严重创伤、大手术后、产后等大量失血的情况下,血液中补充了大量幼稚的血小板,其黏性大,易发生黏集;同时,纤维蛋白原、凝血酶原及其他凝血因子的含量也增加,故易形成血栓。大面积烧伤时,大量血浆丧失,血液浓缩、黏度增加,有利于血栓形成。

需要强调的是,上述血栓形成条件,往往是同时存在的,其中某一条件起主要作用。例如手术后卧床、创伤时的血栓形成,既由于血液的凝固性增加,又由于静卧时血流缓慢。

☞考点:血栓形成的概念

2. 血栓形成的过程及血栓的形态 血栓形成是血小板黏集和血液凝固的过程(图3-1-32)。无论心或动脉、静脉内的血栓,其形成过程都从血小板黏附于内膜裸露的胶原开始,当内、外源性凝血途径启动后,最后产生的凝血酶将纤维蛋白原水解,其纤维蛋白单体再聚合成纤维蛋白多聚体(纤维素)。纤维素和内皮下的纤维连接蛋白共同使黏集的血小板堆牢固地黏附于受损内膜表面,不再离散,形成镜下均匀一致、无结构的血小板血栓,其间有少量纤维素存在。

这是血栓形成的第一步。随后血栓的发展及形态、组成和大小等,取决于血栓发生的部位和局部血流速度。大体上可把血栓分为以下几种类型。

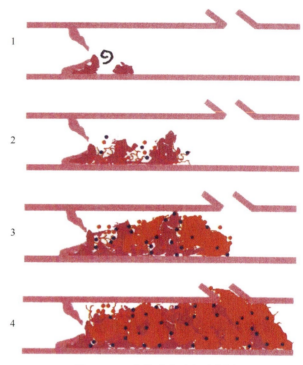

图 3-1-32 血栓形成过程示意图

(1) 白色血栓(pale thrombus):发生于血流较快的部位(如动脉、心室)或血栓形成时血流较快的时期(如静脉内延续性血栓的头部)。镜下,主要由许多聚集呈珊瑚状的血小板小梁构成,其间含交织成网状的纤维素。肉眼观呈灰白色,质硬,与血管壁紧连。

(2) 红色血栓(red thrombus):发生在血流极度缓慢甚或停止之后,其形成过程与血管外凝血过程相同。因此,见于延续性血栓的尾部。镜下,在纤维素网眼内充满如正常血液分布的血细胞。肉眼观呈暗红色,新鲜时湿润,有一定的弹性,陈旧的红色血栓由于水分被吸收,变得干燥,易碎,失去弹性,并易于脱落造成栓塞。

(3) 混合血栓(mixed thrombus):主要见于静脉的延续性血栓(图3-1-33)的主要部分(体部),呈红色与白色条纹层层相间,镜下,由血小板小梁、黏附在小梁上的中性粒细胞、纤维素及红细胞构成。

(4) 透明血栓(hyaline thrombus):发生于微循环小血管内,只能在显微镜下见到,故又称微血栓,主要由纤维素构成。见于弥散性血管内凝血(DIC)。

☞考点:血栓的类型及各类血栓特点

3. 血栓的结局

(1) 溶解与吸收:血栓内的纤溶酶及白细胞崩解

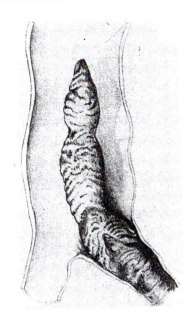

图 3-1-33　混合血栓

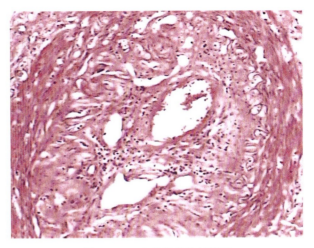

图 3-1-34　血栓的机化与再通

后释放蛋白溶酶,可使血栓发生溶解,小的血栓可完全被溶解,变成细小颗粒,被血流冲走或被吞噬细胞吞噬而不留痕迹。

(2)软化与脱落:较大的血栓可发生部分溶解、软化,在血流冲击下完全或部分脱落形成血栓栓子,易造成栓塞。

(3)机化与再通:血栓形成后,在血栓附着处,从血管壁向血栓长入内皮细胞和成纤维细胞,随即形成肉芽组织,并逐渐取代血栓的过程称血栓机化。机化的血栓和血管壁有牢固的黏着,不再有脱落的危险。在机化的同时,由于血栓收缩,使血栓内或血栓与血管壁之间出现裂隙,由新生的内皮细胞被覆于其表面形成新的管腔,并可使血流重新通过。这种使已阻塞的血管重新恢复血流的过程,称再通(recanalization)(图 3-1-34)。

(4)钙化:长久血栓既不被溶解又不被充分机化时,可发生钙盐沉着,使血栓部分或全部变成坚硬的质块,称为钙化。如在静脉即形成静脉石。

☞考点:血栓的结局有哪些?

4. 血栓对机体的影响　血栓形成后能堵塞破裂的血管口,阻止出血,同时也可防止病原微生物的入侵和蔓延,这是对机体有利的一面。然而,在多数情况下,血栓形成对机体造成严重的甚至致命的危害,如阻塞血管、形成栓塞、导致心瓣膜变形、DIC 等。

(三)栓塞

栓塞(embolism)是指在循环血液中出现的不溶于血液的异常物质,随着血液流动,阻塞血管腔的现象。阻塞血管的物质称为栓子(embolus)。最常见的栓子是脱落的血栓,在少数情况下,脂肪、空气和羊水等也可引起栓塞。

☞考点:栓塞的概念

1. 栓子的运行途径　一般来说,栓子的运行途径与血液循环方向一致(图 3-1-35)。因此,来自于左心和体循环动脉内的栓子,最终嵌塞于口径与其相当的动脉分支而引起栓塞,常见于脑、脾、肾、下肢等处;来自于体循环静脉和右心内的栓子,栓塞于肺动脉干或其分支;来自肠系膜静脉的栓子,引起肝内门静脉分支的栓塞。

2. 栓塞的类型及对机体的影响

(1)血栓栓塞:由血栓脱落引起的栓塞称为血栓栓塞(thromboembolism),最为常见,根据血栓的来源及栓塞的部位可分为肺动脉栓塞和体循环动脉栓塞。前者的栓子约 90% 以上来自下肢深静脉,若栓子体积小、数量少,常栓塞于肺动脉小分支,多见于肺下叶,因肺动脉和支气管动脉之间有丰富的吻合支,支气管动脉的血流可以通过吻合支供应该区肺组织,可避免梗死;但若栓塞前,肺已有严重淤血,则出现出血性梗死。若栓子数量多,可广泛地栓塞肺动脉分支;或栓子大,栓塞动脉主干或大分支,患者即发生气促、发绀、休克,甚至急性呼吸循环衰竭而猝死,称肺动脉栓塞症或肺卒中。体循环动脉栓塞的栓子绝大多数来

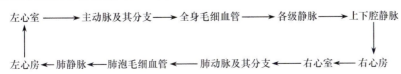

图 3-1-35　栓子的运行途径

自于左心,如风湿性心内膜炎时心瓣膜赘生物、心肌梗死的附壁血栓,其次为动脉粥样硬化溃疡和主动脉瘤内膜表面的血栓,栓塞以下肢、脑、肾、脾为常见,当栓塞的动脉缺乏有效的侧支循环时,则不可避免地引起局部组织的梗死。

///**案例分析**

患者,男,32 岁,跌倒后右小腿疼痛半小时,体格检查:T37℃、P72 次/分、R28 次/分、BP110/75mmHg,右小腿肿胀伴畸形,局部压痛伴假关节运动,X 线提示右胫、腓骨骨折。入院后经手术切开,内固定加石膏外固定,术后第二天发现右下肢肿胀,即拆除石膏外固定,肿胀仍然继续加重,并向大腿和下腹部延伸。入院第五天,早晨起床时突然大叫一声,心跳呼吸停止,抢救无效死亡。诊断该患者出现了肺静脉栓塞。

问题:

试分析该患者形成血栓的部位及血栓到达肺静脉的途径。

(2) 脂肪栓塞:循环血流中出现脂肪滴阻塞于小血管的过程称**脂肪栓塞**(fat embolism)。多见于长骨发生骨折或脂肪组织严重挫伤时,脂肪细胞破裂所释出的脂滴侵入破裂的血管进入血流,栓子随静脉血流到达肺,直径小于 $20\mu m$ 的脂滴可通肺泡壁毛细血管经肺动脉和左心,引起全身器官的栓塞,尤其是脑;大于 $20\mu m$ 的脂肪栓子则栓塞于肺。

///**案例分析**

患者,女性,45 岁,工作时不慎被机器压伤右上肢,X 线检查显示右肱骨中段和右尺骨中段骨折。约一小时后,患者感不适,轻度发绀。又经四小时,患者突然出现呼吸困难、发绀、气促等急性呼吸窘迫症状,同时出现不安、躁动、神志不清,动脉未能触及,血压测不出,心音消失,睑结膜和皮肤出现瘀点,抢救无效死亡。

问题:

分析该患者死亡的原因。

(3) 气体栓塞:大量空气迅速进入血循环或原已溶解于血液内的气体迅速游离,阻塞血管或心腔,称为**气体栓塞**(air embolism)。前者可见于分娩或流产时,由于子宫强烈收缩,空气被挤入破裂的子宫壁静脉窦;头颈手术、胸壁和肺创伤损伤静脉时,空气也可在吸气时因静脉腔内的负压而被吸入静脉。空气进入右心后,由于心搏动,将空气和心腔内血液搅拌形成大量的泡沫,泡沫状的液体有可压缩性,当心收缩时不被排出而阻塞肺动脉出口,导致猝死。后者见于减压病。减压是指从高压环境急速转到常压环境(潜水员从深海迅速浮出水面时)或由常压环境突然转到低压环境(飞行员从低空快速升入高空时)。由于外界气压骤然减低,原来溶于血液内的氧、二氧化碳和氮很快游离,形成气泡,氧和二氧化碳可再溶于体液内被吸收,氮则在体液内溶解迟缓,于是形成无数小气泡或互相融合成较大的气泡,造成广泛的氮气栓塞。

(4) 羊水栓塞:羊水进入母体血液循环造成的栓塞称羊水栓塞(amniotic fluid embolism),是分娩过程中少见但严重的合并症。在分娩过程中,如羊膜破裂,尤其又有胎儿头阻塞产道口时,子宫收缩可将羊水压入破裂的子宫壁静脉窦内,羊水成分可由子宫静脉进入体循环,在肺动脉分支及毛细血管内引起羊水栓塞。少量羊水可通过肺毛细血管进入体循环引起多数器官小血管的栓塞。本病发病急骤,产妇出现发绀、呼吸困难和休克,绝大多数导致死亡。其原因主要有:羊水成分的机械性阻塞,羊水成分作为抗原引发的过敏性休克以及羊水成分中的致凝物质所造成的 DIC。

///**案例分析**

患者,女性,35 岁,孕 39^+ 周待产,前围产期检查正常,产妇血小板数及出、凝血时间正常,B 超显示胎盘老化。入院后顺产一女孩,产后半小时阴道出血。患者突然大汗淋漓,感胸闷、气急、血压下降、发绀明显。经抗休克、输血及给予血管活性药,血压仍不升高,出血不止,且不凝固。检查 3P 试验阳性,提示 DIC。经肝素等治疗无效死亡。

分析:

结合临床表现,该患者出现了羊水栓塞、DIC,最终导致患者死亡。

(5) 其他栓塞:如恶性肿瘤细胞经血道转移时,可在局部组织血管内形成瘤细胞栓塞;炎症扩散时,细菌等病原微生物侵入血管并在血液中大量繁殖后造成细菌栓塞;寄生虫、虫卵和其他异物偶可进入血循环引起栓塞。

考点:栓塞的类型

(四) 梗死

梗死(infarct)是指局部组织或器官由于动脉血流阻断,又不能及时有效地建立侧支循环而引起的坏死。

1. 原因 任何引起血管管腔阻塞,导致局部组织缺血的原因均可引起梗死。主要有①血栓形成:最常见,如心冠状动脉和脑动脉的粥样硬化合并血栓形成,可分别引起心肌梗死和脑梗死。②动脉栓塞:较为常见,在肾、脾和肺的梗死中,由栓塞引起者远比动脉血栓形成引起者多见。③血管受压闭塞:动脉受肿瘤或其他机械性压迫而致管腔闭塞时可引起局部组织梗死;肠套叠、肠扭转和嵌顿性疝时,肠系膜静脉和动脉先后受压,亦可引起肠梗死。④动脉痉挛:多数在原有病变(如动脉粥样硬化)的基础上,在某些诱因(如情绪激动、过度劳累)的刺激下发生,此时可加重缺血程度,从而导致梗死。

2. 病理变化　梗死是局限性组织坏死,其特点有:①梗死灶的形状取决于该器官的血管分布。多数器官的血管呈锥形分支,如脾、肾、肺等,故其梗死灶也呈锥形,切面呈扇面形,其尖端位于血管阻塞处,底部则为该器官的表面(图3-1-36)。心冠状动脉分支不规则,故心肌梗死灶形状亦不规则或呈地图状。②梗死灶的质地取决于其坏死的类型。梗死灶为凝固性坏死者(肾、脾、心肌),较干燥,质硬,灰白或土黄色,与周围正常组织分界清楚。脑梗死为液化性坏死,新鲜时质地软、疏松,日久液化成囊。③梗死灶的颜色取决于病灶内的含血量,含血量少者,颜色灰白,称为**贫血性梗死**(anemic infarct),发生于组织结构比较致密,侧支循环不充分的器官,如肾、脾、心肌;含血量多者,颜色暗红,称为**出血性梗死**(hemorrhagic infarct),发生于组织结构较疏松且已有严重淤血的器官,如肺(图3-1-37)和肠。

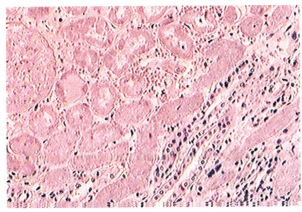

图3-1-36　肾贫血性梗死

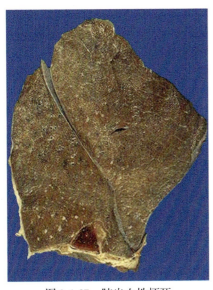

图3-1-37　肺出血性梗死

3. 影响和结局　梗死对机体的影响取决于发生梗死的器官和梗死灶的大小。肾有较大的代偿功能,肾梗死通常只引腰痛和血尿,但不影响肾功能。四肢的梗死即坏疽,可引起毒血症,必要时须截肢。肺梗死有胸膜刺激征和咯血。心肌梗死可影响心功能,严重者可致心功能不全。脑梗死视不同定位而有不同症状,梗死灶大者可致死。

小的梗死灶可被肉芽组织所取代,日后变为瘢痕。大的梗死灶不能完全被机化时,则由肉芽组织和日后转变成的瘢痕组织加以包裹,病灶内部则可钙化。脑梗死则液化成囊腔,周围由增生的胶质瘢痕包裹。

☞考点:梗死的概念;梗死的病理变化

/// **案例分析**

患者,男性,63岁,既往检查血脂高。患者因面色苍白,大汗淋漓,口吐白沫,伴呼之不应,随后坐位倒地一次入院。体格检查:体温35.5℃,脉搏58次/分,呼吸20次/分,血压51/29mmHg。神志模糊,呼之不应,双侧瞳孔等大等圆,对光反射存在,心界不大,心率58次/分,律齐,心音低,各瓣膜听诊区未闻及杂音。心电图:入院时,心电图示窦性心律,心室内传导阻滞,ST-T异常(Ⅰ、avL、V2~V4ST段上抬0.04~0.15mv,Ⅱ、Ⅲ、avF ST段下移约0.15mv,V3~V5倒置)。入院一小时后,心电图显示V2~V4 ST段上抬0.06~0.21mv,经溶栓等对症治疗后,上述异常心电图已逐渐开始恢复到基线水平。心脏彩超显示左心增大,前室间隔运动幅度减弱,左心收缩功能下降。血液学检查:低密度脂蛋白4.55mmol/L(正常2.4~3.4 mmol/L)。入院检查肌钙蛋白32.8pg/ml(正常0~14 pg/ml),肌红蛋白74.61ng/ml(正常28~72 ng/ml),肌酸激酶(CK)122 U/L(正常24~195 U/L),肌酸激酶同工酶(CK-MB)45U/L(正常0~25 U/L)。次日检查肌钙蛋白3607pg/ml,肌红蛋白309.8ng/ml,肌酸激酶1587 U/L,肌酸激酶同工酶189U/L,经有效治疗后以上指标逐渐恢复正常。诊断:急性心肌梗死,心源性休克。

问题:

1. 请结合该患者情况分析其出现心肌梗死最可能的原因是什么?

2. 若该患者是由血栓形成而引起,为何会形成血栓?最可能是哪种类型的血栓?有何特点?

3. 该患者血管阻塞的部位最可能在哪里?

4. 请推测该患者梗死灶的形态变化特点(从形状、质地、颜色等方面分析)。

5. 请推测该患者梗死灶的结局如何?

第二节　淋巴系统

📖 学习目标

1. 掌握淋巴系统和淋巴管道的组成。

2. 掌握胸导管、右淋巴导管的组成、注入部位及淋巴收集范围。

3. 熟悉淋巴结的微细结构并了解其分布,掌握脾的位置、形态,熟悉其微细结构。

淋巴系统(lymphatic system)由淋巴管道、淋巴器官和淋巴组织组成(图3-2-1)。当血液通过毛细血管时,血液中的水及营养物质透过毛细血管壁进入组织间隙,形成组织液。组织液与细胞进行物质交换后,大部分经毛细血管壁渗入静脉,小部分则进入毛细淋巴管,成为淋巴。淋巴为无色透明液体,在淋巴管道内向心流动,途经淋巴组织和淋巴器官,最后汇入静脉。因此,淋巴系可以看做是静脉系的辅助部分。淋巴组织和淋巴器官具有产生淋巴细胞、过滤异物和产生抗体等功能。

☞考点:淋巴系统的组成

一、淋巴管道

淋巴管道包括毛细淋巴管、淋巴管、淋巴干和淋巴导管等(图3-2-2)。

(一)毛细淋巴管

毛细淋巴管是淋巴管道的起始部分,以盲端起始于组织间隙,互相吻合成网,其管壁很薄,仅由一层内皮细胞构成,故其通透性较毛细血管大。

(二)淋巴管

淋巴管由毛细淋巴管汇合而成,管壁结构与静脉相似,也有丰富的瓣膜。呈串珠状。淋巴管可分为浅、深二种,浅淋巴管位于浅筋膜内,多与浅静脉伴行;深淋巴管与深部血管伴行。淋巴管在向心的行程中,一般经过一个或多个淋巴结。

(三)淋巴干

淋巴干全身的浅、深淋巴管经过一系列淋巴结群,最后汇集成9条淋巴干:即收集头颈部淋巴的左、右颈干;收集上肢及脐以上胸、腹壁浅层淋巴的左、右锁骨下干;收集脐以上胸、腹壁深层及胸腔器官淋巴的左、右支气管纵隔干;收集下肢、盆部及腹腔内成对器官淋巴的左、右腰干和收集腹腔内消化器官淋巴的单一肠干。

(四)淋巴导管

淋巴导管共有2条,包括胸导管和右淋巴导管。前者是最大的淋巴管道,其起始部膨大称**乳糜池**,位于第1腰椎前方,由左、右腰干和肠干汇合而成。胸导管穿经膈的主动脉裂孔入胸腔,在食管的后方,沿脊柱的前面上行,到颈根部呈弓形弯向左,注入左静脉角。沿途接受左支气管纵隔干、左颈干和左锁骨下

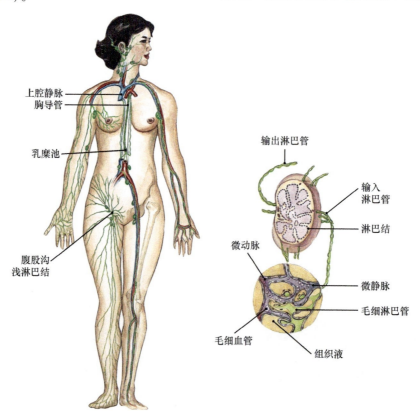

图3-2-1　淋巴系统模式图

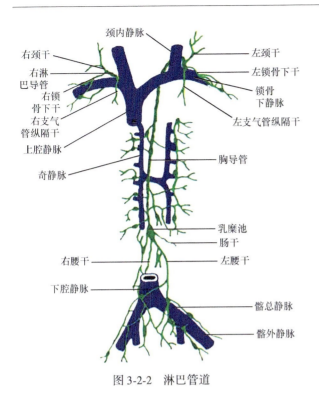

图 3-2-2　淋巴管道

干的淋巴。胸导管通过上述 6 条淋巴干收集下半身及左上半身的淋巴。后者为一短干，由右颈干、右锁骨下干和右支管纵隔干的汇合而成，注入右静脉角。右淋巴导管收集右上半身的淋巴。

考点：胸导管和右淋巴导管注入部位和淋巴收集范围

二、淋巴器官

淋巴器官主要由淋巴组织构成，包括淋巴结、脾和胸腺。

（一）淋巴结

1. 形态　淋巴结（lymph nodes）为灰红色扁椭圆小体，质软。淋巴结的一侧凹陷，称淋巴结门，有 1～2 条输出淋巴管和血管、神经出入，淋巴结的隆凸面，有数条输入淋巴管进入。

2. 微细结构　淋巴结的表面有结缔组织构成的被膜，其实质分为浅层的皮质和深层的髓质两部分。皮质浅层有许多淋巴小结，主要由 B 淋巴细胞构成，其间有少量的 T 淋巴细胞和巨噬细胞。淋巴小结中央部的 B 淋巴细胞能分裂、分化，形成生发中心，产生新的 B 淋巴细胞。皮质深层是一片弥散的淋巴组织，称胸腺依赖区，主要由 T 淋巴细胞构成。髓质主要由髓索构成。髓索呈条索状，分支互相连接成网，内有 B 淋巴细胞、浆细胞和巨噬细胞等。淋巴窦是淋巴结内淋巴流经的管道。皮质内的淋巴窦位于被膜深面和小梁的周围，有输入淋巴管注入；髓质内的淋巴窦位于髓索之间，在淋巴结门处与输出淋巴管相续。淋巴窦内有许多巨噬细胞和网状细胞，可以清除异物。

3. 功能　淋巴结一般多沿血管成群分布于人体的一定部位，并接受一定器官或部位回流的淋巴，具有滤过淋巴、产生淋巴细胞和浆细胞以及参与免疫的功能。因此，局部感染可引起相应淋巴结群的肿大或疼痛，癌细胞也常沿淋巴管转移，并停留在淋巴结内分裂增生，使淋巴结逐渐肿大。故了解淋巴结的位置、形态变化、收纳范围及流注方向，对诊断和治疗某些疾病有重要的临床意义。

全身淋巴流注关系，可归纳如图 3-2-3。

（二）脾

1. 位置和形态　脾（spleen）位于左季肋区，与第 9-11 肋相对，其长轴与第 10 肋一致，正常时在肋弓下缘不能触及。活体脾为暗红色，扁椭圆形，质软而脆，在遭受暴力打击时易破裂出血。脾分为膈、脏两面，上、下两缘。膈面光滑隆凸，与膈相贴。脏面凹陷，与胃底、左肾、左肾上腺和胰尾等相邻，近中央处为脾门，是血管、神经出入的部位。脾的下缘钝厚，上缘较薄，有 2～3 个小切迹，称脾切迹（图 3-2-4）。在脾大时，是触诊脾的标志。

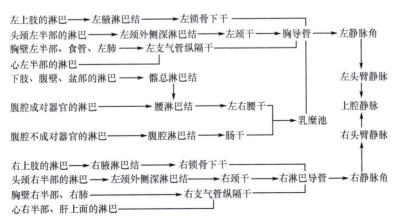

图 3-2-3　全身淋巴的流注

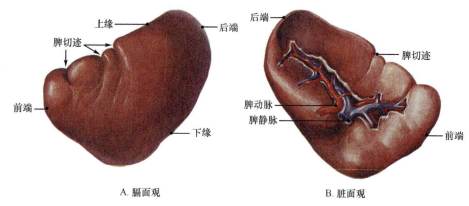

A. 膈面观　　　　　　　　　　B. 脏面观

图 3-2-4　脾的形态

2. 微细结构　脾的表面有致密结缔组织构成的被膜,被膜伸入脾内,形成小梁。脾的实质由淋巴组织构成,分白髓和红髓两部分。白髓散在红髓内,淋巴细胞排列密集,包括动脉周围淋巴鞘和淋巴小结两部分。动脉周围淋巴鞘呈圆筒状,主要由 T 淋巴细胞围绕中央动脉而成。淋巴小结呈球状,位于动脉周围淋巴鞘的一侧,主要由 B 淋巴细胞构成。红髓由脾索和脾窦构成索状,互相连接成网,内有许多 B 淋巴细胞、网状细胞、巨噬细胞及红细胞等。脾窦位于脾索之间,是外形不规则的腔隙,窦壁附近有较多巨噬细胞。

3. 功能　脾是人体最大的淋巴器官,具有造血、储血、滤血、清除衰老的红细胞及参与机体免疫反应的功能。

案例分析

患者,男性,30 岁,左足被扎伤,仅简单擦洗,未进行特殊处理。三天后出现伤口处化脓、红肿,左腹股沟出现肿大包块,遂入院检查。

问题:

该患者左腹股沟的包块最可能是什么?为何会出现?

第三节　炎　症

学习目标

1. 掌握炎症、变质、渗出的概念,炎症的临床表现。

2. 熟悉炎性渗出液的意义,炎症的类型及其特点,炎症的结局。

3. 了解炎症的原因、渗出的过程。

炎症(inflammation)是机体在致炎因子的作用下发生的一种以血管反应为中心的防御性反应。在炎症过程中,一方面损伤因子直接和间接造成组织和细胞的破坏,另一方面机体通过炎症充血和渗出反应,以稀释、杀伤和包围损伤因子。同时通过实质和间质

细胞的再生使受损伤的组织得以修复和愈合。因此可以说炎症是损伤和抗损伤的统一过程。

☞考点:炎症的概念

一、炎症的原因

任何能够引起组织损伤的因素都可成为炎症的原因,即致炎因子,其种类繁多,可归纳为以下几大类。

1. 生物性因子　包括细菌、病毒、立克次体、支原体、真菌、螺旋体和寄生虫等,为炎症最常见的原因。生物性因子引起炎症称为感染。它们通过在体内繁殖,产生、释放毒素直接导致细胞和组织损伤,而且还可通过其抗原性诱发免疫反应导致炎症。

2. 理化因子　物理性因子有高热、低温、放射线及紫外线等。化学性因子包括外源性和内源性化学物质。前者有强酸、强碱等腐蚀性物质及松节油、芥子气等。后者如坏死组织的分解产物,堆积于体内的代谢产物如尿素等。

3. 机械性因子　如切割、撞击、挤压等。

4. 免疫反应　各型变态反应均能造成组织和细胞损伤而导致炎症:Ⅰ型变态反应如过敏性鼻炎、荨麻疹;Ⅱ型变态反应如抗基膜性肾小球肾炎;Ⅲ型变态反应如免疫复合物性肾小球肾炎和Ⅳ型变态反应如结核、伤寒等;此外还有某些自身免疫性疾病如淋巴性甲状腺炎、溃疡性结肠炎等。

☞考点:炎症最常见的原因

二、炎症局部基本病理变化

各种炎症性疾病虽然在临床和病理学上有各种各样的表现,但任何原因引起的以及发生在任何部位的炎症,其基本病理变化都是一致的,包括局部组织的变质、渗出和增生。一般来说,炎症早期以变质和渗出变化为主,后期以增生为主。变质属于损伤过程,而渗出和增生则属于抗损伤过程。

（一）变质

变质（alteration）炎症局部组织发生的变性和坏死称为变质。变质既可发生于实质细胞，也可见于间质细胞。实质细胞常出现的变质包括细胞水肿、脂肪变性、凝固性或液化性坏死等。间质结缔组织的变质可表现为黏液变性，纤维素样变性或坏死等。致炎因子的直接损伤作用、炎症过程中发生的局部血液循环障碍是造成局部组织变质的主要原因。

（二）渗出

渗出（exudation）是指炎症局部组织血管内的液体和细胞成分，通过血管壁进入组织间隙、体腔、体表或黏膜表面的过程。渗出的液体和细胞成分称为渗出物。以血管反应为中心的渗出性病变是炎症的重要标志，在局部具有重要的防御作用。整个渗出过程可分为以下三个阶段。

1. 血管变化（炎性充血）　组织受到损伤后，首先通过神经反射发生细动脉短暂收缩，持续仅几秒钟。随后，在炎症介质等因素的作用下，细动脉和毛细血管动脉端发生扩张，动脉血输入量增加，局部组织血流加速，温度升高，颜色鲜红，即发生充血；随着炎症的发展，局部一些代谢产物（如乳酸、酮体）和一些内源性化学物质的堆积，使毛细血管静脉端的血管也发生扩张，血流逐渐缓慢下来甚至停滞，局部组织温度降低，颜色变为暗红色，即发展为淤血。此后，微血管通透性升高，血管内的液体成分开始外渗（图3-3-1）。

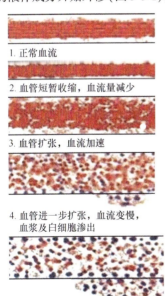

图3-3-1　炎症时血管变化模式图

2. 液体渗出（炎性水肿）　血管内液体成分通过血管壁到达血管外的过程称为液体渗出，渗出的液体成分成为渗出液，其蛋白质含量较高。渗出液进入组织间隙，引起组织间含水量增多称**水肿**（edema），渗出液潴留

于浆膜腔（胸膜腔、腹膜腔、心包腔）或关节腔内，称**积液**（hydrops）。液体渗出的原因主要有血管壁通透性升高、微循环内流体静压升高、组织渗透压升高等。

渗出液具有重要的防御作用：①可稀释炎症灶内的毒素和有害物质，减轻对局部组织的损伤。②给局部带来葡萄糖、氧、蛋白质等营养物质，并带走代谢产物，有利于再生和修复。③渗出液中所含的抗体和补体等物质，有利于消灭病原体。④渗出物中的纤维蛋白原所形成的纤维素交织成网，一方面可限制病原微生物的扩散，使病灶局限化，另一方面也有利于吞噬细胞发挥吞噬作用，在炎症的后期还可成为修复的支架。⑤渗出物中的病原微生物和毒素随淋巴液被携带到局部淋巴结，可刺激机体产生细胞和体液免疫。但渗出液过多也会对机体造成不利的影响，如压迫邻近器官（心包和胸腔积液可压迫心、肺），或因纤维素不能完全吸收而发生机化、粘连等。

3. 白细胞渗出（炎性浸润）　随着液体成分的不断外渗，局部血流不断减缓，血液分层流动的状态被打破，白细胞从轴流进入边流，并开始与血管内皮细胞接触、黏附，继而从内皮细胞间隙以阿米巴样运动游出血管，此过程即为白细胞渗出。游出的白细胞称炎细胞，在趋化因子的引导下，向病原体所在位置做定向移动，到达后即发挥其吞噬作用。炎细胞进入组织间隙并发挥吞噬作用称**炎细胞浸润**。白细胞渗出是炎症反应过程中最重要的一步，是其最主要的防御环节。

（三）增生

在致炎因子、组织崩解产物或某些理化因子刺激下，炎症局部的巨噬细胞、内皮细胞和成纤维细胞可增生（proliferation）。在某些情况下局部的上皮细胞或实质细胞也可增生。正是这种增生反应使损伤组织得以修复，其机制与再生和修复过程相似，但增生过度也可导致组织器官的功能障碍。

考点：炎症的基本病理变化；变质、渗出、水肿的概念；渗出的阶段

三、炎症的局部表现和全身反应

（一）局部表现

1. 红　先为鲜红色，由于动脉性充血所致；后为暗红色，原因是静脉性淤血，血液内脱氧血红蛋白增多。

2. 肿　炎症早期和急性炎症由于充血、水肿使局部组织明显肿胀，而炎症后期和慢性炎症时的局部肿胀则是由于局部组织增生所致。

3. 热　发生在体表或接近皮肤的炎症，由于动脉性充血，局部血流量增多，血流加快，代谢增强，产热增多，故局部发热。

4. 痛　与多种因素有关，如炎症介质（前列腺素

等)的刺激、局部水肿和渗出物积聚的压迫等。

5. 功能障碍　主要是炎症时实质细胞变性坏死导致其功能异常甚至丧失,另外,炎性渗出物造成的压迫和阻塞、局部疼痛也可影响和限制发炎器官的活动功能。

（二）全身反应

1. 发热　即机体的体温升高,特别是急性炎症或感染时。细菌的代谢产物和部分炎症介质是常见的致热源。一定程度的发热有利抗体的形成、增强代谢、增强炎细胞的吞噬和肝脏的解毒功能,从而提高了机体的防御能力。但体温过高或持续时间过长,可引起细胞、组织的损伤,特别是会对神经系统造成难以恢复的改变。如果病变严重,体温反而会不升高,说明机体反应性差,抵抗力低下,是预后不良的征兆。

2. 血液中白细胞增多　首先是白细胞总数增多。因病原体种类的不同,增多的白细胞种类也不一样。但在机体抵抗力低下,感染严重时,白细胞数目可无明显增多,甚至减少,其预后较差。

3. 单核-吞噬细胞系统增生　细菌或毒素进入血液,随血流达到局部淋巴结、肝、脾等器官后,可刺激其增生而发生肿大。

☞考点:总结炎症的局部表现和全身反应

四、炎症的类型及病变特点

炎症通常可依病程经过分为急性炎症(acute inflammation)和慢性炎症(chronic inflammation)两大类。急性炎症起病急骤,持续时间短,仅几天到一个月,以渗出病变为其特征,病灶中以中性粒细胞浸润为主。慢性炎症持续时间较长,常数月到数年,病变以增生为主,浸润的细胞主要为淋巴细胞、浆细胞和巨噬细胞。

☞考点:炎症的分类

（一）急性炎症

根据主要病理变化又可分为变质性炎(如急性重症肝炎)、增生性炎(如急性肾小球肾炎)和渗出性炎。其中,以渗出性炎最为常见。根据渗出物成分的不同,又可分为以下几种。

1. 浆液性炎(serous inflammation)　以浆液(主要是血清)渗出为主,常发生于疏松结缔组织、浆膜和黏膜等处。浆液性渗出物弥漫地浸润于组织内,局部出现明显的炎性水肿,如毒蛇咬伤、皮肤Ⅱ度烧伤时渗出液蓄积于表皮内,形成水疱。体腔的浆液性炎造成炎性积液,如结核性胸膜炎时的胸腔积液。黏膜的浆液性炎又称浆液性卡他,如感冒初期的鼻炎。卡他(catarrh)一词来自希腊语,是向下滴流的意思,一般用于黏膜的渗出性炎症,形容渗出液较多,沿黏膜表

面向外排出。浆液性炎一般较轻,易于消退。但有时因浆液渗出过多可导致严重后果,如胸腔和心包腔内有大量浆液时,可影响呼吸和心功能。

2. 纤维素性炎(fibrinous inflammation)　以纤维蛋白原渗出为主,并在炎症灶内形成纤维素。纤维蛋白原的大量渗出,说明血管壁损伤较重,多由于某些细菌毒素(如白喉杆菌、痢疾杆菌的毒素)或各种内、外源性毒物(如尿毒症时的尿素和汞中毒)所引起。病变常发生于黏膜、浆膜和肺。发生在黏膜上的纤维素性炎(如白喉、菌痢)又称为假膜性炎,此时,纤维素、白细胞和坏死的黏膜上皮常混合在一起,形成灰白色的膜状物(假膜),因此得名(图3-3-2)。有的假膜与黏膜损伤部联系松散,容易脱落(如气管白喉),脱落的假膜可堵塞支气管而引起窒息。浆膜的纤维素性炎常见于胸膜腔和心包腔,在心包的纤维素性炎时,由于心脏的搏动,使心外膜上的纤维素形成无数绒毛状物,覆盖于心表面,因而又有“绒毛心”之称。此外,大叶性肺炎的红色和灰色肝样变期均有大量纤维蛋白原渗出。少量的纤维素可以被中性粒细胞释放的溶蛋白酶溶解吸收。但是,如果纤维素较多,不能被完全溶解吸收,就会发生机化,引起浆膜增厚和粘连,甚至浆膜腔闭锁,严重影响器官功能。

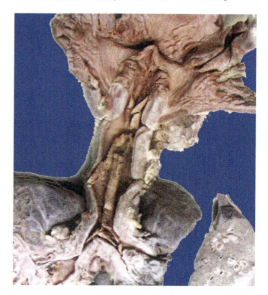

图3-3-2　白喉
咽、喉、支气管假膜性炎:咽部及气管内见灰红色假膜覆盖,气管内的假膜已与气管壁剥离

///// 案例分析

患者,男性,12岁。1天前生食海鲜,出现腹痛、腹泻、里急后重,黏液脓血便。结肠镜显示结肠表面附着灰黄膜状物,黏膜充血、水肿、部分脱落。
分析:
该患者出现菌痢,引起了急性纤维素性炎。

3. 化脓性炎（purulent inflammation） 以中性粒细胞大量渗出为主，并伴有不同程度的组织坏死和脓液形成为特征。多由葡萄球菌、链球菌等化脓菌引起，脓液由大量变性坏死的中性粒细胞（脓细胞）、细菌、坏死组织和少量浆液构成。根据发生的原因和部位的不同，又可将其分为：

（1）表面化脓和积脓：通常发生在一些空腔性器官或结构的表面，如黏膜（化脓性支气管炎）、浆膜（化脓性胸膜炎）或脑膜（化脓性脑膜炎），脓液形成后渗出于其表面，可通过人体的自然管道排出，也可蓄积在腔内，形成积脓。

（2）蜂窝织炎（phlegmonous inflammation）：为疏松结缔组织中弥漫性的化脓性炎，常见于皮肤、肌肉和阑尾（图3-3-3）。主要由溶血性链球菌引起，它能分泌透明质酸酶和链激酶，降解结缔组织基质的透明质酸和溶解纤维素，故脓液稀薄呈乳液状。细菌易通过组织间隙和淋巴管蔓延，使炎症不易局限，当毒素吸收入血后可引起机体中毒症状。

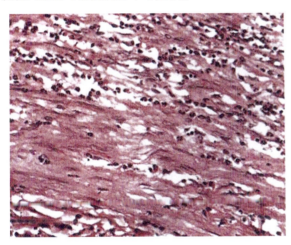

图3-3-3 阑尾蜂窝织炎

///\ 案例分析

男性患者，67岁，右下腹疼痛12小时，恶心、呕吐、发热，腹部压痛，临床诊断：急性阑尾炎。手术后见阑尾肿大，病理检查：黏膜层、黏膜下层、肌层、浆膜层与周围组织充血水肿、中性粒细胞弥漫性浸润。

问题：

1. 该病变属于炎症的何种病例类型？
2. 总结该类炎症的病理特点、好发部位。

（3）脓肿（abscess）：为组织内局限性的化脓性炎症，主要特征为组织发生坏死溶解，形成充满脓液的腔。可发生在皮下（如疖、痈）或内脏（如肝脓肿），常由金黄色葡萄球菌引起，它既能产生大量毒素使局部组织坏死，继而大量中性粒细胞浸润，其崩解释出的蛋白溶酶将坏死组织液化，形成含有脓液的空腔，又能分泌血浆凝固酶，使渗出的纤维蛋白原

转变为纤维素，因而病变比较局限。发生在皮肤或黏膜的化脓性炎，当坏死组织脱落后，可形成局部缺陷，即溃疡（ulcer）。深部脓肿可向体表或自然管道穿破，形成窦道或瘘管，脓液排出后在原处留下空洞（图3-3-4）。窦道（sinus）是指只有一个开口的病理性盲管，瘘管（fistula）是指连接于体外与有腔器官之间或两个有腔器官之间的、有两个以上开口的病理性管道。例如肛门周围组织的脓肿，既可向皮肤穿破，形成脓性窦道，又同时向皮肤和肛管穿破，形成脓性瘘管（图3-3-5）。

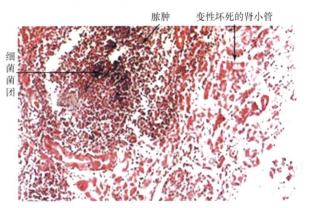

图3-3-4 脓肿
脓腔内大量脓细胞

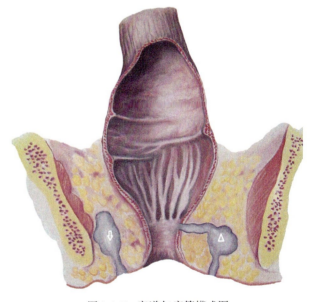

图3-3-5 窦道与瘘管模式图
箭头所示为窦道，三角所示为瘘管

4. 出血性炎（hemorrhagic inflammation） 由于血管壁严重受损，大量红细胞从血管内漏出，故名出血性炎。常见于流行性出血热，钩端螺旋体病或鼠疫等。

上述各种类型的炎症可单独发生，也可同时存在，如浆液纤维素性炎或纤维素性化脓性炎等。此外，在炎症发展过程中，一种类型炎症可转变为另一

种类型,如从浆液性炎开始,可进一步发展成为纤维素性或化脓性炎。

☞考点:渗出性炎的类型;蜂窝织炎、脓肿、窦道、瘘管的概念

(二)慢性炎症

通常由急性炎症迁延不愈或反复发作转化而来外,也可以是一开始即呈慢性过程,可有以下几种表现。

1. 一般慢性炎症 增生的细胞主要是成纤维细胞、血管内皮细胞、上皮细胞、实质细胞等,并有巨噬细胞、淋巴细胞和浆细胞浸润,大体上不具有特殊的形态表现。

2. 炎性息肉 黏膜组织受致炎因子的长期刺激,其黏膜上皮和腺上皮明显增生并向黏膜表面突出而形成的肉样肿物,称**炎性息肉**(inflammation polyp),其底部都有较细的蒂,好发于鼻、宫颈和结肠等处。

3. 炎性肉芽肿 由巨噬细胞及其演变细胞增生所构成的境界清楚的结节状病灶,称**炎性肉芽肿**(inflammation granulomatous)。以肉芽肿形成为基本特征的炎症称肉芽肿性炎,是一种特殊类型的慢性炎症。根据病因可分为感染性肉芽肿和异物肉芽肿,前者如结核结节、风湿小体、伤寒小节等,后者如手术缝线、石棉和滑石粉等引起的肉芽肿。

☞考点:炎性息肉、肉芽肿性炎的概念

案例分析

女性患者,32岁,剖宫产后4月发现右下腹有一包块并逐渐增至拳头大,同时伴呕吐、腹痛,入院后手术见腹腔包块,并取出一纱布。

问题:

1. 该患者出现的炎症属于何种病理类型?
2. 还有哪些原因可引起该种类型炎症?
3. 请描述该类炎症病理特点。

五、炎症的结局

在炎症过程中,如渗出和增生等抗损伤过程占优势,则炎症逐渐向痊愈方向发展;相反,如损伤性变化占优势,则炎症逐渐加重并可向全身扩散;若损伤和抗损伤变化暂时难分"胜负",则炎症转变为慢性。

(一)痊愈

多数情况下,由于机体抵抗力增强或经过适当治疗,病因消除,炎症灶内的坏死物和渗出物被溶解吸收,通过周围健康细胞的再生修复,最后完全恢复组织原来的结构和功能,称完全痊愈。少数情况下,由于机体抵抗力较弱或组织损伤严重、范围大,病因虽

已消除,但炎症灶内的坏死物和渗出物不能完全溶解吸收,或其周围组织再生能力较差,则由肉芽组织修复,留下瘢痕,不能完全恢复组织原有的结构和功能,称不完全痊愈。

(二)迁延不愈,转为慢性

致炎因子不能在短期内清除或在机体内持续存在,而且还不断损伤组织,造成炎症过程迁延不愈,急性炎症转化为慢性炎症,病情时轻时重。

(三)蔓延扩散

在病人的抵抗力低下,或病原微生物毒力强、数量多的情况下,病原微生物可不断繁殖并直接沿组织间隙向周围组织、器官蔓延,或向全身扩散。

1. 局部蔓延 炎症局部的病原微生物可经组织间隙或器官的自然通道向周围组织和器官扩散,使病灶扩大。如肾结核可沿泌尿道下行播散,引起输尿管和膀胱结核。

2. 淋巴道扩散 炎区病原微生物侵入淋巴管,随淋巴液扩散,可引起淋巴管炎及局部淋巴结炎。如足部感染时,可出现下肢皮肤红线和腹股沟淋巴结肿大、疼痛。

3. 血道扩散 炎区的病原微生物侵入血循环或其毒素被吸收入血,可引起:

(1)**菌血症**(bacteremia):细菌由局部病灶入血,但全身并无中毒症状,从血液中可查到细菌。

(2)**毒血症**(toxemia):细菌的毒素或毒性产物被吸收入血,临床上出现高热、寒战等中毒症状,同时伴有心、肝、肾等实质细胞的变性或坏死。严重时甚至出现中毒性休克。血培养找不到细菌。

(3)**败血症**(septicemia):毒力强的细菌进入血中大量繁殖,并产生毒素,引起全身中毒症状和病理变化。患者除有严重的毒血症临床表现外,还常出现皮肤、黏膜的多发性出血斑点和脾及全身淋巴结肿大等。此时血液中常可培养出致病菌。

(4)**脓毒败血症**(pyemia):由败血症进一步发展而来,此时除有败血症的表现外,同时还在一些器官(如肺、肾、肝等)形成多个散布的小脓肿,由栓塞于器官毛细血管内的化脓菌所引起。

☞考点:炎症的结局;菌血症、毒血症、败血症、脓毒血症的概念

案例分析

男性患者,23岁,右足拇趾跌伤感染化脓,用酒精烧灼的小刀自行切开引流。入院前二天感畏寒发热,局部疼痛加剧,被发现高热卧床,神志不清,急诊入院。体格检查:体温39.5℃,脉搏130次/min,呼吸40次/min,血压80/50mmHg。急性病容,神志模糊,心率快,心律齐,双肺有较多湿啰音。全身皮肤有多数瘀

斑,右小腿下部发红肿胀,有压痛。

实验室检查:血常规:红细胞$3.5×10^{12}$/L,白细胞$25.0×10^{9}$/L,分类计数:中性粒细胞0.75,单核细胞0.02,淋巴细胞0.23。

入院后即使用大量激素、抗生素,输血二次,局部切开引流。入院后12小时血压下降,处于休克状态,病情持续恶化,经多方抢救无效死亡。

尸检摘要:患者躯干上半部有多数皮下瘀斑散在,双膝关节有大片瘀斑,从足底向上24cm,皮肤呈弥漫性红肿。拇趾外侧有一1.5cm之外伤创口,表面有脓性渗出物覆盖。双肺上叶后份及胸壁有纤维性粘连。双肺重量增加,广泛充血、变实,有多数大小不等的出血区及多数灰黄色粟粒大的脓肿,有多数出血性梗死灶伴小脓肿形成。双肺上叶有硬结性病灶,右上叶硬结内有一0.8cm大之空洞,镜下见空洞壁由类上皮细胞,朗格汉斯细胞、淋巴细胞及成纤维细胞构成,近腔面有干酪样坏死,抗酸染色查见少许结核杆菌。全身内脏器官明显充血,心、肝、肾、脑实质细胞变性,心外膜、消化道壁、肾上腺、脾脏有散在出血点。在肺及大隐静脉血管内均找到革兰阳性链球菌及葡萄球菌。

问题:

1. 死者生前患有哪些病变?

2. 这些病变是如何发生、发展的?

3. 通过讨论,请归纳出炎症的结局有哪些,本例属于何类结局?

第四节　护理应用

一、浅静脉注射术

静脉注射术是疾病诊疗过程中的较为常用的一种操作技术。首先,通过静脉穿刺可抽取血液,也可经静脉置入特殊导管;通过静脉给药,可迅速进入血液循环,生效快速;其次,较高浓度的液体或血液经静脉注射入体内,不受量的限制;最后;特别在体液循环不足的病例,必须快速建立血液通道,快速补充血容量,建立有效血液循环,保护脑、心、肝、肾等重要脏器的功能。这是其他注射术无法比拟,故静脉注射与穿刺广泛应用于临床的最重要因素。

静脉穿刺与注射根据临床上实际应用,一般分为浅静脉、深静脉注射与穿刺。浅静脉注射包括小静脉、浅表主干静脉等;深静脉穿刺临床应用较多的包括锁骨下静脉、股静脉等。

（一）小静脉注射术

在行浅静脉注射中,可分为小静脉和主干静脉

（位于皮下,但多不与同名动脉伴行）注射。而临床应用最多的是手背静脉网、足背静脉弓及小儿的头皮静脉等小静脉注射术为最常用。

小静脉是指位于皮下的非主干静脉,体表极易暴露如手、足背静脉弓（或网）,指、趾背静脉,小儿额、枕、颞部浅静脉,亦即临床所称"头皮"静脉。小静脉注射在临床广泛应用的因素:①药物直接进入血液循环,较肌内注射更迅速发挥作用;②药液因浓度高,刺激性大,量多(快速补充血容量不足);③不宜采用其他方法给药;④输液、输血及其他胶质液等;⑤采取血液,供临床血液生化检验。

1. 形态学基础

（1）头皮静脉:在额、颅顶、颞部等皮下组织中存在着较多的静脉,它们相互吻合,并与颅内静脉相通。

（2）指背静脉与手背静脉网:指背静脉沿指背两侧向近侧上升,彼此间由一些斜行小支相连通,相邻指的指背静脉手背腕掌关节处彼此汇合形成手背静脉网,在皮下清晰可见。手背浅静脉与皮神经伴行,神经多位于静脉深面。手背与指背部的皮神经来自尺神经、桡神经的皮支及其分支。

（3）趾背静脉与足背静脉弓:趾背静脉起自末节趾骨的甲床静脉丛,沿趾背上行,至跖趾关节附近,形成3~4支趾背总静脉,并形成足背静脉弓。足背静脉弓往往与足背皮神经交织。趾背部的皮神经来自隐神经、腓浅神经、腓深神经的皮支及其分支。

（4）阴茎背浅静脉:位于阴茎背面皮下,收集阴茎皮肤和包皮的血液,注入阴部外静脉。此血管一般清晰可见。在常规静脉穿刺与注射中很少选用,但在特殊情况下,如大面积烧伤(外阴部除外)时,也可为选择此部位静脉。

（5）胸、腹壁浅层静脉:分布较密集,在脐周围形成脐周静脉网,在脐以上的静脉血最后汇入上腔静脉系,而脐以下的静脉血最后汇入下腔静脉系。

2. 操作的应用形态学要点

（1）选择小静脉注射的原则:以操作方便、便于观察、避开关节活动等部位,穿刺成功后便于固定、不致滑脱或受压、不影响病人活动为原则。

（2）穿刺实施

1）体位、部位:小静脉穿刺多取仰俯位或输液侧肢体朝上的体位。只要病人配合,护理人员责任心强,技术操作熟练,静脉充盈好,小静脉穿刺成功率较高。

2）方法:临床多用直刺法或间接法两种方法。直刺法即穿刺皮肤与进入血管一次完成,此种方法在血管壁弹性好,周围有结缔组织包绕,滑动小的病例中使用较多,如头皮静脉穿刺;间接法,穿刺皮肤与进入血管分次完成,多在皮肤松弛,皮下组织少、血管壁

弹性差的中老年病人手、足背静脉穿刺中使用较多。选用何种穿刺方法,视病人情况及施术者操作技术、习惯而定。在临床实际操作中,直刺法往往在静脉穿刺中应用相对较多。

3）穿刺技术:血管选择的原则选择相对直、粗、弹性好、不易滑动、便于固定、避开关节周围的血管;如遇血管虽较粗,但弹性差(即管壁较硬、脆)、又较滑动的老年病例,有人对此作过统计用直刺法较间接法失败机会多,约为 3 : 1,但这不是决定因素。鉴此,在老年病例中,宁可选择血管较细,位置相对较深不易滑动的部位,施术时皮肤绷紧,对穿刺成功有帮助。

小儿头皮静脉的确定小儿头皮静脉管径细小,管腔内血容量有限,压迫近端血管后怒张往往不明显,即使哭闹状态,注射部位血管充盈也不易判断,因此仅依赖注射器针头内回血有否来判断针是否进入静脉腔可靠性不大。在临床实践中,多采用穿刺针接上注射器,刺入后回吸,一旦有回血可佐证刺入血管腔,缓慢推注适量液体,若注射局部皮肤呈苍白,或推注时有一定的阻力,或患儿哭闹加剧等异常情况,应予以观察,即使穿刺成功,也不一定在静脉腔,因"头皮"静脉多与同名动脉伴行。有人利用婴幼儿体液总量较多,其间质液比例大,婴幼儿手掌、足底扁平、组织相对较薄,皮肤日光照射少,色素沉着少等特征,在数月至 3 岁的婴幼儿手、足静脉穿刺中,采用透光法来判断动脉或静脉。在透光下动脉呈鲜红色,因动脉内血含氧量高;而静脉呈紫色,因静脉血内含氧量低。

促使血管扩张的方法在成年人常用束带法或近端按压法,在小儿头皮静脉穿刺中,以及体弱,年老等病人及寒冷的季节,往往不易获得成功,可采用局部热敷、拍打、叩击、酒精擦拭,加强肢体活动如反复握拳或下垂、0.25% 奴夫卡因湿热敷等方法,增加局部血供,使静脉回流量增加,显露注射用静脉血管。

3. 失误与防范

(1)穿刺失败:刺破血管或渗出,病人不合作或施术者经验不足等,操作者对穿刺血管的深浅、走行方位、滑动度等估计不足,用力不当等原因造成。常见的如刺破血管壁而出血,液体的渗出可能是血管壁在穿刺中有损伤等。

(2)针头忌在穿刺点皮肤的真皮与表皮间停留或过多来回抽动,否则疼痛加剧,进针不顺利,则可导致失误。

(3)接受穿刺者心理、精神状态:首次接受穿刺者,精神紧张,尤其在儿童病例中出现,或曾多次穿刺失败感受者及同室病友的"介绍",应在施术前尽量开导、解释使患者心理处在接受治疗的最佳状态,得到患者的配合。

(二)浅静脉干注射术

浅静脉干是指位于四肢的皮下较为粗大的静脉干,且不与动脉伴行,而与皮神经伴行。在一般情况下,经小静脉穿刺多达到目的,但在一次性采血,病人末梢循环不良或输入较高浓度液体(如血液等),对这些浅静脉主干的穿刺还是在临床上仍常应用。近几年来,在临床广泛开展的静脉置管,多在浅静脉干如头静脉、贵要静脉等浅表静脉中实施,静脉置管时应防止损伤伴行的皮神经。

1. 形态学基础

(1)头静脉:起自手背静脉网的桡侧,向上经前臂桡侧上升至前臂掌侧面,在肘窝稍下方借肘正中静脉与贵要静脉相连。头静脉在肘窝处,沿肱桡肌与肱二头肌间向外上方,经前臂外侧皮神经的表面沿肱二头肌外侧继续上升,至臂的上 1/3 处,行于三角肌与胸大肌间沟,穿(喙)锁胸筋膜汇入腋静脉或锁骨下静脉;在腕部至肘部与桡神经皮支和前臂外侧皮神经伴行。

(2)贵要静脉:起自手背静脉网的尺侧,在前臂尺侧上升,至肘窝下方转向前,在此接受肘正中静脉,再向上经肱二头肌与旋前圆肌间沟内,继续沿肱二头肌内侧上升,至臂中点稍下方,穿深筋膜(锁胸筋膜)注入肱静脉或腋静脉,几乎全程与前臂内侧皮神经伴行。

(3)肘正中静脉:在肘窝的稍下方,自头静脉分出的一支,斜向内上方与贵要静脉相连,称为肘正中静脉。该静脉还与深静脉间有交通支。肘正中静脉位于肘前部皮下,较固定,变异较多。肘正中静脉多位于肱二头肌腱膜的浅面、相贴较紧,借此与深面的肱动、静脉和正中神经隔开。临床较大量的采血,多用肘正中静脉穿刺完成。即便肘正中静脉刺破,也不会伤及深面的肱动、静脉及与其伴行的正中神经,是因肱二头肌腱膜隔开了深面的肱动、静脉及与其伴行的正中神经。

(4)前臂正中静脉:是一支极不恒定的细支,起于手掌静脉丛,沿前臂屈侧面,经头静脉与贵要静脉间上升,末端注入头静脉或贵要静脉。前臂正中静脉可见 1~4 细支,有时缺如,与头静脉和贵要静脉间吻合则有多种形式。

(5)大隐静脉:为全身最长的浅静脉,起于足背静脉弓的内侧缘,并接受足底和足跟的小静脉,经内踝前方位置浅表、恒定,沿小腿内侧上升,且渐偏后继续经膝关节内后方至大腿内侧。渐行向前上,最后在耻骨结节外下方 3.0~4.0cm 处,穿深筋膜(隐静脉裂孔)注入股静脉。大隐静脉在小腿部与隐神经伴行,在股部与股内侧皮神经伴行。隐神经与大隐静脉在小腿下 1/3 段,二者紧密伴行,隐神经可分二支夹持静脉,或在静脉的浅面或深面。选用大隐静脉穿刺或切开多在内踝上方 2 ~ 3 横指处实施。

（6）**小隐静脉**：起于足背静脉弓的外侧缘,经足外侧缘,绕外踝后方上行至小腿后面,沿小腿后面中线上行,抵达腘窝下角处穿深筋膜注入腘静脉。小隐静脉下段与腓肠神经伴行,上段与腓肠内侧皮神经伴行。

大、小静脉腔内静脉瓣丰富,其间吻合支较多,与深静脉间有较多的交通支相连。

2. 操作的应用形态学要点

（1）体位：在临床施术多采取仰俯位,也可取坐位。

（2）穿刺实施：

1）方法与技术：直刺法或间接法,四肢浅主干静脉周围有较多的脂肪组织,进针时加大针与皮肤间的进针角度,利于穿刺成功率。

2）促使血管扩张的方法：止血带、指压近端、肢体下垂活动,多数能使局部供血量加大,静脉回流量增大。遇休克患者需行大隐静脉切开插管,多选择大隐静脉内踝前方段,此部位大隐静脉位置在全程中最浅表,且极为恒定,国内资料中尚未见大隐静脉行经内踝前方处有变异报道。

（3）失误与防范

1）穿刺困难或贯穿静脉：当遇老年病人静脉干虽清晰可见,因管壁弹性差,壁脆、硬,皮下组织少,针头欠锐利,针刺入管壁时滑动,不易穿刺,当在上述情况下,用力过猛,易贯穿血管。遇此施术者应借另一只手将穿刺血管周围皮肤绷紧,这样从上、下、左、右固定血管周围皮肤,易成功。

2）局部疼痛和皮肤麻木疼痛：多在针尚未拔除中发生,注射局部皮肤麻木多在拔针后发生,这在静脉穿刺常能遇到。发生原因,具刺激的药液从管腔渗出或在行静脉穿刺时刺伤与静脉伴行的皮神经。

（三）颈外静脉注射术

1. 形态学基础　**颈外静脉**为颈部浅静脉中最大的一支,通常有前、后两支组成。前支为下颌后静脉的后根,后支由耳后静脉与枕静脉汇合而成（图 3-4-1）。两支在胸锁乳突肌的前缘,平对下颌角处汇合成颈外静脉,经胸锁乳突肌的表面斜向后下,至该肌的后缘,锁骨中点上方,穿颈部深筋膜注入锁骨下静脉者（46.6%）,或注入静脉角者（33.4%）,尚有注入颈内静脉等。颈外静脉内有二对瓣膜,一对位于颈外静脉注入深静脉处,较恒定,发育良好；另一对约在锁骨中点上方 2.0 ~ 5.0cm 处的静脉腔内。颈外静脉下 1/3 段,口径平均为 0.7cm,上 1/3 段约为 0.4cm,全长约 8.0cm 左右（自甲状软骨上缘至汇入处）。

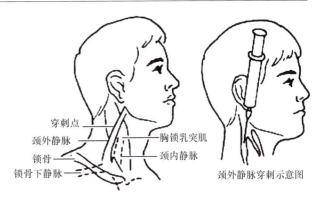

图 3-4-1　颈外静脉组成及穿刺进针部位示意图

颈外静脉属支有耳后静脉、枕静脉、下颌后静脉后根、颈前浅静脉、颈横静脉等。颈外静脉全长被皮肤、颈部浅筋膜与颈阔肌所遮掩,并有颈横支（颈丛皮支）跨越。颈外静脉壁菲薄,穿行于颈部浅筋膜与颈阔肌内,极为表浅,易于显露和固定。

2. 操作的应用形态学要点

（1）体位：侧卧位,穿刺侧在上,肩部垫一软枕,使颈外静脉更贴近皮肤,并有拉紧和固定静脉作用,助手固定头部,此在不配合的婴幼儿甚为重要。

（2）穿刺实施：部位穿刺静脉多选右侧颈外静脉中段,除考虑有可能损伤胸导管（胸导管多注入左静脉角）,右侧无名静脉比左侧要短（在作经皮穿刺颈外静脉至上腔静脉插管尤应考虑此因素）也应考虑。穿刺刺入血管壁及针在抵达管腔内应避开静脉瓣。

血管显露在婴幼儿哭闹时静脉即怒张；成人则在,施术者用手指轻按压颈外静脉注入处阻止血液流动时,即能显露。

（3）失误与防范：防止穿透血管颈外静脉壁薄,婴幼儿更薄,血管周围有颈部浅筋膜和颈阔肌包绕,当针抵达血管腔后,注射器需要固定,忌在管腔内来回抽动,以免刺破血管壁或形成血肿。

防止滑脱助手固定头部甚为重要,在婴幼儿病例要得到家长的配合与支持。

损伤胸导管胸导管又称左淋巴导管,是全身最粗大的淋巴导管,多注入左静脉角,故建议多取右侧颈外静脉穿刺,可避免损伤胸导管。

避开静脉瓣,不宜刺入过深。

防止空气栓塞。

二、深静脉穿刺术

（一）股静脉穿刺术

股静脉穿刺虽非作常规静脉穿刺用于给药或采血,但当周围静脉穿刺困难时、肢体大面积烧伤时、儿科采血等情况下,常选用股静脉。

1. 形态学基础

股静脉为下肢粗大的深静脉主干,由腘静脉向上延续而成，自收肌管裂孔起始向上至腹股沟韧带下缘处，全程与同名动脉伴行。当股静脉经过收肌管时位于同名动脉的后外侧，至股三角尖端处静脉位于动脉的后方，继续向上股静脉至股三角底处静脉侧位于股动脉的内侧。大隐静脉汇入股静脉处，静脉腔内有瓣膜。

股三角由腹股沟韧带、缝匠肌内侧缘、长收肌外侧缘围成。其内含物由外向内依次是股神经、股动脉、股静脉、股管及股鞘、淋巴结等。在股三角内股静脉的口径为最粗大，平均为13.6mm，此处血管腔内几乎100%均有瓣膜存在，以三个瓣者居多。在腹股沟韧带中点下方处，股静脉外侧壁与股动脉的内侧壁有部分重叠的可能性存在。

2. 操作的应用形态学要点

（1）部位与体位：仰卧位。穿刺侧髋关节外展、外旋20°~30°角左右，使股三角内血管神经束更接近部皮肤，并有拉紧血管神经束作用，易于穿刺。在腹股沟韧带中点下方2.0~3.0cm内侧1.0cm左右触及股动脉搏动。

（2）穿刺技术：沿股动脉内侧，穿刺针与股部皮肤呈20°~30°角左右，一个向上倾角，借助另一只手拇指按压股动脉并按紧穿刺部位皮肤，并稍微向外侧牵拉，刺破皮肤至静脉。切不可垂直刺入，因股静脉在此部的口径14.0mm左右（13.63±2.66）mm，若垂直刺入易贯通血管。

（3）穿经层次：穿经皮肤、浅筋膜、阔筋膜而至股静脉，此部位浅筋膜厚薄个体差异较大，阔筋膜较致密、宽厚，穿经时有一定阻力感。

3. 失误与防范

（1）穿通股静脉：垂直刺入易造成贯通股静脉。因腹股沟韧带中点下方2.0~3.0cm处，股三角内除阔筋膜较为致密的结构外，均被脂肪组织充填，若用力不当，垂直刺入易穿通股静脉，故推荐斜刺方法，可避免此种失误。

（2）误穿股动脉：腹股沟韧带中点下方3.0~4.0cm处，股动脉口径约0.6cm，其搏动较明显，施术者借助另一拇指将股动脉向外按压且稍向外牵拉，按压指尖端与股动脉内侧缘一致，针沿指尖稍内侧刺入，还可避免因股动脉内侧缘和股静脉外侧缘重叠之可能的病例，这是其一；其二，穿破动脉壁有两次阻力相对比静脉要大些，亦即误入股动脉往往有穿过阔筋膜与动脉壁阻力感，而刺入股静脉往往只有一次（阔筋膜）阻力感；其三，动脉腔内压力明显高于静脉腔内压，注射器回血颜色也不同。

（3）因过于肥胖或股三角处血管主干变异等原因股动脉不易触及者，股静脉穿刺困难。在体表触及股动脉搏动之内侧穿刺，成功率较高。

（二）锁骨下静脉穿刺术

锁骨下静脉穿刺在临床上较为广泛应用，如因外周血管塌陷，需要迅速加压输液、输血，测定中心静脉压，或经静脉插管导入心脏起搏器，高能营养补给等。锁骨下静脉在锁骨的锁骨下动脉沟内位置恒定，变异极少，静脉周围有结缔组织包绕，管腔不被压塌，外径粗，血流量大；形成血栓概率远小于四肢主干浅静脉，近几年锁骨下静脉穿刺被临床广泛应用。

1. 形态学基础

锁骨下静脉为腋静脉的延续，呈向上的弓形，长3.0~4.0cm，直径1.0~2.0cm，自第一肋外缘行至胸锁关节后方，在此与颈内静脉合成头臂（无名）静脉，其汇合处向外上方开放的角叫静脉角。锁骨下静脉的前上方有锁骨与锁骨下肌，后方则为锁骨下动脉，动、静脉之间由厚约0.5cm的前斜角肌隔开；下方为第1肋，内后方为胸膜顶。锁骨下静脉下后壁与胸膜仅相距5.0mm，该静脉的管壁与颈固有筋膜、第1肋骨膜、前斜角肌及锁骨下筋膜鞘等结构相愈着，因而位置恒定，不易发生移位，有利于穿刺，管壁不易回缩。所以当吸气或臂上举时，可使静脉腔加大，手术时若伤及此静脉，可发生空气栓塞。在锁骨近心端，锁骨下静脉有一对静脉瓣，可防止头臂静脉的血液逆流。

锁骨下静脉干全长均为3.8cm左右，1~10岁小儿平均长约2.1~3.0cm；其外径成人平均为1.0~1.22cm，1~10岁幼儿约为0.67~0.9cm。锁骨下静脉与锁骨下面交点的角度平均约为35°~40°角左右。

锁骨下静脉的属支除腋静脉外，尚有颈外浅静脉等，与锁骨下动脉分支伴行的静脉多注入无名静脉。

锁骨下动脉的体表投影相当于右侧自右胸锁关节、左侧自锁骨上小窝由外上至锁骨上缘中点的弧线，弧线的最高点距锁骨上缘约1.0cm，即为锁骨下动脉的体表投影。

2. 操作的应用形态学要点

锁骨下静脉穿刺入路有经锁骨上、锁骨下两种。但其进针点、方向、深度各异，现按穿刺入路不同分述如下。

（1）锁骨上入路应用解剖学要点

1）体位：多取仰卧位，两上肢置于躯干两侧，面部侧向对侧，肩部填一软枕（20cm左右）。

2）穿刺部位：穿刺点选在胸锁乳突肌锁骨头的外侧缘与锁骨上缘相交角的尖部向外0.5~1.0cm处。从解剖角度上讲，以右侧锁骨下静脉穿刺为宜。

3）穿刺技术：①针刺方向：针尖应指向锁骨与胸锁乳突肌交角尖部方向，即指向胸锁关节处。进针的深度通常为2.5~4.0cm，应随病人胖瘦而定。操作者要边进针边抽吸,见回血后再稍插入少许即可。②进针标志:胸锁乳突肌肌性和锁骨骨性标志很清楚。胸锁关节的后方为颈内静脉与锁骨下静脉汇合处夹角为静脉角。

4)失误与防范:①防止损伤肺尖与胸膜顶。胸膜顶与肺尖在锁骨下静脉穿刺中极易伤及。肺尖与胸膜顶高出于锁骨内侧 1/3 上方,其最高点,距锁骨上缘 2.0～3.0cm。锁骨下静脉在锁骨中点微向上方突,其最高点距锁骨上缘约 1.0cm,斜过肺尖与胸膜顶的前外侧面,针刺入方向指向同侧胸锁关节后方,忌针刺向后下后,一般不会伤及胸膜顶与肺尖。②进针点选在胸锁乳突肌锁骨头后缘与锁骨上缘之夹角顶点刺入,若偏向后外上 1.0～1.5cm,易误入锁骨下动脉之可能。③防止空气栓塞产生。锁骨下静脉口径粗大,管壁周围有韧性的结构包绕,离右心房较近,损伤后不易自行收缩闭塞,刺入管腔后不要来回抽动,置管时动作轻柔敏捷,防空气进入,即使右室舒张时压力较低,也可防止空气栓塞发生。

(2)锁骨下入路应用解剖学要点

1)体位:仰卧位,面部转向对侧,头后仰,颈部侧向对侧,穿刺侧上肢外展 45°角左右,后伸 30°角左右。

2)穿刺部位:在锁骨下方,锁骨中点内侧 1.0～2.0cm 处为穿刺点,也有在锁骨上入路穿刺点向下作垂线与锁骨下缘相交处作为穿刺点。多选择右侧。

3)穿刺技术:①进针方向:针尖刺向对侧耳垂,针尖与水平面夹角约 30°～40°角左右,过大易刺入锁骨下动脉,过小(20°角左右)虽可刺中锁骨下静脉,但也有可能刺中同名动脉或胸膜顶。因此针尖与额状面呈 20°角左右而与水平面夹角 30°～40°角左右是穿刺成功关键。②穿刺深度:因人而异,一般在 3.0cm 以内。

(3)失误与防范

1)刺破胸膜:针尖绝不可刺向后与上方,则可避免。

2)穿透血管:进针深度不超过 3.0cm 往往可避免。

3)防止空气栓塞:在操作过程中严防空气注入。

(三)颈内静脉穿刺术

其适用范围同锁骨下静脉穿刺与注射。

1. 形态学基础

(1)**颈内静脉**:为颈部最粗大的深静脉干,与颈总动脉和颈内动脉(位于其内侧)及迷走神经(动静脉后方)一起被颈动脉鞘包裹。颈内静脉在颅底颈静脉孔处续于乙状窦(为颅内脑膜静脉窦之一)。颈内静脉下端与锁骨下静脉汇合处(约在锁骨胸骨端后方)均有瓣膜,以双瓣为主,缺如者少见。颈内静脉外径平均为 1.3cm 左右。

(2)颈内静脉属支:较复杂,有颅内与颅外属支。颅外属支有舌静脉、甲状腺中静脉、甲状腺最下静脉等。

颈内静脉被胸锁乳突肌所掩盖,仅在颈动脉三角内平甲状软骨上缘动脉搏动处相对较表浅,表面仅覆以皮肤,颈部浅筋膜及颈深筋膜浅层(图 3-6)。

2. 操作的应用形态学要点

(1)体位与穿刺部位仰卧位,头转向对侧,肩部垫一软枕,使头后仰,进针点多选颈内静脉近段,约当锁骨上小窝。

(2)穿刺技术

1)穿刺方向与深度:右颈内静脉与右锁骨下静脉在右胸锁关节后方汇合成右无名静脉几乎是垂直(平均不足 30°角)下行注入上腔静脉。颈内静脉在颈部几乎是垂直下行,胸导管注入左静脉角,颈内静脉穿刺多选右侧。从穿刺点针长轴与颈部皮肤间呈 25°～30°角左右,针尖指向胸锁关节后方,穿入 3.0～4.0cm。

2)刺入颈内静脉腔判断:以间接穿刺法,当刺入血管腔内有落空感,且注射器内回抽有血液,呈紫色,若回抽注射器针栓有被推出感,血呈鲜红,应予鉴别。

3. 失误与防范

(1)空气栓塞:颈内静脉被致密的颈动脉鞘包绕,鞘借疏松结缔组织与颈筋膜相连,右颈内静脉离心比左侧更近,当右室舒张时,静脉腔内压很低,一旦静脉壁刺破后置管,空气栓塞很容易发生,在穿刺置管施术过程中谨防空气注入,均可避免。

(2)刺破胸膜:在穿刺进针过程中针尖偏后或过分偏外,均可伤及胸膜与肺。

三、静脉切开术

静脉切开术多在病人危急状态下如休克,静脉穿刺失败,或需要在极短时间内将有效的药物、液体(包括血液)快速输入体内和补充血容量,为作其他治疗措施赢得时间,考虑作静脉切开。本节以"大隐静脉内踝段"为例作介绍。

(一)形态学基础

静脉切开,选择静脉的基本要求:①静脉干粗大、位置浅表,直接位于皮下,走行较恒定;②易于固定,有一定长度;③便于观察,不影响病人活动部位的静脉作为首选。符合此条件的静脉,临床上作静脉切开术首选大隐静脉行于内踝前方段;其次,在腕背部的头静脉、贵要静脉等浅静脉干。现以大隐静脉"内踝段"为例叙述如下。

大隐静脉起于足背静脉弓的内侧,经内踝前方处位置浅表恒定,沿小腿内侧与隐神经伴行上行,经股骨内侧髁后方约 2.0cm 处,进入大腿内侧部,与股神经内侧皮支伴行,逐渐向前上,在耻骨结节外下方穿隐静脉裂孔汇入股静脉,其汇入点称隐股点。大隐静脉与深静脉间存在有广泛的吻合支。大隐静脉内踝段处口径在 2.5 ~ 4.0mm,位于内踝最凸点外侧 1.0 ~ 1.5cm 处极为恒定,此段静脉腔内多无静脉瓣存在。

大隐静脉内踝段与伴行的隐神经间有多种位置关系,神经分支有 1 ~ 3 支,位于静脉的浅面或位其深面,或夹持静脉或与静脉紧贴伴行。

(二) 操作的应用形态学要点

1. 体位 仰卧位根据病人的具体情况而定,取坐位、仰卧位等。需要作静脉切开的患者多因病情危重,多取仰卧位。

2. 切开术实施(图 3-4-2)

(1) 部位确定:内踝最凸点外侧上方二横指或 2.0 ~ 3.0cm。

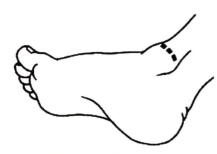

图 3-4-2　大隐静脉切开术

(2) 皮肤切口:切开静脉皮肤作 2.0 ~ 3.0cm 横切口,即见到与皮下组织颜色有区别,且纵向走行、用手触之有空虚感者多为静脉,体循环不足患者应仔细辨别。

(3) 在作静脉切口前,分离静脉周围结构,尤其是与其伴行的隐神经,免误伤。

(三) 失误与防范

1. 找不到静脉

(1) 大隐静脉内踝段位置浅表、恒定,在活体皮下清晰可见,据国内呈晋宝等报道 200 例大隐静脉内踝段 100% 位于内踝前方。

(2) 皮肤切口位置选择有误,或皮肤切开时连同静脉一起切断,故皮肤切口选择在内踝上方 2 横指最为合适。

(3) 作静脉切开的患者病情多危重如休克等,静脉管腔多塌陷,腔内血液滞留极少,从颜色上也与皮下浅筋膜区别不甚明显,内踝处皮下组织一般多极薄。

2. 漏液 胶管端尖锐或勉强插入,刺破或刺伤静脉壁,或胶管与静脉壁固定过松等情况可有渗漏,

经处理无效,将胶管伸入深些或更换其他部位。

3. 静脉炎、静脉血栓形成 静脉切开输液时间一般都较长,输入不等渗液体,对静脉内膜刺激性药物等均可产生静脉炎,予以对症处理,如局部热敷或输入液体适当加温等。

4. 损伤伴行神经 大隐静脉膝关节以下至内踝段全程与隐神经伴行。内踝处大静脉与神经有多种位置关系,在分离静脉时应仔细辨认,防止切断或结扎伴行神经,避免术后神经痛与足内侧缘皮肤感觉障碍。

四、动脉穿刺术

在对某些疾病的诊治过程中,可采用穿刺动脉注入药物,输入血液或置入导管进行特殊的治疗或检查。一般而言,周围浅表动脉只要内径够大,并可触及其搏动者均可使用,但在行动脉插管时则应考虑,常选用的动脉有以下几支。

1. 颈总动脉穿刺

(1) 颈总动脉:右颈总动脉在胸锁关节后方起自头臂干,左颈总动脉起自主动脉弓。在颈部,左、右颈总动脉自胸锁关节后方上升,行于气管、食管、喉的两侧,至甲状软骨上缘分为颈外动脉和颈内动脉。颈总动脉内侧为喉、气管和食管,前方被胸乳突肌、胸骨舌骨肌等遮盖;外侧为颈内静脉,迷走神经与交感干等位于颈总动脉的后方。颈总动脉的体表投影:下颌角与乳突尖连线的中点,右侧至胸锁关节、左侧至锁骨上小凹作一连线。该线以甲状软骨上缘为界,上段为颈外动脉的体表投影,下段为颈总动脉的体表投影。

(2) 颈总动脉穿刺多用于脑血管造影,在局麻或全麻下进行,穿刺时,患者仰卧,头稍后仰,在甲状软骨上缘水平,胸锁乳突肌前缘处可触及颈总动脉搏动,穿刺点即选择在搏动明显部位。

2. 桡动脉穿刺

桡动脉穿刺因其位置浅表易触及其搏动,是动脉穿刺常选用部位,如心导管介入。

(1) 桡动脉在桡骨颈稍下方,由肱动脉分出,该动脉先在肱桡肌与旋前圆肌之间,继而又在肱桡肌与桡侧腕屈肌之间,在桡骨下端斜过拇长展肌和拇短伸肌腱至手背,桡动脉末端与尺动脉掌深支吻合成掌深弓。

(2) 桡动脉的体表投影:自肘窝中点远侧下 2.0cm,向下外至桡骨茎突的内侧的连线。桡动脉搏动最明显的部位是腕部桡侧腕屈肌的外侧和桡骨茎突的内上方。

(3) 经皮穿刺桡动脉时,病人取仰卧位,穿刺侧上肢外展,腕部背屈约 60°,在动脉搏动明显处刺入或

切开皮肤,该处动脉表浅,相对固定,穿刺易成功。

3. 肱动脉穿刺

(1) **肱动脉**是腋动脉的直接延续,自大圆肌下缘,经肱二头肌内侧沟至桡骨颈水平处分为桡、尺动脉。正中神经与肱动脉有密切毗邻关系,在臂的上半部正中神经位于动脉外侧,至臂中部经动脉的前方或后方转到动脉内侧。肱动脉全长均较表浅,其表面依次是皮肤、浅筋膜和深筋膜遮盖,在肘窝部,除上述结构外,尚有肱二头肌腱膜自动脉的前方跨过。

肱动脉的体表投影:上肢外展90°,掌心向上,从锁骨中点至肘前横纹中点远侧2.0cm处的连线,为腋、肱动脉的体表投影。

(2) 行肱动脉穿刺:穿刺点选择在肘窝部皮肤皱折上方动脉搏动最明显处,外侧是肱二头肌肌腱,内侧是正中神经。穿刺时,穿刺针与皮肤表面呈30°角。

4. 腋动脉穿刺

(1) **腋动脉**为锁骨下动脉的延续,由第1肋外缘起至大圆肌下缘,续为肱动脉,腋动脉以胸小肌为界可分三段:第一段在胸小肌的近侧,第二段在胸小肌之后方,第三段在胸小肌远侧至背阔肌和大圆肌下缘,最长,与臂丛的主要分支相毗邻。腋动脉穿刺多在此段进行。腋动脉与锁骨下动脉分支之间有广泛吻合支存在。腋动脉的体表投影:上肢外展90°角,手掌心向上时,自锁骨中点至肱二头肌和喙肱肌内侧沟相连的直线。

(2) 腋动脉穿刺:固定穿刺侧上肢于极度外展并外旋90°角以上的位置,取腋窝最高点摸清动脉搏动外走行。

5. 股动脉穿刺

(1) **股动脉**是髂外动脉的延续,在腹股沟韧带中点的后方经血管腔隙至股三角。由股三角尖向下经收肌管至腘窝,续为腘动脉。股动脉在腹股沟韧带中点处的管径男性平均为8.32mm±0.32mm,女性平均7.74mm±2.36mm,股动脉在股部有较多分支。

(2) 股动脉的体表投影:髋关节和膝关节屈曲并外旋外展状态下,自髂前上棘至耻骨联合连线的中点,向内下至股骨内上髁的连线,此线的上2/3为股动脉的体表投影。

(3) 行股动脉穿刺时,患者取仰卧位,被穿刺的下肢微屈稍外展和外旋。穿刺点选在腹股沟韧带中点下方约2.0~3.0cm处股动脉搏动最清楚处。穿刺针与动脉纵轴呈30°~45°角刺入,此处穿刺成功率高,但离会阴区较近,潜在感染机会较大,应予以注意。

6. 足背动脉穿刺

(1) 足背动脉是胫前动脉的延续。胫前动脉行至内、外踝连线中点下方即称足背动脉。此处动脉表浅,易于触及其搏动,足背动脉的内侧是踇长伸肌腱,外侧是趾长伸肌的第一个肌腱和腓深神经。

足背动脉的体表投影:足背,内、外踝间连线的中点至第一跖骨间隙基底间的连线。

(2) 行足背动脉穿刺时,多在足背内、外踝连线中点,踇长伸肌外侧,动脉搏动明显处进行,穿刺针与动脉走行方向呈30°角刺入。

五、指压止血技术

(一) 概述

1. 概念 是指临时用手指或手掌压迫伤口近心端的动脉主干能达到迅速制止出血,达到临床止血目的的方法(图3-4-3,表3-4-1)。

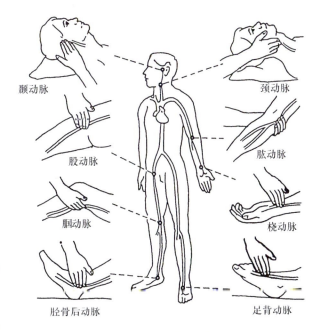

图3-4-3 指压止血术

表3-4-1 人体某些动脉触及搏动及压迫止血部位

动脉名称	触及搏动	压迫止血	止血范围
颈总动脉	颈动脉三角	环状软骨两侧压向内后方,第6颈椎横突上	一侧头面部
面动脉	下颌骨下缘与咬肌前缘交点处	下颌骨下缘与咬肌前缘处,向下颌骨压迫	面、颊部
颞浅动脉	耳屏前缘处	外耳门前方,向颞骨压迫	头前外侧部
锁骨下动脉		锁骨中点上方1~2指处,向后下方第1肋骨压迫	全上肢
肱动脉	肘窝肱二头肌腱内侧	肱二头肌内侧沟向肱骨压迫	压迫点以下的上肢

续表

动脉名称	触及搏动	压迫止血	止血范围
股动脉	腹股沟韧带中点稍下方内侧	腹股沟中点,向深部耻骨支压迫	全下肢
腘动脉		腘窝加垫、屈膝	小腿、足
足背动脉	第1、2跖骨间隙	内、外踝连线中点向深部压迫足背动脉	足部
胫后动脉		内踝和跟结节间向深部压迫	足部
桡动脉	桡侧腕屈肌与桡骨茎突间		
尺动脉	尺侧腕屈肌外侧缘		

2. 临床应用

(1)价值评估:对于人体四肢、头面部等体表部位出血而言,指压止血是最经济、最快速、最易掌握和推广的一种临床应用自救或他救的救治措施。

(2)常用止血方法:在四肢体表的出血首推指压止血术,其他的尚有加压包扎止血法、止血带止血法、橡皮带止血法、屈曲肢体加垫止血法、止血粉止血法、止血钳止血法等。

(二)形态学基础

1. 颞浅动脉 为颈外动脉的两个终末支之一。颞浅动脉在外耳门前方上行,越过颧弓根至颞部皮下,分支分布于腮腺、颞顶部软组织。在外耳门前上方颧弓根部可摸到颞浅动脉的搏动。

2. 面动脉 约平下颌角平面起自颈外动脉,向前经下颌下腺深面,于咬肌前缘绕过下颌骨下缘至面部,沿口角及鼻翼外侧,迂曲上行至内眦,易名为内眦动脉。面动脉在咬肌前缘绕过下颌骨下缘处位置表浅,仅覆以皮肤和浅筋膜,在该处触及该动脉的搏动。

3. 颈总动脉 在胸锁关节后方,沿气管、食管和喉外侧上升,至甲状软骨高度分为颈外动脉和颈内动脉。颈总动脉在分为颈内、外动脉处分别有颈动脉窦和颈动脉小球,其功能分别是压力感受器和化学感受器,两者分别有调节血压和呼吸作用。颈总动脉在颈动脉三角内,胸锁乳突肌前缘处位置浅表易触及其搏动。

4. 锁骨下动脉 从胸锁关节后方斜向外至颈根部,呈弓状经肺尖与胸膜顶前外侧面越过,穿斜角肌间隙,至第1肋外缘移行为腋动脉。在锁骨中点上方的锁骨上窝处可触及该动脉的搏动。

5. 肱动脉 在肘窝上部,肱二头肌内侧沟处可触及该动脉搏动,该处血管也是测量血压听诊器安放部位。

6. 桡动脉 在腕部,桡动脉位于肱桡肌腱与桡侧腕屈肌腱之间,位置浅表,表面仅覆以皮肤和浅、深筋膜,可触及其搏动。

7. 尺动脉 在腕部,尺动脉位于尺侧腕屈肌腱与指深屈肌腱之间可触及该动脉搏动。

8. 指掌侧固有动脉 行于两手指相对缘。

9. 股动脉 在腹股沟韧带中点下方2.0～3.0cm处可触及该动脉的搏动。

10. 胫后动脉 在内踝与跟腱间,位置浅表可触及该动脉搏动。

11. 足背动脉 在内、外踝连线中点与第1、2跖骨底之间可触及其搏动。

(三)操作的应用形态学要点

1. 颞浅动脉 可用示指或拇指,在出血侧外耳道前方,颞下颌关节稍上方,将该动脉搏动处压向深部的颞骨上,止血区域为一侧颞部。

2. 面动脉 在下颌骨下缘与咬肌前缘交界处,将该动脉压向下颌骨下缘,止血区域可达眼裂以下至下颌骨下缘的面部。

3. 颈总动脉 在胸锁乳突肌前缘中点处,将该动脉压向第6颈椎横突,止血区域可包括一侧头面部。

4. 锁骨下动脉 在锁骨上窝处,将该动脉压向第1肋,止血范围为上臂、肩、腋部范围。

5. 肱动脉 在肱二头肌内侧沟,将该动脉压向肱骨,止血可达前臂及手等范围。

6. 桡、尺动脉 分别在腕前部,两动脉搏动处将该两动脉分别压向桡、尺骨即可,止血范围为手部。

7. 指掌侧固有动脉 沿手指相对缘将动脉压向指骨即可,可控制指端部出血。

8. 股动脉 用双手或止血带加垫,用力将该动脉位于腹股沟韧带下方,动脉搏动处压向深面即可,止血范围大腿以下部位。

9. 胫后动脉 在内踝与跟腱之间,将该动脉搏动点压向跟骨,止血范围为足背部。

10. 足背动脉 内、外踝连线中点至第1跖骨间,将该动脉压向深部的骨面即可,止血范围为足背部。

(四)失误与防范

1. 压迫止血点 触摸正确,压向骨面。

2. 指压止血术 为一种暂时的救治措施,为其他永久性救治措施赢得时间。

六、胸外心脏按压术

胸外心脏按压术对外伤、溺水、窒息、电击休克、药物过敏等引起的心跳骤停,配以人工呼吸是一种经济、实用、有效、简单快捷的救治措施(图3-4-4)。

(一)形态学基础

1. 心脏的位置与毗邻 心脏位于胸腔的中纵隔内,外裹以心包。心脏约2/3偏向前正中线的左侧,

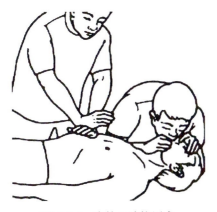

图 3-4-4 胸外心脏按压术

1/3 在前正中线的右侧。心脏的前方适对胸骨体和第 2~6 肋软骨,且与其紧贴;后方平对第 5~8 胸椎,其间隔以主动脉胸部;两侧为肺与胸膜腔;上方为出入心脏的大血管;下方为膈。

2. 心脏的体表投影 心的体表投影随性别、年龄、体型、体位、膈的运动、心脏本身跳动、呼吸等因素影响而出现变化。一般而言与其本身的体型(瘦长型、矮胖型等)、体位、膈的运动关系较密切。目前解剖学和临床推荐的心脏体表投影,见第一章心脏体表投影节。

3. **胸廓** 由 12 对肋、胸骨和一块胸骨及其间连结构成。这种解剖学特性,使胸廓具有一定的弹性和活动度,允许在外力作用下有一定的移动度,尤其在人为按压下能使心脏前、后方受压,这是胸外心脏按压术的解剖学基础。

(二) 操作的应用形态学要点

1. 体位 仰卧于硬板床上。

2. 按压术实施

(1) 按压部位胸骨下 2/3 处。

(2) 呼吸道保持通畅头尽量后仰,颈部适当垫高,托起下颌,使下颌角与乳突尖连线与床面成垂直位。

(3) 按压姿势与节律

1) 医师(或救助者)一手掌根部压于胸骨下 2/3 处,另一手掌压于其上,前臂伸直且有与患者胸壁垂直,以施术者上半身倾向脊柱方向,作每分钟作 70~90 次(儿童 100 次/分)有节律、带有冲出性的按压,速度均匀,力量一致,每次按压使胸廓下陷程度以胸廓大、小而定,一般成人 3.0~4.0cm 左右随即放松,以利心脏舒张。在作胸外心脏按压术的同时,配以人工呼吸(一般胸外心脏按压与口对口或口对鼻)。人工呼吸的比例为(4~6):1,至自主心律恢复为止。这种方法是目前临床上最常采用的、最为经济实用、最易掌握的基本方法。当作儿童或婴幼儿胸外按压术时,胸廓下陷的程度应为其前、后径的 1/5 或 1/4。按压方式以施术者用一只手的食指与拇指并隆或一只手掌按压胸骨即

可。每按压 5~6 次作一次人工呼吸。

2) 另一种方法,医生的一只手掌按于胸骨下 2/3,用另一只手掌猛力击打另一只手背,此种施术方式效果上不如上述方法。

3. 按压原理 胸廓和肋均有较大弹性,肋骨与椎骨的连结有一定的活动度。成人每次按压使胸骨下陷 3.0~4.0cm,心脏前、后面受到挤压,使滞留于心脏的血液被动流出,流向主动、肺动脉。按压解除时血液迅速反流回心腔,如此反复,胸腔内正负压的交替改变,被动完成心腔的射血与充血,建立起有效大、小循环,为自主节律的恢复创造条件,同时需要配以人工呼吸(以口对口人口呼吸为最常用、最有效、最安全),保证心、脑、肝、肾等重要脏器的血液供应,保护其功能。

4. 按压时注意事宜 一定要仰卧于硬板床上,松解衣领、衣服,清除病人口腔、鼻腔内的分泌物、污泥、摘去义齿等。

(三) 胸外心脏按压术有效指标的判断

1. 有效指标

(1) 在实施胸外按压时,应严密观察,如患者皮肤转为红润、瞳孔缩小、自主呼吸恢复,并摸到大动脉搏动,有伤口者伤口出血,表示按压有效。

(2) 若摸到心跳、脉搏或测到血压,说明心脏已恢复自主心律,即可停止按压。若实施胸外心脏按压术自主心律不能恢复,有条件可作胸内按压。

(3) 如有反复,在继续坚持胸外按压术同时,可作心内注射术,注入心、肺复苏功能的药物。

2. 无效指标的判断 身体冰冷、关节僵硬、肌肉变硬、瞳孔散大,对光反射消失等示病人已具止死亡。

(四) 胸外心脏按压术禁忌证

1. 老年人 因为老年人骨内无机质高于有机质,骨的脆性增加,稍用力不当易引起肋骨骨折,如遇到老年患者确实需要作胸外心脏按压术,用力一定要恰当,并随时观察病人的反应。

2. 多发性骨折(尤其是多发性肋骨骨折) 多发性骨折尤其是多发性肋骨骨折,往往伴有气胸等并发症,不考虑这种因素,会给病人增加痛苦。

3. 大失血引起的循环骤停 多因有效血容量不足所致,对于此类病人快速补充有效血容量方是重要措施。

4. 心、肺功能严重不全者。

5. 其他 尚有胸廓畸形、严重二尖瓣狭窄。

(五) 失误与防范

1. 按压部位 要正确,病人仰卧于硬板床上,若卧于具弹性的床上,按压时所给的冲击力,将被抵消或所起作用不大,在极短时间内则达不到救治目的。若在野外,应将病人移至较平坦的硬地处。在按压过程中随时注意按压部位是否移动,若按压剑突下或胸

腹结合部,都很难达到挤压心脏有效力量,驱使滞留于心脏内血液被动流动的目的将无法保证。

2. 按压力量 要适度,过重有致肋骨骨折、心包以至肝破裂的危险;过轻达不到按压目的,按压时一定要带有节奏的冲击力。

3. 胸外心脏按压 同时配以人工呼吸及其他相应急救措施如血液循环通道的建立,心、肺复苏药物的应用等。

4. 忠告

(1)抢救心脏骤停的病人,每一个环节都不得有任何疏忽,不论哪个环节出现差错,都会影响有效血液循环的建立,导致包括大脑在内的人体器官因缺氧而导致抢救失败,即使病人恢复了自主心跳和呼吸,也会留下终身后遗症。

(2)一旦遇到心脏骤停的病人,争取在最短时间内作现场急救,抢救心脏骤停的病人要牢记"时间就是生命"。

(3)抢救心脏骤停的病人,救治措施是多方面、全方位,包括胸外心脏按压、人工呼吸、心内注射、血液通道的建立等;其次是医护人员的密切协作、高度的责任心及救死扶伤的精神。

目标检测

一、名词解释
1. 二尖瓣复合体 2. 三尖瓣复合体 3. 心包 4. 动脉粥样硬化 5. 心绞痛 6. 心肌梗死 7. 风湿病 8. 绒毛心 9. 风湿小体 10. 心衰细胞 11. 槟榔肝 12. 梗死 13. 充血 14. 淤血 15. 血栓形成 16. 栓塞 17. 炎症 18. 败血症

二、填空题
1. 脉管系统包括_____和_____两部分。
2. 体循环时,血液由_____搏出,最终回流到_____;肺循环时,血液由_____搏出,最终回流到_____。
3. 右心房的3个入口是_____、_____和_____。
4. 左心室的入口为_____,口周有_____;左心室的出口为_____,口周附有_____。
5. 三尖瓣复合体的结构包括_____、_____和_____。
6. 心包可分为_____心包和_____心包两部分。
7. 浆膜性心包分_____与_____。两层间形成的潜在性腔隙称_____。
8. 心的传导系统包括_____、_____、_____及其分支等。其中_____为正常心跳起搏点。
9. 风湿性心内膜炎主要累及_____最常受的是_____,其次是_____和_____同时受累。
10. 风湿性心内膜炎时在瓣膜闭锁缘上形成小的赘生物,其主要由_____和_____成分组成。

11. 风湿性心肌炎时病变特点是形成_____,它位于_____中。
12. 冠心病根据缺血程度不同可分为_____、_____。
13. 心肌梗死病理上属于_____性梗死,其梗死形态为_____。
14. 左冠状动脉的_____支栓塞可发生左心室前壁,室间隔前2/3的梗死。
15. 主动脉弓自右向左依次发出三个分支,即_____、_____、_____。
16. 临床测量血压常选_____,测量脉搏常选_____。
17. 上肢浅静脉包括_____、_____和_____及其属支。
18. 头臂静脉由_____和_____汇合而成。
19. 肝门静脉及其属支与上、下腔静脉属支之间有多处吻合,其中重要的有_____、_____和_____三处。
20. 动脉粥样硬化病变分为_____、_____、_____和_____四期变化。
21. 充血分为_____、_____。
22. 血栓可分为_____、_____、_____、_____四种类型。
23. 栓塞的主要有_____、_____、_____等类型。
24. 淋巴系统由_____、_____、_____和_____组成。
25. 淋巴干共9条,它们是两条_____、两条_____、两条_____、两条_____和一条_____。
26. 右淋巴导管由_____、_____和_____汇合而成。
27. 炎症局部的基本病变为_____、_____、_____。
28. 根据渗出物成分的不同,渗出性炎分为_____、_____、_____、_____。
29. 炎症局部的临床表现为_____、_____、_____、_____、_____。全身反应有_____、_____、_____。
30. 纤维蛋白性炎的特点是渗出物中含有_____。发生在黏膜的纤维蛋白性炎又称_____,假膜主要由_____、_____、_____混合而成。
31. 炎症区的病原微生物侵入血液循环或其毒素被吸收入血,可引起_____、_____、_____、_____。

三、单项选择题
1. 脉管系统的构成(　　)
   A. 心血管系统和淋巴管组成
   B. 心、动脉、毛细血管和静脉
   C. 心、血管系统和淋巴器官
   D. 心、动脉、静脉和淋巴导管
   E. 心血管系统和淋巴系统
2. 关于动脉正确的说法是(　　)
   A. 动脉内含动脉血　　　B. 动脉内含静脉血
   C. 自心室发出　　　　　D. 运送血液回心

E. 回流至心房

3. 卵圆窝位于( )
   A. 左心房后壁上
   B. 室间隔膜部右心室壁上
   C. 房间隔的右心房面上
   D. 室间隔膜部左心室面上
   E. 胚胎时期动脉导管闭锁的遗迹

4. 心底朝向何处( )
   A. 后方   B. 右前下方
   C. 右后方   D. 右侧
   E. 右后上方

5. 关于心脏表面标志正确的说法是( )
   A. 冠状沟分隔左、右心房
   B. 界沟分隔心房、心室
   C. 室间沟分隔左、右心房
   D. 心尖处有心尖切迹
   E. 冠状沟分隔心房和心室

6. 关于心腔内结构正确的说法是( )
   A. 冠状窦口位于左心房
   B. 右心室的出口为主动脉口
   C. 三尖瓣口连接左心房与左心室
   D. 左心室前下部构成心尖
   E. 腱索仅位于右心室

7. 左心房可见到的结构是( )
   A. 上、下腔静脉口   B. 冠状窦口
   C. 卵圆窝   D. 三尖瓣口
   E. 左房室口

8. 关于左心室错误的说法是( )
   A. 位于前、后室间沟的左侧
   B. 左心室壁较右心室壁厚
   C. 其右上部延伸为动脉圆锥
   D. 参与构成心脏左缘
   E. 发出主动脉

9. 窦房结位于( )
   A. 下腔静脉口的右侧   B. 房间隔下方
   C. 冠状窦口前上方   D. 界嵴处
   E. 上腔静脉与右心房交界处心外膜深面

10. 室间隔前 2/3 的滋养动脉是( )
    A. 动脉圆锥支   B. 前室间支
    C. 对角支   D. 左旋支
    E. 右旋支

11. 关于心包错误的描述是( )
    A. 分为纤维心包和浆膜心包
    B. 纤维心包伸缩性很小
    C. 浆膜心包又分为脏、壁两层
    D. 纤维心包与浆膜心包间为心包腔
    E. 心包腔内有少量浆液

12. 关于心包腔描述错误的是( )
    A. 是浆膜心包脏、壁层间的腔隙
    B. 是封闭的潜在性腔隙

C. 是浆膜腔
D. 内有少量的浆液
E. 起保护作用,可防止心脏过度扩张

13. 心的正常起搏点在( )
    A. 窦房结   B. 房室结
    C. 房室束   D. 左、右束支
    E. Purkinje 纤维

14. 关于心的体表投影,错误的是( )
    A. 左上点位于左侧第二肋软骨距胸骨左缘 1.2cm 处
    B. 右上点位于右侧第三肋软骨上缘距胸骨右缘 1cm 处
    C. 右下点位于右侧第六胸肋关节处
    D. 左下点位于左侧第五肋间隙距前正中线 7~9cm 处
    E. 右上点位于右侧第三肋软骨上缘距胸骨右缘 1.2cm 处

15. 下述有关风湿病的描述,不正确的是哪项( )
    A. 病变的发生与溶血性链球菌感染有关
    B. 风湿性关节炎为纤维素性炎,可完全愈合
    C. 风湿病属于变态反应性疾病
    D. 风湿病累及心脏最常见和最严重
    E. 皮下结节有助于风湿病的临床诊断

16. 细胞体积较大,胞质丰富,核大,核膜清晰,染色质浓集于核的中央,这种细胞是( )
    A. 组织细胞   B. 肥大细胞
    C. 风湿细胞   D. 类上皮细胞
    E. 泡沫细胞

17. 风湿病在病理诊断上最有意义的病变为( )
    A. 心包脏层纤维蛋白性渗出
    B. 心肌纤维变性、坏死
    C. 结缔组织内风湿小体形成
    D. 浆细胞浸润
    E. 结缔组织基质黏液变性

18. 风湿病病变最严重的部位是( )
    A. 关节   B. 血管
    C. 皮肤   D. 小脑
    E. 心脏

19. 风湿性心内膜炎最常累及( )
    A. 二尖瓣+主动脉瓣   B. 三尖瓣+肺动脉瓣
    C. 主动脉瓣   D. 二尖瓣
    E. 三尖瓣

20. 慢性风湿性心瓣膜病最常见的联合瓣膜病变是( )
    A. 主动脉瓣和肺动脉瓣   B. 二尖瓣和三尖瓣
    C. 三尖瓣和肺动脉瓣   D. 二尖瓣和主动脉瓣
    E. 三尖瓣和主动脉瓣

21. 最常见的心瓣膜病是( )
    A. 二尖瓣狭窄与关闭不全
    B. 三尖瓣狭窄与关闭不全
    C. 主动脉瓣狭窄
    D. 主动脉瓣狭窄与关闭不全
    E. 肺动脉瓣狭窄与关闭不全

22. 风湿性心内膜炎心内膜之赘生物的实质是( )

A. 增生的肉芽组织　　　B. 风湿性肉芽肿
C. 混合血栓　　　D. 机化的瘢痕
E. 白色血栓

23. 风湿性心内膜炎心内膜赘生物的特点不包括(　　)
    A. 位于瓣膜闭锁缘
    B. 灰白色、粟米大小、单行排列
    C. 本质为白色血栓
    D. 脱落后常引起多脏器梗死
    E. 反复发作导致瓣膜病

24. 心肌梗死发生在左心室后壁,室间隔后三分之一及右心室大部,相应的病变血管是(　　)
    A. 左前降支　　　B. 左冠状动脉
    C. 右冠状动脉　　　D. 左旋支
    E. 左主干

25. 冠状动脉粥样硬化病变的最常见累及部位是(　　)
    A. 左冠状动脉前降支　　　B. 左冠状动脉旋支
    C. 右冠状动脉主干　　　D. 左冠状动脉主干
    E. 右冠状动脉旋支

26. 心肌梗死最常发生的部位为(　　)
    A. 左心室侧壁　　　B. 左心室前壁
    C. 左心室后壁　　　D. 右心室前壁
    E. 室间隔后1/3

27. 主动脉弓发出的分支由右向左依次是(　　)
    A. 头臂干、右颈总动脉和左锁骨下动脉
    B. 右锁骨下动脉、右颈总动脉和头臂干
    C. 头臂干、右颈总动脉和左锁骨下动脉
    D. 左颈总动脉、左锁骨下动脉和头臂干
    E. 头臂干、左颈总动脉和左锁骨下动脉

28. 颈外动脉的分支不包括(　　)
    A. 甲状腺上动脉　　　B. 椎动脉
    C. 上颌动脉　　　D. 面动脉
    E. 颞浅动脉

29. 下列哪条动脉为腹腔干的三大分支之一(　　)
    A. 胃左动脉　　　B. 胃右动脉
    C. 肠系膜上动脉　　　D. 肠系膜下动脉
    E. 肝固有动脉

30. 属于下腔静脉属支的血管是(　　)
    A. 胃左静脉　　　B. 肠系膜上静脉
    C. 肠系膜下静脉　　　D. 脾静脉
    E. 肾静脉

31. 肝门静脉的属支不包括(　　)
    A. 胃左静脉　　　B. 肠系膜上静脉
    C. 肠系膜下静脉　　　D. 脾静脉
    E. 肝静脉

32. 关于体循环和肺循环的描述,错误的是(　　)
    A. 体循环起自左心室　　　B. 体循环动脉内含动脉血
    C. 体循环终于右心房　　　D. 肺循环静脉内含静脉血
    E. 肺循环起自右心室

33. 动脉粥样硬化好发部位是(　　)
    A. 冠状动脉　　　B. 肱动脉

C. 桡动脉　　　D. 足背动脉
E. 腋动脉

34. 下列哪一项不属于粥样斑块的继发性改变(　　)
    A. 溃疡形成　　　B. 钙化
    C. 斑块内出血　　　D. 室壁瘤形成
    E. 血栓形成

35. 粥样斑块的继发性改变中最危险的是(　　)
    A. 斑块内出血　　　B. 钙化
    C. 斑块破裂　　　D. 动脉瘤形成
    E. 血栓形成

36. 冠状动脉粥样硬化是冠心病的主要原因,最严重的影响是(　　)
    A. 心绞痛　　　B. 心肌肥大
    C. 心肌萎缩　　　D. 心肌硬化
    E. 心肌梗死

37. 动脉粥样硬化脂纹期有以下特征,除外(　　)
    A. 为动脉粥样硬化的早期病变
    B. 镜下主要为胆固醇结晶
    C. 与高脂血症关系密切
    D. 肉眼呈黄色帽针大的斑点或条纹
    E. 病变可进一步演变为纤维斑块

38. 镜下观察动脉粥样硬化的粥样斑块无以下哪种结构(　　)
    A. 胆固醇结晶　　　B. 无定形坏死物
    C. 泡沫细胞　　　D. 较多中性粒细胞
    E. 淋巴细胞

39. 与动脉粥样硬化发病关系最为密切的血脂是(　　)
    A. HDL　　　B. TG
    C. LDL　　　D. HDL-C
    E. VLDL

40. 心衰细胞见于(　　)
    A. 左心衰竭时肺泡腔内　　　B. 右心衰竭时肺泡腔内
    C. 肺水肿时肺泡腔内　　　D. 肝淤血时肝脏内
    E. 脾淤血时脾脏内

41. 肺淤血时痰液中出现胞质中含有棕黄色色素颗粒的巨噬细胞称为(　　)
    A. 支气管黏膜上皮细胞　　　B. 肺泡上皮细胞
    C. 异物巨细胞　　　D. 单核细胞
    E. 心衰细胞

42. 右心衰竭引起淤血的器官主要是(　　)
    A. 肺、肝及胃肠道　　　B. 肺、脑及胃肠道
    C. 肝、脾及胃肠道　　　D. 肾、肺及胃肠道
    E. 脾、肺及胃肠道

43. 白色血栓发生于(　　)
    A. 血流不变时　　　B. 血流较快时
    C. 血流减慢时　　　D. 血流停滞时
    E. 组织出血时

44. 机化的血栓中形成与原血管腔相互沟通的新生血管,使部分血流得以恢复,这种现象称为(　　)
    A. 血栓脱落　　　B. 侧支循环形成

C. 血栓机化　　　　　　　D. 血栓硬化

E. 再通

45. 最常见的栓子是(　　　)

A. 血栓　　　　　　　　　B. 脂肪

C. 空气　　　　　　　　　D. 羊水

E. 寄生虫

46. 潜水员过快的从海底升到水面容易发生(　　　)

A. 肺不张　　　　　　　　B. 肺气肿

C. 血栓栓塞　　　　　　　D. CO_2 栓塞

E. 氮气气体栓塞

47. 容易发生出血性梗死的器官是(　　　)

A. 心　　　　　　　　　　B. 肾

C. 脑　　　　　　　　　　D. 肺

E. 脾

48. 梗死灶的形状取决于(　　　)

A. 该器官的血管分布　　　B. 坏死灶的大小

C. 梗死灶内的含血量　　　D. 坏死的类型

E. 侧支循环的建立

49. 血栓对机体的不利影响不包括(　　　)

A. 阻塞血管

B. 阻塞血管破口,组织出血,预防出血

C. 栓塞

D. 心瓣膜变形

E. DIC,并引起广泛出血和休克

50. 血栓的结局不包括(　　　)

A. 梗死　　　　　　　　　B. 溶解、吸收

C. 钙化　　　　　　　　　D. 机化

E. 再通

51. 可导致皮肤黏膜广泛出血的血栓形成是(　　　)

A. 冠状动脉内血栓形成　　D. 脑动脉内血栓形成

C. 微循环内血栓形成　　　D. 肝静脉内血栓形成

E. 肺静脉内血栓形成

52. 贫血性梗死多见于(　　　)

A. 左心衰竭并发肺动脉栓塞

B. 心,脑动脉栓塞不能及时建立侧支循环

C. 软组织内栓塞可建立侧循环

D. 肠系膜动脉栓塞

E. 肠套叠,肠扭转

53. 胸导管不接受(　　　)

A. 右腰干　　　　　　　　B. 左颈干

C. 肠干　　　　　　　　　D. 左腰干

E. 右颈干

54. 右淋巴导管(　　　)

A. 起自乳糜池　　　　　　B. 接受肠干

C. 接受左腰干　　　　　　D. 注入左颈内静脉

E. 引流右上半身的淋巴

55. 脾(　　　)

A. 长轴与第 12 肋一致　　B. 位于胃与膈之间

C. 位于膈上面　　　　　　D. 下缘有脾切迹

E. 红髓散在白髓内

56. 引起炎症的因素中最常见的是(　　　)

A. 化学性损伤　　　　　　B. 生物性因子

C. 遗传性缺陷　　　　　　D. 免疫性因素

E. 物理性因素

57. 急性炎症或炎症早期以(　　　)

A. 以变质和渗出性病变为主

B. 以化脓性炎症为主

C. 以增生性病变为主

D. 以淋巴及浆细胞浸润为主

E. 以肉芽组织增生为主

58. 关于纤维素性炎症的病变下列哪项是错误的(　　　)

A. 病变常发生于黏膜、浆膜

B. 血管壁损伤较重

C. 纤维素渗出

D. 释出水解酶增多

E. 形成灰白膜状物,称为假膜

59. 慢性肉芽肿性炎症以下列哪种成分为主(　　　)

A. 毛细血管

B. 成纤维细胞

C. 炎细胞

D. 毛细血管、成纤维细胞和炎细胞

E. 巨噬细胞

60. 病原微生物经过血道扩散可引起机体有以下改变,但(　　　)除外

A. 菌血症　　　　　　　　B. 毒血症

C. 败血症　　　　　　　　D. 脓毒血症

E. 淋巴结炎

四、简答题

1. 简述体循环、肺循环的途径。

2. 请描述心的位置和形态。

3. 试述心壁的构造。

4. 试述风湿性心内膜炎的病变特点及对机体的影响。

5. 人体有哪些主要的触摸点?试在自己身上触摸之。

6. 动脉粥样硬化可分为几个阶段?其继发病变有哪些?

7. 临床做冠状动脉造影,需自股动脉插管至冠状动脉,请总结从股动脉经何途径到达左冠状动脉前室间支。

8. 某人右手掌刺伤后发生细菌感染,现经左手背静脉注射抗生素治疗,请用总结药物到达病变部位的途径。

9. 患者右上颌牙龈发炎,护士于患者臀部注射抗生素治疗,请写出药物到达右上颌牙齿、牙龈的途径。

10. 临床上肝硬化时肝门静脉高压患者常出现呕血、便血和脐周静脉曲张等表现,请根据肝门静脉系的特点解释上述表现的解剖学基础。

11. 简述淤血的原因、病变及其对机体的影响。

12. 简述栓塞的类型及其产生的后果。

13. 某患者因下肢骨折形成深静脉血栓,后血栓脱落导致肺静脉栓塞,请分析该病例中血栓的运行途径。

14. 试述胸导管的行程和接受的淋巴干。

15. 简述炎症的局部表现和全身反应。

16. 以一种疾病为例阐述炎症的基本病理变化和结局。

第四章 消 化 系 统

消化系统(digestive system)包括消化管和消化腺两部分(图4-1)。消化管包括口腔、咽、食管、胃、小肠(十二指肠、空肠、回肠)和大肠(盲肠、阑尾、结肠、直肠、肛管)。临床上常把从口腔到十二指肠的这段消化管称上消化道,空肠以下的部分称下消化道。消化腺是分泌消化液的器官,有大、小消化腺两种,前者位于消化管壁之外,包括唾液腺(腮腺、下颌下腺、舌下腺)、肝和胰,后者散在于消化管各部的管壁内。

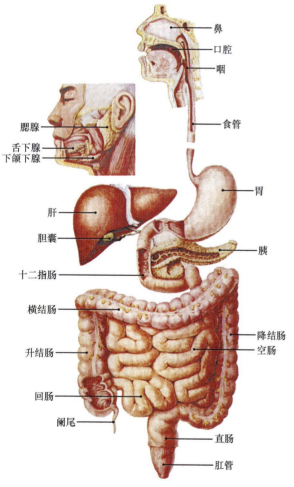

图4-1 消化系统概观

口腔概观标注:鼻、口腔、咽、食管、腮腺、舌下腺、下颌下腺、肝、胆囊、胰、胃、十二指肠、横结肠、降结肠、升结肠、空肠、回肠、阑尾、直肠、肛管

☞考点:消化管的分部

第一节 消 化 管

学习目标

1. 掌握消化系统的组成及上、下消化道及咽峡的概念。
2. 掌握牙的形态、构造及牙的名称、排列。
3. 熟悉口腔各壁、舌的形态、结构和唾液腺的位置。
4. 掌握咽的位置、分部和沟通关系。
5. 掌握食管的分部、狭窄。
6. 掌握胃的位置、形态及分部,熟悉其常见疾病。
7. 熟悉小肠的分部及微细结构特点。
8. 熟悉大肠的分部和形态特点。

一、口 腔

口腔(oral cavity)是消化管的起始部位,其前方借口裂与外界相通,由上、下唇围成;后方以咽峡和咽交通。整个口腔借上、下牙弓和牙齿分为前部的口腔前庭和后部的固有口腔。

(一)口腔各壁

前壁为口唇,分为上唇和下唇,两唇围成口裂.在上唇外面正中线有一浅沟,称人中。上唇外面的两侧与颊部交界处各有一弧形浅沟,称鼻唇沟。口唇外表面为皮肤,中间为口轮匝肌,内面为黏膜。侧壁为颊,其构造与唇相似。上壁(口腔顶)为腭,其前2/3部为硬腭,后1/3部为软腭。软腭后份斜向后下方称腭帆。腭帆后缘中央有一乳头样突起称腭垂(又称悬雍垂)。腭垂两侧各有一对弓状皱襞,前方的称腭舌弓,后方的称腭咽弓(图4-1-1)。两弓之间的凹陷区域容纳腭扁桃体。腭帆游离缘、腭垂、两侧腭舌弓和舌根共同围成咽峡,它是口腔和咽的分界。下壁即口腔底。

(二)牙

牙(teeth,dentes)是人体最坚硬的器官,呈弓状排列成上牙弓和下牙弓,有咬切、撕裂、研磨食物及协助发音功能。

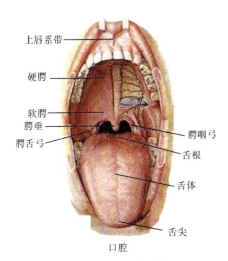
图 4-1-1　口腔与咽峡

上唇系带
硬腭
软腭
腭垂
腭舌弓
腭咽弓
舌根
舌体
舌尖
口腔

1. 牙的形态分部和构成　每个牙分为牙冠、牙根、牙颈三部分(图 4-1-2)。露于牙龈以外的部分为牙冠,镶嵌入牙槽内的部分为牙根,牙冠和牙根之间的部分为牙颈。牙由牙本质、牙釉质、牙骨质和牙髓构成。牙本质构成牙的大部分,牙冠外面有光亮坚硬的釉质,牙根的表面有牙骨质。牙腔内的牙髓由神经、血管与结缔组织共同组成。

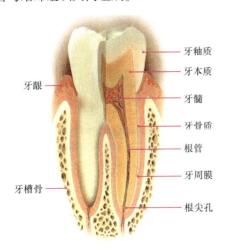
图 4-1-2　牙的纵切面

牙釉质
牙本质
牙髓
牙骨质
根管
牙周膜
根尖孔
牙龈
牙槽骨

2. 牙周组织　包括牙槽骨、牙周膜和牙龈三部分,对牙起保护、固定和支持作用。牙周膜是介于牙和牙槽骨之间的致密结缔组织,牙龈是口腔黏膜的一部分,富含血管。

3. 牙的分类和排列　根据牙的形态和功能,可分为切牙、尖牙、前磨牙和磨牙。按萌出时间可分为乳牙和恒牙两套牙(图 4-1-3、图 4-1-4)。乳牙从出生6~7 个月开始萌出,3 岁左右出齐,上、下颌左、右各 5个,共 20 个;从 6~7 岁乳牙开始脱落,恒牙相继萌出,约 13~14 岁出齐,共 28~32 个。第三磨牙萌出较晚,到成年后才长出,有的甚至终身都不萌出。临

床上记录牙的位置,常以被检查者的方位范围为准,以"+"记号划分上下颌及左右半区,乳牙用罗马数字Ⅰ~Ⅴ标示,恒牙用阿拉伯数字 1~8 标示。

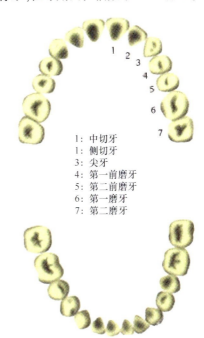

1: 中切牙
1: 侧切牙
3: 尖牙
4: 第一前磨牙
5: 第二前磨牙
6: 第一磨牙
7: 第二磨牙

图 4-1-3　乳牙的排列

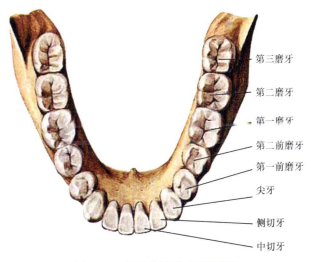
图 4-1-4　恒牙的排列(下颌恒牙)

第三磨牙
第二磨牙
第一磨牙
第二前磨牙
第一前磨牙
尖牙
侧切牙
中切牙

考点:牙的分部。牙的命名原则

(三) 舌

舌(tongue)既是味觉器官,又有参与咀嚼和协助发音的功能。

1. 舌的形态　舌分为前 2/3 的舌体和后 1/3 的舌根两部分,舌体的前端称舌尖,舌上面为舌背,舌下面正中线上的黏膜皱襞即舌系带,在其根部两侧有一对圆形隆起,称舌下阜,由舌下阜向口底后外侧延续而成的斜形皱襞称舌下襞(图 4-1-5)。

2. 舌黏膜　呈淡红色,在舌背黏膜上有许多小

突起称舌乳头(图4-1-6),根据其形态可分为丝状乳头、菌状乳头、轮廓乳头和叶状乳头(成人已退化)。舌的轮廓乳头、菌状乳头以及软腭和会厌等处的黏膜上皮中有味觉感受器称味蕾。舌根部的黏膜内含有许多淋巴组织形成的隆起叫舌扁桃体。

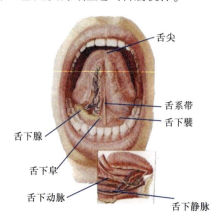

图4-1-5 口腔底和舌下面的黏膜

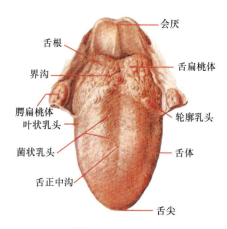

图4-1-6 舌乳头

3. 舌肌 为骨骼肌,可分为舌内肌和舌外肌两部分。舌内肌起止都在舌内,由不同方向的肌纤维束组成,收缩时可改变舌的形状。舌外肌是指起于舌外、止于舌内的肌肉,收缩时可改变舌的位置。其中颏舌肌最为重要,它起于下颌骨颏棘,肌纤维呈扇形向后上方止于舌中线两侧。两侧颏舌肌同时收缩,舌伸向前下方,即伸舌,若一侧收缩,舌尖偏向对侧。

(四)唾液腺

唾液腺(salivary glands)分大、小两类,小唾液腺散在于各部口腔黏膜内(如唇腺、颊腺、腭腺、舌腺)。大唾液腺包括腮腺、下颌下腺和舌下腺三对(图4-1-7)。其中腮腺最大,略呈三角形,位于外耳道前下方,其导管开口于上颌第二磨牙的颊黏膜处。下颌下腺位于下颌体深面,腺管开口于舌下阜。舌下腺位于舌下黏膜的深面,腺管开口于舌下襞和舌下阜。

☞考点:大唾液腺有哪些?

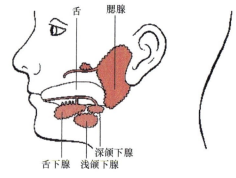

图4-1-7 唾液腺

二、咽

咽(pharynx)是前后略扁的漏斗形肌性管,位于颈椎前方,上端起于颅底,下端平在第6颈椎下缘平面续于食管,全长约12厘米(图4-1-8)。其前壁与鼻腔、口腔和喉腔相通,因此分为鼻咽、口咽和喉咽三部,是消化道与呼吸道的共同通道。

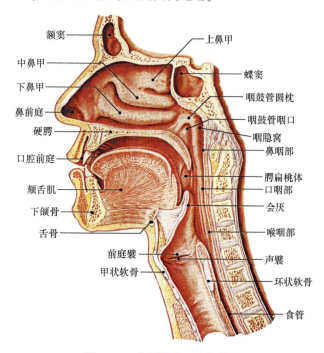

图4-1-8 头颈部的正中矢状面

☞考点:咽的分部

(一)鼻咽

鼻咽介于颅底与软腭之间,位于鼻腔后方,经鼻后孔与鼻腔相通。在鼻咽的侧壁距下鼻甲后端约1cm处,有咽鼓管咽口,鼻咽经此通中耳鼓室。咽鼓管咽口的前、上、后方的隆起称咽鼓管圆枕。咽鼓管圆枕的后上方有一凹陷,称咽隐窝,鼻咽癌好发于此处。

☞考点:鼻咽癌的好发部位

（二）口咽

口咽介于软腭与会厌上缘之间，位于口腔的后方，向前经咽峡与口腔相通。口咽的侧壁上有呈椭圆形的腭扁桃体。围绕鼻腔、口腔和咽腔连通处，存在有咽扁桃体、腭扁桃体和舌扁桃体，共同围成一个淋巴组织环，称咽淋巴环，具有防御功能。

（三）喉咽

喉咽介于会厌上缘与第6颈椎下缘平面之间，向下与食管相续，位于喉的后方，向前经喉口通喉腔，在喉口的两侧各有一深窝，称梨状隐窝（图4-1-9），常为异物滞留的部位。

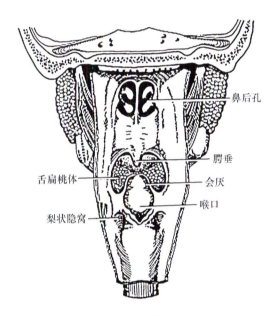

图4-1-9 咽（后壁切开）

三、食 管

食管（esophagus）是一个前后扁平的肌性管道，上端在第6颈椎下缘平面与咽相接，向下沿脊柱前方下行，经胸廓上口入胸腔，穿膈的食管裂孔进入腹腔，约在第11胸椎体高度与胃的贲门相接，全长约25厘米。依其行程可分为颈、胸、腹三段（图4-1-10）。食管全程有三处较狭窄：第一处狭窄位于食管起始处，距中切牙约15cm；第二处狭窄位于食管与左支气管交叉处，相当于胸骨角平面，距中切牙约25cm；第三狭窄为食管穿经膈的食管裂孔处，距中切牙约40cm。

☞考点：食管的分部及三处狭窄的位置

四、胃

胃（stomach）上接食管，下续十二指肠，是消化管中最膨大的部分。成人胃的容积约为1500ml，具有容纳食物、分泌胃液和初步消化食物的功能。

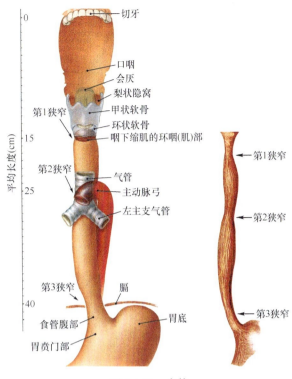

图4-1-10 食管

（一）胃的形态和分部

胃的形态受人的体型、体位、年龄、性别和胃的充盈度等因素的影响。胃分上下两口，大小两弯和前后两壁（图4-1-11）。胃的上口称贲门，接食管，下口称幽门，通十二指肠。上缘凹向右上方叫胃小弯，再胃小弯的最低处有一角切迹；下缘凸向左下方叫胃大弯。

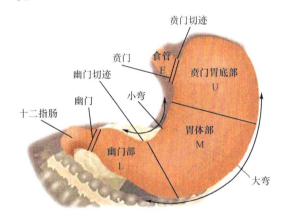

图4-1-11 胃的形态和分部

胃分为四部：贲门部、胃底、胃体和幽门部。位于贲门附近的部分为贲门部，贲门平面以上向左上方凸出的部分称胃底，胃底和角切迹之间的部分为胃体，角切迹与幽门之间的部分称幽门部。幽门部的中间沟将其分为右侧的幽门管和左侧的幽门窦两部分。临床上将幽门部称为胃窦，胃窦和胃小弯附近时胃溃疡和胃癌的好发部位。

☞考点：胃的分部

（二）胃的位置和毗邻

一般情况下，胃中等充盈时，大部分位于左季肋区，小部分位于腹上区。胃的前壁右侧与肝左叶相邻，左侧与膈相邻，被左肋弓所掩盖，其余部分与腹前壁直接相贴（图4-1-12），是临床上进行胃触诊的部位。胃的后壁与胰、横结肠、左肾和左肾上腺相邻，胃底则与膈、脾相邻（图4-1-13）。

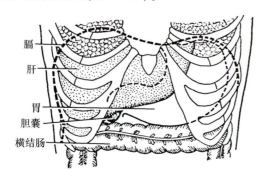

图4-1-12　胃前面的毗邻

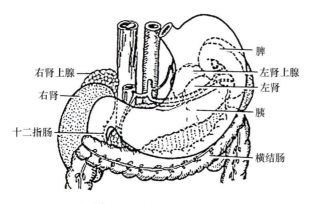

图4-1-13　胃后面的毗邻

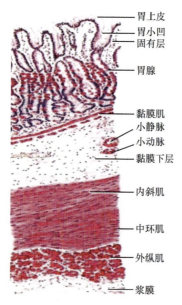

（三）胃壁的微细结构

胃是一个空腔性器官，胃壁从内向外可分为四层（图4-1-14）。①黏膜层：可分为上皮层和固有层，前者为单层柱状上皮，后者为结缔组织，内含紧密排列的大量腺体，腺体由主细胞（分泌胃蛋白酶原）、壁细胞（分泌盐酸和内因子）、颈黏液细胞（分泌黏液）构成，呈分支管状，其导管开口于黏膜表面的胃小凹。②黏膜下层：为疏松结缔组织，含较大的血管、淋巴管、神经。③肌层：较厚，由内斜、中环及外纵三层平滑肌构成（图4-1-15）。④外膜：由薄层结缔组织和间皮构成，属浆膜。

☞考点：胃壁的分层

（四）胃的常见疾病

1. 胃炎（gastritis）　是发生在胃黏膜的炎症性疾病，可分为急性胃炎和慢性胃炎两种。

（1）急性胃炎（acute gastritis）：根据病因、病变特点又可分为以下几种。

1）卡他性胃炎：多因刺激性饮食（暴饮暴食、辛辣食物、大量饮酒）或急性感染（食物中毒）引起，亦称刺激性胃炎。病变特点为胃黏膜充血水肿伴大量的炎性渗出。一般在饮食不当后数小时至24小时发病，起病急骤，主要症状为上腹部疼痛，恶心、呕吐，呕吐物为食物和大量胃液，常伴腹泻。护理工作中应注意要及时消除刺激并积极补充液体。

2）腐蚀性胃炎：多因吞下高浓度酸、碱或腐蚀性化学剂引起。病变特点为胃黏膜成片坏死，表面结痂或脱落形成溃疡，严重者穿孔。患者多在吞服毒物后立即出现口咽部、胸骨后及上腹部剧烈疼痛，频繁呕吐甚至呕血，呕吐物中可见坏死脱落的胃壁组织，伴穿孔时出现腹膜炎症状。本病是一种严重中毒，必须立即进行洗胃等抢救措施。

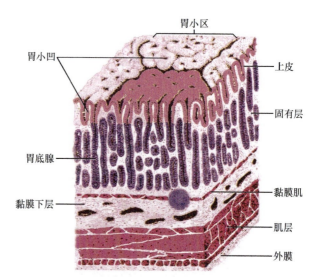

图4-1-14　胃的微细结构

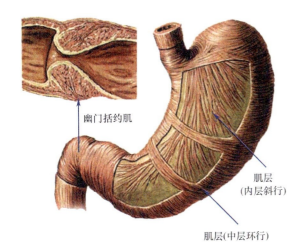

幽门括约肌

肌层
(内层斜行)

肌层(中层环行)

图 4-1-15　胃壁的肌

3）出血性胃炎：与服用某些药物（如水杨酸制剂）、过量应用肾上腺皮质激素、应激反应及过度饮酒有关。病变特点为胃黏膜广泛性出血合并轻度坏死（糜烂）。临床表现除腹痛、呕吐外，主要表现为呕血和黑便。应消除诱因，积极止血，防治失血性休克。

（2）慢性胃炎（chronic gastritis）：发病率居胃病之首，多由急性胃炎反复发作迁延而来，亦可隐袭发生。发病机制尚未完全阐明，可能与长期酗酒、辛辣食物、吸烟、水杨酸类药物的刺激、胆汁反流及幽门螺杆菌感染有关。经研究证明，幽门螺杆菌（HP）不仅能适应胃内高酸环境，还可降解胃黏膜表面被覆黏液使其失去保护作用，故被认为是慢性胃炎的一种病原因素。根据病变特点，可分为：

1）慢性浅表性胃炎（chronic superficial gastritis）：最常见，以胃窦部病变为主。胃镜检查，胃黏膜充血、水肿，表面有渗出物和分泌物，有时并伴有点状出血或糜烂。显微镜下，病变主要限于黏膜浅层，充血、水肿、淋巴细胞和浆细胞浸润，有时可见出血和糜烂，腺上皮无损害。

2）慢性萎缩性胃炎（chronic atrophic gastritis）：又可分为 A、B 两型，前者国外多见，而我国以后者为主。本病炎症改变并不明显，主要是胃黏膜的萎缩性变化。胃镜检查，正常胃黏膜的橘红色色泽消失，代之以灰色；胃黏膜变薄、黏膜皱襞变浅或消失，黏膜下血管清晰可见，并与周围正常胃黏膜分界清楚。镜下，黏膜层变薄，腺上皮萎缩，腺体变小、萎缩甚至出现肠上皮化生，间质有淋巴细胞和浆细胞浸润甚至形成淋巴滤泡（图 4-1-16）。临床上缺乏特异性症状，大多数患者有不同程度的消化不良症状（饱胀、嗳气等），少数患者可有食欲减退、恶心、上腹不适或钝痛、贫血等症状。

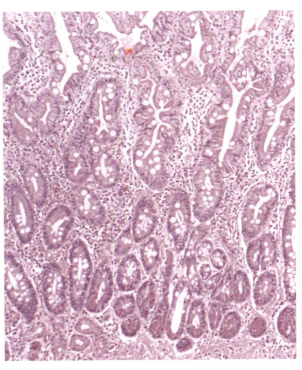

图 4-1-16　慢性萎缩性胃炎

/// 案例分析

1. 陆先生，因工作需要长期吸烟、饮酒、饮食无规律，经常处于过饥或过饱状态。最近常感上腹部隐痛、灼痛、胀痛，消瘦、食欲不振，嗳气打嗝，大便干燥不畅，3～5 天一次。经胃镜检查及病理检查，诊断为：慢性浅表性胃炎。经保护胃黏膜、增加胃、肠道动力，润畅通便，维持肠道的微生态平衡及中药综合治疗，上腹痛及腹胀、返酸、嗳气症状完全消失，大便通畅，无干燥便秘点。

2. 患者，女性，45 岁。上腹饱胀不适 5 年，偶有上腹部轻微疼痛。胃镜见：胃窦部黏膜灶性变薄，灰白色，取黏膜组织送检。

思考：

用何种方法可判断胃黏膜萎缩？

2. 溃疡病　是特指发生在胃和十二指肠的溃疡，因其发病与胃液的消化作用有关，亦称慢性消化性溃疡（chronic peptic ulcer）。是我国的常见病、多发病之一，多见于成人，男性多于女性。病因和发病机制较为复杂，尚未清楚，一般认为与胃液的消化作用、胃黏膜抗消化能力降低、遗传等因素有关。

（1）病理变化：肉眼观，胃溃疡多位于胃小弯近幽门处（尤多见于胃窦部），单个，圆形或椭圆形，直径多在 2cm 以内。溃疡边缘整齐，状如刀切，底部平坦，但可穿越黏膜下层，深达肌层甚至浆膜层。溃疡周围黏膜皱襞以溃疡为中心呈放射状排列（图 4-1-17）。十二指肠溃疡常见于球部的前、后壁，其形态特点与胃溃疡相似,只是直径较小,一般为 0.5~1cm,且较表浅。

☞考点:溃疡的镜下结构有哪些特点?

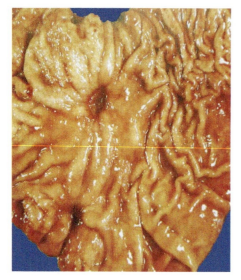

图 4-1-17 慢性胃溃疡(肉眼观)

镜下,溃疡底部由内向外分为 4 层结构(图 4-1-18):最上层由少量炎性渗出物(白细胞、纤维素等)覆盖,称炎性渗出层;其下为坏死组织层;再下则见较新鲜的由大量毛细血管和成纤维细胞构成的肉芽组织层;最下层则是由肉芽组织移行而来的陈旧瘢痕组织层,其主要成分是胶原纤维。位于瘢痕组织内的小动脉因炎性刺激常有增殖性动脉内膜炎,使小动脉管壁增厚,管腔狭窄或有血栓形成,是溃疡难以愈合的因素。但这种变化却可防止溃疡底血管破溃、出血。另外,溃疡底部的神经节细胞及神经纤维常发生变性和断裂,有时神经纤维断端呈小球状增生,这种变化可能是患者产生疼痛症状的原因之一。

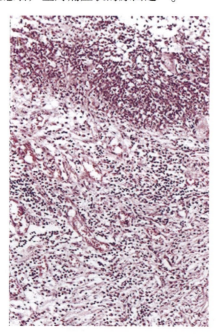

图 4-1-18 慢性胃溃疡(镜下)

(2)病理临床联系:溃疡病患者主要的症状为节律性上腹部痛,与进食的关系甚为密切:十二指肠溃疡患者疼痛常在饥饿时或夜间发作,进食后可缓解;而胃溃疡患者疼痛常在餐后半小时至 2 小时出现,随着食物的排空,疼痛可逐渐缓解。另外,由于幽门括约肌痉挛,胃内容物排空困难,食物滞留胃腔内发酵,患者还会出现上腹饱胀、嗳气、反酸、恶心等消化不良症状(表 4-1-1)。

表 4-1-1　胃溃疡与十二指肠溃疡的区别

	胃溃疡	十二指肠溃疡
部位	窦部、小弯侧	球部
数目	一个	一个
形态	圆、椭圆	圆、椭圆
直径	<2.5cm	<1cm
边缘	整齐	整齐
深度	深	表浅
底部	平坦	平坦
周围黏膜	向溃疡集中	向溃疡集中

(3)结局及并发症:若能消除病因,积极治疗,渗出物及坏死组织逐渐被吸收、排除后,底部的肉芽组织增生形成瘢痕组织充填修复,同时周围的黏膜上皮再生,覆盖溃疡面而愈合。但若病变不断加重,则可出现以下并发症。

1)出血:是最常见的并发症。由于局部组织坏死,血管受侵蚀而破裂出血。少量出血,仅大便潜血试验阳性;溃疡底较大破裂时则引起大出血,患者出现呕血(咖啡色)、黑便(柏油样),严重者可出现失血性休克。

2)穿孔:是最危险的并发症。十二指肠溃疡因肠壁较薄更易发生穿孔。由于病变不断进展,侵蚀肌层和浆膜,穿透胃或十二指肠壁后与腹膜腔相通,内容物排入并刺激腹膜,引起急性弥漫性腹膜炎。患者常出现剧烈腹痛,腹肌紧张呈板状甚至休克。

3)幽门梗阻:幽门附近经久不愈的溃疡,因过多的瘢痕组织形成并挛缩而致幽门管狭窄(机械性梗阻),或因炎性水肿及幽门括约肌痉挛而致功能性梗阻。患者出现胀痛、呕吐,呕吐物为宿食,吐后症状可缓解,常有水、电解质紊乱等。

4)癌变:多见于胃溃疡,而十二指肠溃疡几乎不发生癌变。多因溃疡边缘的黏膜上皮或腺体不断受到破坏后反复再生而发生癌变。此时,溃疡边缘隆起,面积增大,直径超过 2cm,患者出现持续性上腹部痛、消瘦、贫血甚至恶病质。

☞考点：溃疡病的结局及并发症有哪些

案例分析

患者，男，45 岁，因反复上腹部疼痛（空腹痛明显）3 年，伴腹胀、反酸和嗳气到医院就诊。纤维胃镜检查显示十二指肠球部溃疡。给予法莫替丁胶囊口服以制止胃酸分泌，多潘立酮（吗丁啉）口服以缓解腹胀（两药间隔 2 小时服用），以及抗炎、护胃等治疗，症状明显缓解，继续原治疗 2 个月后病愈。

五、小 肠

小肠（small intestine）是消化管中最长的一段，成人长约 3 ~5m。上接幽门，下续盲肠，可分为十二指肠、空肠和回肠三部分，是进行消化和吸收的主要场所。

（一）十二指肠

十二指肠（duodenum）上端起自幽门、下端在第 2 腰椎体左侧，续于空肠，长约 25cm，呈 "C" 字形包绕胰头，可分上部、降部、水平部和升部（图 4-1-19）。十二指肠起始部称十二指肠球，是溃疡的好发部位；十二指肠降部的后内侧壁上有一突起，称十二指肠大乳头，是胆总管和胰管的共同开口；十二指肠末端与空肠相接处形成十二空肠曲，它借十二指肠悬韧带固定于腹后壁，是确定空肠起始部的标志。

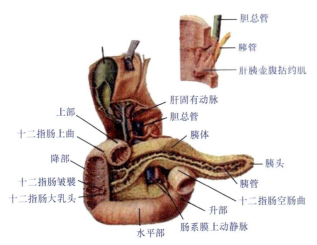

图 4-1-19 十二指肠和胰

☞考点：十二指肠的分部

（二）空肠和回肠

空肠和回肠的形态结构不完全一致，两者之间无明确界限。空肠占近侧的 2/5，主要位于腹腔左上部，管径较粗，管壁厚，血供丰富呈淡红色；回肠占远侧 3/5，一般位于腹腔右下部，管径细，管壁薄，颜色较淡。

（三）小肠的微细结构

小肠是进行消化和吸收的主要部位，管壁由黏膜、黏膜下膜、肌层和浆膜四层构成（图 4-1-20）。小肠的结构特点主要表现在黏膜。①皱襞：小肠各段的内面，除十二指肠起始段较光滑外，其余各段多布满环形皱襞，小肠近侧端的环形皱襞高而密，向远侧则逐渐减少、变低。②绒毛：小肠黏膜的上皮、固有层向肠腔内突出形成的指状突起，称绒毛（图 4-1-21）。绒毛的表面为单层柱状上皮，上皮由柱状细胞和杯状细胞构成。③微绒毛：小肠黏膜上皮的柱状细胞也称吸收细胞，其游离面在光镜下可见纹状缘，是由密集排列的微绒毛构成。环形皱襞、绒毛和微绒毛使小肠的表面积约扩大 600 倍，有利于物质的消化和吸收。

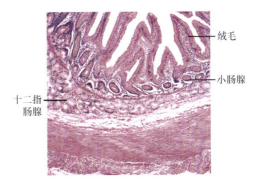

图 4-1-20 十二指肠的微细结构

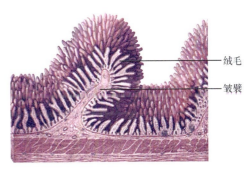

图 4-1-21 小肠绒毛

☞考点：小肠黏膜的特点

六、大 肠

大肠（large intestine）是消化管最后的一段，长约 1.5 米，起自右髂窝，终于肛门，可分为盲肠、阑尾、结肠、直肠和肛管。结肠和盲肠具有三个特征性结构：即结肠带、结肠袋、肠脂垂（图 4-1-22），可作为区别大肠和小肠的标志。

☞考点：大肠的分部；结肠和盲肠的特征性结构

（一）盲肠

盲肠是大肠的起始部，位于右髂窝内，左接回肠末端，上续升结肠。回肠末端突入盲肠称回盲瓣，可防止盲肠内容物逆流到回肠（图 4-1-23）。

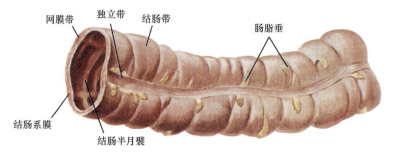

结肠(外面观)

图 4-1-22 结肠的特点

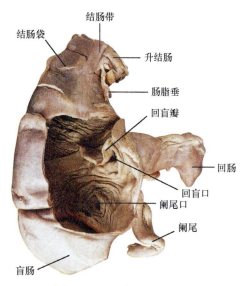

图 4-1-23 回盲部的内面观

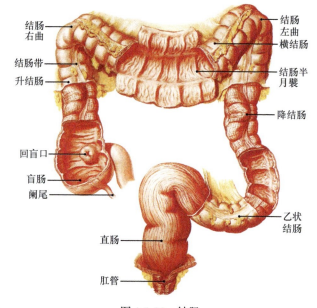

图 4-1-24 结肠

(二) 阑尾

阑尾(vermiform appendix)为蚓状突起,根部连于盲肠的后内侧壁,末端游离,一般长约 6~8cm。由于阑尾位置变化较大,手术时寻找阑尾困难,而三条结肠带均在阑尾根部集中,故沿结肠带向下追踪,是寻找阑尾的可靠方法。**阑尾根部体表投影约在脐与右髂前上棘连线中外 1/3 交界处,称为麦氏点。**

☞考点:麦氏点的位置

(三) 结肠

结肠(colon)围绕在小肠的周围,始于盲肠,终于直肠(图 4-1-24)。可分为升结肠、横结肠、降结肠和乙状结肠四部分。升结肠起自盲肠,沿右侧腹后壁上升,至肝右叶下方弯向左形成结肠右曲,移行为横结肠。横结肠起自结肠右曲,向左行至脾下折向下形成结肠左曲,移行为降结肠。降结肠起自结肠左曲,沿左侧腹后壁向下,至左髂嵴处移行为乙状结肠。乙状结肠呈乙字形弯曲,在左髂嵴处接降结肠,沿左髂窝转入盆腔,至第三骶椎平面续于直肠。

☞考点:结肠的分部

(四) 直肠

直肠(rectum)位于小骨盆腔的后部,全长约 10~14cm,直肠并非直的,在矢状面上有两个弯曲即骶曲和会阴曲(图 4-1-25),骶曲凸向后方,与骶骨

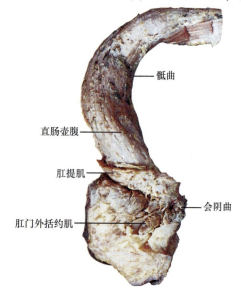

图 4-1-25 直肠的位置和外形

的弯曲一致;会阴曲在尾骨末端的前方,凸向前方。直肠上部较细,下部膨大称直肠壶腹,内有三个直肠横襞(图4-1-26),其中最大且恒定的直肠横襞位于直肠右前壁,距离肛门约3cm,可作为直肠镜检的标志。

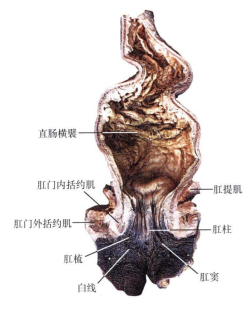

图4-1-26 直肠和肛管的内面观

考点:直肠横襞的临床意义

（五）肛管

肛管(anal canal)是盆膈以下的消化管,上续直肠,下接肛管,长约3~4cm。肛管内有6~10条纵行的黏膜皱襞,称肛柱。肛柱下端之间有半月形的黏膜皱襞,称肛瓣。肛瓣与相邻肛柱下端共同围成的小隐窝称肛窦。肛柱下端和各肛瓣边缘连成的锯齿状连线称齿状线。在齿状线下方约1cm处,肛管内有一浅蓝色环形线,称白线。在齿状线与白线之间宽约1cm的环形区域称肛梳。齿状线附近的皮下组织和黏膜下层内含有丰富的静脉丛,有时可因为某些病理原因而形成静脉曲张,称为痔。发生在齿状线以上的为内痔,在齿状线以下的为外痔,跨越齿状线上、下的称混合痔。**齿状线以上的神经是植物神经,没有明显痛觉,故内痔不痛,手术时是无痛区;齿状线以下的神经是脊神经,痛觉灵敏,故外痔、肛裂非常痛,手术时是有痛区,凡是疼痛的肛门病都在齿线下。**肛管周围有内外括约肌环绕,肛门内括约肌属平滑肌,肛门外括约肌是横纹肌,二者与直肠纵行肌及肛提肌形成肛门直肠环,损伤可导致大便失禁。

考点:齿状线的概念及临床意义

第二节 消 化 腺

学习目标

1. 掌握肝的位置、形态结构,熟悉其常见疾病。
2. 掌握胆囊的位置、形态和肝外胆道的组成。
3. 掌握胰的位置、形态,熟悉其微细结构。

人体的大消化腺除了前面所述的三对唾液腺外,还有肝和胰。

一、肝

肝(liver)是人体最大、血管极为丰富的消化腺,呈红褐色,质软而脆,受外力打击,易破裂出血。我国成人的肝重量男性平均1.3kg,女性平均1.22kg。肝的功能非常复杂、重要,不仅可以分泌胆汁,参与脂肪的消化与吸收,还具有代谢、解毒、防御等功能。

（一）肝的形态结构

肝呈不规则的楔形,可分为上、下两面,前、后两缘(图4-2-1)。肝的前缘锐薄,为上下面的分界线,后缘钝圆,朝向脊柱。肝的上面膨隆,贴于膈下,又称膈面,被镰状韧带分为大而厚的肝右叶和小而薄的肝左叶。膈面的后部没有腹膜覆盖的部分称裸区,其左侧有腔静脉沟,下腔静脉从此通过。肝的下面朝向下后方,邻

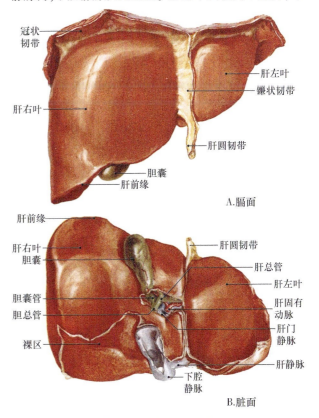

图4-2-1 肝的形态结构

接许多器官,又叫脏面,脏面有一近似"H"形的沟,中间的横沟称肝门,是肝固有动脉、肝门静脉、肝左右管、淋巴管和神经出入肝的部位。左侧纵沟前部有肝固有韧带,后部有静脉韧带;右侧纵沟前部有胆囊窝,后部为腔静脉沟,分别容纳胆囊和下腔静脉。肝的脏面借"H"形的沟分为右叶、左叶、方叶和尾状叶四部分。

☞考点:肝的形态特点;出入肝门的结构

（二）肝的位置

肝的大部分位于右季肋区和腹上区,小部分位于左季肋区。其前面大部为胸廓所掩盖,仅在腹上区左、右肋弓之间的小部分直接与腹前壁接触。肝的上界与膈穹隆一致,其最高点在右侧相当于右锁骨中线与第5肋的交点,在左侧相当于左锁骨中线与第5肋间隙交点。肝的下界,右侧与右肋弓一致。故成人右肋弓下一般不能触及肝,3岁以下的儿童,肝的下界可超过肋弓下缘1~2cm。平静呼吸时,肝的位置可随膈上下移动约2~3cm。

☞考点:肝的位置

（三）肝的微细结构

正常肝脏的基本结构单位是肝小叶（图4-2-2）,约有50万~100万个,呈多角棱柱状。肝细胞是构成肝小叶的主要成分,以中央静脉为中心呈单行排列（由网状纤维支撑）,所形成的结构称肝索或肝板,相邻肝索吻合连接形成迷路样结构,肝索之间为肝血窦（即肝内的毛细血管）,其内流动着血液（图4-2-3）。肝细胞相邻面的细胞膜局部内陷形成胆小管（图4-2-4）,可接纳由肝细胞分泌出的胆汁。相邻肝小叶之间有较多的结缔组织,内有小叶间动、静脉和小叶间胆管通过,此区域称为门管区。

☞考点:肝的基本结构单位

（四）肝的血液循环

肝的血液循环丰富,入肝的血管主要有肝门静脉和肝固有动脉,出肝的是肝静脉,血液在肝内的循环途径见表4-2-1。

（五）肝外胆道

肝的主要功能是分泌胆汁,胆汁通过一系列输胆管道运输,其中肝外输胆管道包括肝左管、肝右管、肝总管、胆囊管、胆囊和胆总管（图4-2-5）。

1. 肝左、右管和肝总管　左、右肝叶的小叶间胆管分别汇合成肝左、右管,肝左、右管出肝门后,汇合成肝总管,长约3cm,在肝十二指肠韧带内下行,与胆

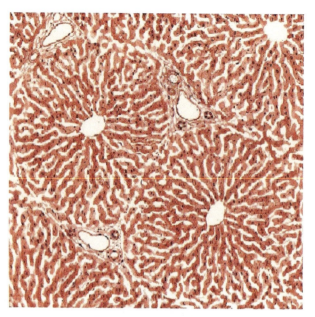

图 4-2-2　肝的微细结构

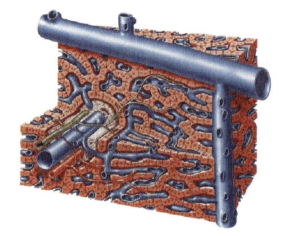

图 4-2-3　肝板和肝窦的关系

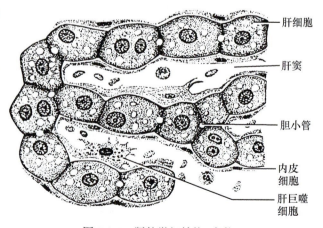

肝细胞
肝窦
胆小管
内皮细胞
肝巨噬细胞

图 4-2-4　肝的微细结构（高倍）

表 4-2-1　肝的血液循环

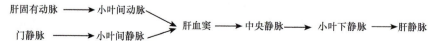

肝固有动脉 ⟶ 小叶间动脉 ⟶ 肝血窦 ⟶ 中央静脉 ⟶ 小叶下静脉 ⟶ 肝静脉
门静脉 ⟶ 小叶间静脉

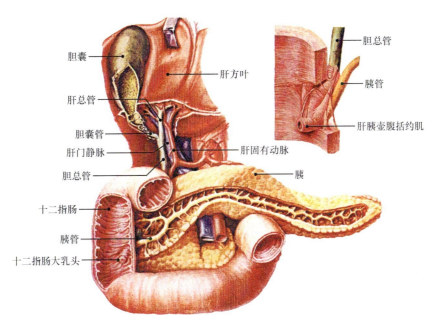

图 4-2-5 胆囊及胆汁排出管道

囊管汇合成胆总管。肝总管、胆囊管与其上方的肝之间共同围成一三角形区域,称胆囊三角,其中有胆囊动脉通过。

☞考点:胆囊三角的概念

2. 胆囊 位于胆囊窝内,具有储存和浓缩胆汁的功能,其容量约为 40~60ml。胆囊形似梨形,活体呈绿色,分底、体、颈、管四部分,其中胆囊底钝圆,常露于肝下缘,其体表投影是在右锁骨中线与右肋弓相交处,胆囊病变时,此处常出现明显压痛。

☞考点:胆囊的分部

3. 胆总管 长约 4~8cm,起自肝总管与胆囊管的汇合点,在肝十二指肠韧带内下行,末端与胰管汇合成膨大的肝胰壶腹(Vater 壶腹),开口于十二指肠大乳头,胆汁和胰液由此流入十二指肠。肝胰壶腹周围有肝胰壶腹括约肌(Oddi 括约肌)包绕。平时肝胰壶腹括约肌处于收缩状态,胆汁经输胆管道进入胆囊贮存;进食后,胆囊收缩,肝胰壶腹括约肌舒张,胆汁排入十二指肠。

☞考点:胆汁的合成和排泄途径

(六)肝的常见疾病

1. 病毒性肝炎(viral hepatitis) 是由肝炎病毒引起的以肝实质细胞变性坏死为主要病变的传染病。临床主要表现为食欲不振、厌油腻、乏力、肝大、肝区疼痛,肝功能异常及黄疸等。发病无性别差异,各年龄均可发生,多为散发,偶尔流行。近年来我国和世界各地发病率均有不断升高的趋势。我国是世界乙肝大国之一。

(1)病因及发病机制:现已知肝炎病毒有甲、乙、丙、丁及戊型 5 种。其中,甲型、戊型多经消化道感染,常来源于饮水及食物的污染,有时呈流行性暴发;乙型、丙型经血行感染,主要通过输血、输液也可通过经皮及性接触传播;丁型常与乙型肝炎传播伴行。发病机制目前还不十分清楚,一般来说与病毒的量、毒力和机体的免疫状态有关。病毒数量少,免疫反应正常者往往只引起隐性感染(无症状的病毒携带者),或发生急性肝炎;免疫反应低下者则为慢性肝炎;而病毒量多,免疫反应强烈者则发生重症肝炎。肝细胞的损伤与病毒的直接破坏(如甲型)或 T 细胞介导的细胞免疫反应(如乙型)有关。

(2)基本病变:各型肝炎病变基本相同,都是以肝细胞的损伤为主,同时伴有不同程度的炎性细胞浸润、肝细胞再生和纤维组织增生。其中,肝细胞损伤的表现有①胞浆疏松化和气球样变:为常见的变性病变,是由于肝细胞受损后细胞水分增多造成。开始时肝细胞肿大,胞浆疏松呈网状、半透明,称胞浆疏松化。进一步发展,肝细胞更形胀大呈球形,胞浆几完全透明,称为气球样变。②嗜酸性变及嗜酸性坏死:多为单个细胞,因胞浆水分脱失,嗜酸性染色增强,细胞核浓缩,称嗜酸性变;如进一步发展,胞浆更加浓缩,胞核消失,最后只剩下深红色均一浓染的嗜酸性小体,称嗜酸性坏死。③溶解坏死:最多见,常由高度气球样变发展而来。此时胞核固缩、溶解、消失,最后细胞解体。有时,坏死的肝细胞为单个或数个散在于肝小叶内(点状坏死);有时,肝细胞坏死呈灶状分布,位于肝小叶周边界板(碎片状坏死);有时,坏死的肝细胞连接于两个中央静脉之间、两个汇管区之间或一个中央静脉和一个汇管区之间,呈带状分布(桥接坏死)。当肝细胞坏死累及肝小叶的1/2以上甚至整个肝小叶时,则称为大片状坏死。上述基本病变中,肝细胞疏松化,气球样变,点状坏死及嗜酸性小体形成对于诊断普通型肝炎具有相对的特征性;而肝细胞的大片坏死、崩解则是重型肝炎的主要病变特征。

☞考点:肝细胞损伤的表现

(3)临床病理类型:常用分类是按病因分为甲、乙、丙、丁、戊5种,但从临床表现及病变特点可分为普通型及重型二大类。在普通型中分为急性及慢性两类。急性有急性无黄疸型及黄疸型;慢性有持续性(迁延性)及活动性。重型中又分为急性及亚急性两种。

1)急性肝炎:最常见。临床上又分为黄疸型和无黄疸型二种,我国以无黄疸型肝炎居多,两者病变基本相同。主要为:广泛的肝细胞变性,以胞浆疏松化和气球样变最为普遍(图4-2-6)。坏死轻微,肝小叶内可有散在的点状坏死。有时可见嗜酸性小体形成,伴不同程度的炎性细胞浸润。由于肝细胞弥漫地变性肿胀,使肝体积增大,被膜紧张,临床上患者常出现肝大、肝区疼痛和压痛。而肝细胞坏死,细胞内的酶类释出入血,则导致血清谷丙转氨酶(SGPT)等升高。肝细胞坏死较多时,胆红质的摄取、结合和分泌发生障碍,加之毛细胆管受压或有胆栓形成等可引起黄疸。急性肝炎大多在半年内可逐渐恢复,少数病例可发展为慢性肝炎,极少数可恶化为重型肝炎。

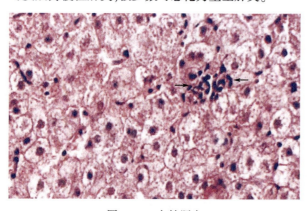

图4-2-6 急性肝炎

2)慢性肝炎:病毒性肝炎病程持续在半年以上者即为慢性肝炎。源于急性肝炎治疗不彻底病变迁延(如甲型)或为原发(如乙、丙型),后者占绝大多数。按病程、肝功能情况、免疫状态及病变等的不同将慢性肝炎分为慢性迁延性肝炎和慢性活动性肝炎两种。

慢性迁延性肝炎(chronic persistent hepatitis,CPH)患者临床症状常较轻或仅有肝功能异常。镜下,肝细胞变性、坏死较急性时减轻,汇管区或小叶内慢性炎性细胞浸润明显。有时汇管区可因有少量结缔组织增生而变宽。肝小叶轮廓清楚,小叶界板无破坏。肉眼观,肝体积增大,但表面平滑。此型肝炎一般发展缓慢,大多数可以恢复,少数可转变为慢性活动性肝炎。

案例分析

患者,男性,15岁,2周前无明显诱因发热达38℃,无发冷和寒战,不咳嗽,感全身不适、乏力、食欲减退、恶心、右上腹不适,偶尔呕吐,曾按上感和胃病治疗无好转。1周前皮肤出现黄染,尿色较黄,无皮肤瘙痒,大便正常。查体:皮肤略黄、无出血点,巩膜黄染,腹平软,肝肋下2cm,轻压痛和叩击痛。诊断:急性黄疸型肝炎可能性大。嘱其多休息,行抗病毒治疗,给予护肝药物、中药等。

思考:

诊断急性黄疸型肝炎的依据有哪些?

慢性活动性肝炎(chronic active hepatitis,CAH)患者病变较重,肝功能持续异常。镜下,肝细胞变性坏死更为广泛而严重。肝细胞坏死呈灶状或条带状,常见碎片状坏死和桥接坏死,坏死区可出现肝细胞不规则再生,肝小叶结构遭到不同程度的破坏和改变(图4-2-7)。肉眼观,在肿大的肝表面,上述纤维化明显区呈不平滑颗粒状,质地较硬。此型如不及时治愈大都转入肝硬化。

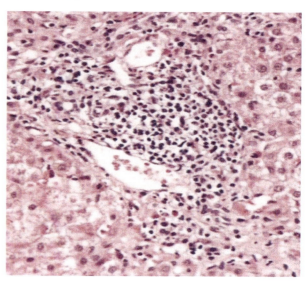

图4-2-7 慢性肝炎

案例分析

患者,男,25岁。肝区疼痛,纳差,厌油5天。体格检查:肝肋下2cm,表面光滑,有触痛。化验:SGPT增高,HBsAg和HBcAb阳性。

思考:

用所学知识解释其临床症状?其预后如何?

3) 重型肝炎:患者病情严重,主要由急性肝炎(尤其是黄疸型)在短时间内病情突然恶化或由几种肝炎病毒重叠感染发生。根据起病急缓及病变程度,可分为急性重型和亚急性重型两种。

急性重型肝炎少见,起病急,病变发展迅猛、剧烈,病死率高。临床上又称为暴发型、电击型或恶性型肝炎。病变特点为可见肝细胞坏死严重而广泛,仅小叶周边部残留少数变性的肝细胞(图4-2-8);肝索解离,肝窦明显扩张充血;Kupffer细胞增生肥大,而肝细胞再生现象不明显;小叶内及汇管区有淋巴细胞和巨噬细胞为主的炎性细胞浸润。肉眼观,肝体积显著缩小,重量减轻,质地柔软,表面被膜皱缩,切面呈黄色或红褐色。患者多在两周内死于急性肝功能衰竭,少数转为亚急性重型肝炎。

亚急性重型肝炎多数是由急性重型肝炎迁延而来或由普通型肝炎恶化呈亚急性经过。起病较缓慢,病程可达一至数月。病变特点为,既有大片的肝细胞坏死,又有肝细胞结节状再生,失去原有小叶的结构和功能。纤维组织增生明显,小叶内外有明显的炎性细胞浸润,小叶周边部小胆管增生并可有淤胆。肉眼观,肝体积缩小,被膜皱缩,质地较硬,呈黄绿色。患者可发展为坏死后性肝硬化或死于肝功能衰竭。

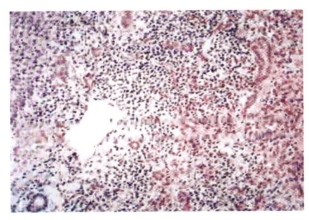

图4-2-8 急性重型肝炎

///// 案例分析

患者,男,22岁,学生。3年前因急性肝炎住院治疗,45天后症状消失,肝功能恢复正常而出院。1年后复学,因功课过重反复出现厌油、纳差、乏力,休息后症状缓解。1周前上述症状再次加重入院。体格检查:面部和胸部有数个蜘蛛痣,双手掌发红,肝在肋下1cm,质稍硬,脾可触及。化验:SGPT增高,白蛋白25g/L,HBsAg阳性。

诊断:

重度慢性肝炎。

2. 肝硬化(liver cirrhosis)是由多种原因引起的肝细胞弥漫性变性坏死,继而出现广泛的纤维组织增

生和肝细胞结节状再生,三种病变反复交错进行,导致肝小叶结构破坏及肝内血液循环途径改建,最终肝脏变形、变硬而形成肝硬化。肝硬化按病因分类为:病毒肝炎性、酒精性、胆汁性、隐源性肝硬化。按形态分类为:小结节型、大结节型、大小结节混合型及不全分隔型肝硬化。我国常用的是结合病因、病变及临床表现的综合分类,分为:门脉性、坏死后性、胆汁性、淤血性、寄生虫性和色素性肝硬化等。其中,以门脉性肝硬化(portal cirrhosis)最为常见,现叙述如下。

(1)病因和发病机制:常见病因有病毒性肝炎(我国)、慢性酒精中毒(外国)、营养缺乏(胆碱或蛋氨酸)、毒物中毒等。在上述因素长期反复作用下,首先引起肝细胞变性、坏死,局部的网状纤维支架塌陷,再生的肝细胞不能沿原支架排列,形成不规则的细胞群团(肝细胞结节状再生),以后由于坏死崩解产物和炎症的刺激,小叶内贮脂细胞和汇管区成纤维细胞增生,产生大量胶原纤维,形成纤维间隔或条索,彼此不断延伸并相互连接,将原小叶分割或包绕再生的肝细胞团,形成假小叶而使肝脏结构功能紊乱,形成肝硬化(图4-2-9)。

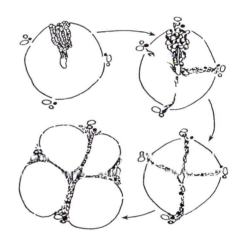

图4-2-9 假小叶形成过程示意图

(2)病理变化:肉眼观,早期因常伴明显的脂肪变性,肝体积正常或略增大,质地正常或稍硬。后期肝体积缩小,重量减轻,硬度增加,表面和切面呈颗粒状或小结节状,弥漫分布于全肝(图4-2-10),结节大小相仿,最大直径不超过1.0cm(属小结节型),呈黄褐色(脂肪变)或黄绿色(淤胆),结节周围为灰白色纤维间隔,宽窄比较均匀。镜下,正常肝小叶结构被破坏,由假小叶所取代(图4-2-11)。假小叶内肝细胞大小不一,有正常的、变性坏死的、再生的,肝细胞索排列紊乱呈团块状;小叶中央静脉缺如、偏位或有两个以上,有时还可见被包绕进来的汇管区;毛细胆管及肝细胞内可见淤胆现象;假小叶周围的纤维间隔内有淋巴细胞浸润和小胆管增生。

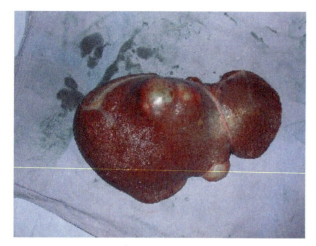

图 4-2-10　门脉性肝硬化(肉眼观)

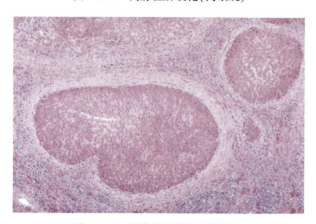

图 4-2-11　门脉性肝硬化(镜下观)

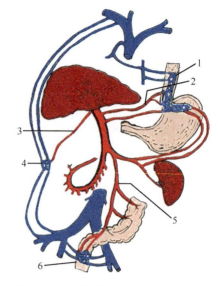

图 4-2-12　门脉高压症侧支循环模式图
1. 食管静脉丛;2. 胃冠状静脉;3. 附脐静脉;4. 脐周静脉;5. 肠系膜下静脉;6. 直肠静脉丛

☞考点:肝硬化的病理变化特点

(3)病理临床联系:门脉性肝硬化的患者主要表现为门脉高压症和肝功能不全两大类临床症状。

肝硬化时,由于:①增生的纤维结缔组织压迫了肝内血管系统的各部分(如中央静脉、小叶间静脉、小叶下静脉),使血液流出肝脏受阻;②肝动脉与门静脉间形成异常吻合支,压力高的动脉血流入门静脉,从而使得门静脉内的血量增多,血压增高,可达 30 ~ 50cmH$_2$O(正常为 8 ~ 12cmH$_2$O),由此,可导致一系列的临床症状,主要有:①脾肿大,除体积增大外,还可伴有脾功能亢进,导致血细胞破坏增多。②胃肠淤血,胃肠壁淤血水肿,致患者食欲不振,消化不良。③腹水,是晚期的突出表现,在腹膜腔内聚积大量淡黄色透明液体(漏出液)。④侧支循环形成,门静脉压升高使部分门静脉血经门体静脉吻合支绕过肝直接回心。主要的侧支循环和合并症有:食管下段静脉丛,如曲张破裂可引起大呕血,是肝硬化患者常见的死因之一;直肠静脉丛,如曲张破裂常发生便血,长期便血可引起贫血;脐周围静脉网,曲张时出现"海蛇头"现象(图 4-2-12)。

由于肝细胞长期反复遭到破坏,再生的肝细胞不

能完全代偿而引起肝功能降低,主要表现有:①出血倾向,患者有鼻出血、牙龈出血、皮肤黏膜淤血及皮下淤斑等。主要由于肝合成凝血因子及纤维蛋白原减少及脾功能亢进加强了对血小板的破坏。②激素灭活不全,如雌激素、醛固酮、抗利尿激素等,血浆雌激素水平升高,可导致肝掌、蜘蛛痣,男子睾丸萎缩、乳房发育,女性月经不调等。③白蛋白合成减少,血清白蛋白浓度降低,白球比值降低甚至倒置,患者抵抗力低下,易并发感染。④黄疸,因肝细胞坏死,胆汁淤积而来,多见于肝硬化晚期。⑤肝性脑病,为最严重的并发症,也是主要死因之一,主要由于肠内含氮物质不能在肝内解毒而直接进入体循环,并随血流进入脑组织作用于脑细胞而引起一系列神经精神症状,如意识障碍、昏迷等。

(4)结局:肝硬化时肝组织已被增生的纤维组织改建,不易从形态结构上完全恢复正常,但是由于肝有强大代偿能力,只要及时治疗,常使疾病处于相对稳定状态,可维持相当长时期。此时肝细胞的变性、坏死基本消失,成纤维细胞的增生也可停止。但如病变持续进行,发展到晚期,肝功能衰竭,患者可因肝性脑病而死亡。此外,常见的死因还有食管下段静脉丛破裂引起的上消化道大出血,合并肝癌及感染等。(肝硬化的临床表现有哪些?)

二、胰

胰(pancreas)是人体的第二大消化腺,由外分泌部和内分泌部两部分组成。外分泌部的分泌胰液,含有多种消化酶,又分解蛋白质、脂肪和糖类的作用。内分泌部是指散在胰实质内的胰岛,它分泌的激素参

与调解糖代谢。

（一）胰的位置形态

胰在胃的后方，横卧于第 1 ～ 2 腰椎的腹后壁。胰质地柔软，呈灰红色，全长可分为头、体、尾三部。胰头位于第 2 腰椎体右前方，被十二指肠"C"字形包绕，胰体居胰中间的大部分，约位于第 1 腰椎体前方，胰尾细小，抵达脾门附近。

考点：胰的分部

（二）胰的微细结构

胰外包有结缔组织膜，其实质由内、外分泌部构成（图 4-2-13）。

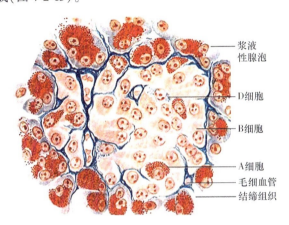

图 4-2-13 胰的微细结构

1. 外分泌部 为复管泡状腺，由腺泡和导管两部分组成。腺泡分泌的胰液经导管汇合入胰管，再进入十二指肠，对食物进行消化分解。

2. 内分泌部 是散在分布的大小不等的内分泌细胞团，即胰岛，主要由 A、B、D、PP 四种细胞构成。A 细胞约占胰岛细胞总数的 20%，细胞体积大，分泌胰高血糖素；B 细胞数量最多，约占胰岛细胞总数的 30%，细胞较小，分泌胰岛素；D 细胞数量较少，约占胰岛细胞总数的 5%，分泌生长抑素；PP 细胞数量很少，主要分泌胰多肽。

考点：胰岛四种细胞各自分泌何种激素？

第三节　腹　　膜

学习目标

1. 掌握腹膜和腹膜腔的概念及功能。
2. 熟悉腹膜形成的韧带、系膜及网膜的主要结构和位置。
3. 掌握肝肾隐窝、膀胱直肠陷凹和直肠子宫陷凹的位置。
4. 了解腹膜与器官的关系。

一、腹膜和腹膜腔

腹膜（peritoneum）由浆膜构成，薄而光滑，广泛被覆于腹、盆壁的内面和腹、盆腔器官的外面，衬于腹、盆壁内面的部分称壁腹膜，覆于腹、盆腔器官的外面的部分称脏腹膜。脏腹膜和壁腹膜相互移行所围成的潜在性腔隙，称腹膜腔（图 4-3-1）。男性的腹膜腔是封闭的，女性腹膜腔则借输卵管腹腔口径输卵管、子宫、阴道与外界相通。

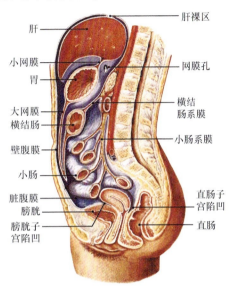

图 4-3-1 腹膜的配布（矢状切面）

考点：腹膜腔的定义

腹膜具有支持固定脏器、分泌浆液、吸收和修复功能。正常情况下，腹膜分泌少量浆液，起润滑和减少脏器间摩擦的作用。腹膜上部的吸收作用最强，下部较弱，所以腹膜炎或手术后的病人多取半卧位，以减缓腹膜对有害物质的吸收。

二、腹膜与器官的关系

根据器官被腹膜包被的程度，可将腹、盆腔器官分为三种类型（图 4-3-2）。

（一）腹膜内位器官

此类器官表面几乎都被腹膜覆盖，称腹膜内位器官。这类器官活动性较大，如胃、空肠、回肠、盲肠、阑尾、横结肠、乙状结肠和脾等。

（二）腹膜间位器官

此类器官指大部分被腹膜覆盖，仅少部分未被腹膜覆盖的器官。这类器官活动性较小，如升结肠、降结肠、肝、膀胱和子宫等。

（三）腹膜外位器官

此类器官指仅一面被腹膜覆盖，其余面均不覆盖腹膜的器官。这类器官位置固定，几乎不能活动，如

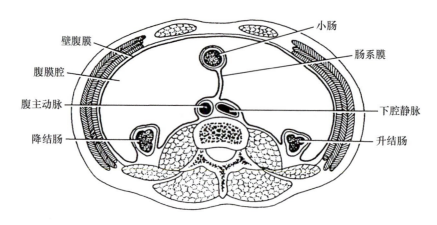

图 4-3-2　腹膜与器官的关系

十二指肠降部和水平部、胰、肾、肾上腺和输尿管等。

了解腹膜与器官的关系,有重要的临床意义。如腹膜内位器官,若行手术必须通过腹膜腔。而肾、输尿管等腹膜外位器官则可不必打开腹膜腔便可进行手术,从而避免腹膜腔的感染或术后粘连。

三、腹膜形成的结构

腹膜在器官与腹壁或盆壁之间,以及器官与器官之间互相移行,形成韧带、系膜、网膜等结构(图4-3-3)。这些结构不仅对器官起着连接和固定的作用,也是血管、神经出入脏器的途径。

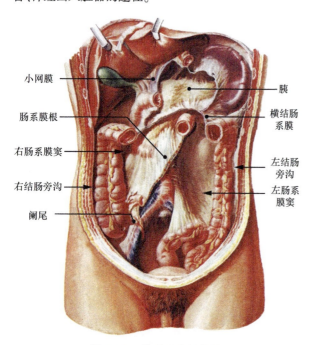

图 4-3-3　腹膜形成的结构

(一)韧带

腹膜形成的韧带多数为双层腹膜,少数为单层腹膜,对器官有固定作用。有的韧带内含血管和神经。主要的韧带有以下几种。

1. 肝的韧带　包括镰状韧带和冠状韧带。前者呈矢状位,是腹膜自腹前壁上部移行至膈与肝之间的双层腹膜皱襞,其游离缘有肝圆韧带。后者呈冠状位,位于肝的后方,连于肝和膈之间,由前、后两层腹膜构成。前层与镰状韧带相移行。在韧带的左、右两端,前、后两层相贴,其余部分,两层分离。

2. 脾的韧带　包括胃脾韧带(连于胃底和脾门之间的双层腹膜皱襞)、脾肾韧带(连于脾门和左肾前面的双层腹膜皱襞)和膈脾韧带(脾肾韧带向上连于膈下面的结构,由膈与脾之间的腹膜构成)。

3. 胃的韧带　包括肝胃韧带、胃脾韧带、胃结肠韧带和胃膈韧带等。

(二)系膜

主要是指将肠管连于腹后壁的双层腹膜结构。两层腹膜之间,夹有血管、神经、淋巴管和淋巴结等。

1. 肠系膜　是指空、回肠的系膜。肠系膜将空肠、回肠连于腹后壁,面积较大,呈褶扇状,其根部附于腹后壁称肠系膜根。肠系膜根自第2腰椎体的左侧斜向右下,止于右骶髂关节前方。肠系膜长而宽阔,故空、回肠的活动范围较大。

2. 阑尾系膜　是阑尾与回肠末端之间的三角形腹膜皱襞,其游离缘有阑尾动、静脉。

3. 横结肠系膜　连于横结肠与腹后壁之间。横结肠系膜里有结肠的血管、淋巴管、淋巴结核神经丛等。

4. 乙状结肠系膜　位于腹腔左下部,将乙状结肠连于盆壁。由于系膜较长,活动度大,故易发生肠扭转。

(三)网膜及网膜囊

网膜由双层腹膜构成,薄而透明,包括小网膜和大网膜(图4-3-4)。

1. 小网膜　是肝门至胃小弯和十二指肠上部的双层腹膜。它分为两部分:左侧是连于肝门和胃小弯

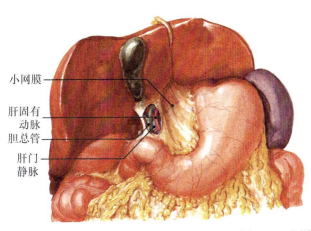
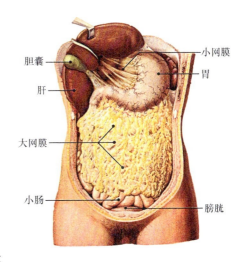

图 4-3-4 网膜

之间的称肝胃韧带;右侧是连于肝门和十二指肠上部之间的肝十二指肠韧带,内有肝固有动脉、胆总管和肝门静脉通过。小网膜游离缘的后方为网膜孔,经此孔可进入胃后方的网膜囊。网膜囊为小网膜和胃后方的腹膜间隙,是腹膜腔的一部分,又称小腹膜腔。当网膜囊积液时,可经网膜孔蔓延到腹膜腔的其他部分。成人网膜孔可容1~2指,位置较深,是网膜囊与大腹膜腔的唯一通道。胃后壁穿孔时,胃内容物常局限于囊内,给早期诊断带来一定困难。

2. 大网膜 是连于胃大弯和横结肠之间的腹膜结构,呈围裙状悬垂于横结肠和小肠的前方,内有脂肪、血管和淋巴管等。它包含四层腹膜结构,前两层是由胃前、后壁的脏腹膜自胃大弯和十二指肠上部下垂而成,当下垂至腹下部后返折向上形成后两层,向后上包裹横结肠并与横结肠系膜相续。大网膜有重要的防御功能,当腹腔内有炎症时,大网膜可向病变处移动,包裹病灶,限制炎症扩散。小儿的大网膜较短,不易发挥上述作用,故易患弥漫性腹膜炎。

(四)隐窝与陷凹

在腹膜皱襞之间或皱襞与腹、盆壁之间的凹陷称隐窝,较大的隐窝称陷凹。肝肾隐窝位于肝右叶下方与右肾之间,仰卧时为腹膜腔最低处,是液体易于聚集的部位。陷凹主要位于盆腔内,男性在膀胱与直肠之间有直肠膀胱陷凹;女性在膀胱与子宫之间有膀胱子宫陷凹,直肠与子宫之间有直肠子宫陷凹,也称 Douglas 腔,较深,与阴道后穹仅隔一薄层阴道壁。站立或半卧位时,男性直肠膀胱陷凹和女性直肠子宫陷凹是腹膜腔最低部位,故积液多存在于这些陷凹内。

考点:男性和女性腹膜腔最低部位在何处?

(李 琴)

第四节 护理应用

一、腹膜腔穿刺术

腹膜腔穿刺是临床上常用的一种诊疗手段,是经腹壁插入穿刺针或导管,可行抽取腹腔积液或注入药物,还可行人工气腹以利腹腔镜诊疗。

1. 形态学基础

(1)腹壁的解剖

1)皮肤与浅筋:膜腹部的皮肤薄而富有弹性,除脐部外,与皮下组织疏松相连,腹部的浅筋膜与身体其他部位的浅筋膜相互延续。腹壁下部(约在脐平面以下)的浅筋膜又可分为深、浅两层。浅层 Camper 筋膜多含脂肪,又称脂肪层,向下越过腹股沟韧带直接移行为股部浅筋膜;深层 Scarpa 筋膜,为富有弹力纤维称膜性层,此层在腹前正中线处与深部的白线愈着,向下跨越腹股沟韧带并在其下方一横指处附于股部的深筋膜(阔筋膜),但在耻骨结节之间并不附着,越过耻骨联合向下至阴囊,与会阴浅筋膜(Colles 筋膜)相延续。

2)腹壁深筋膜与肌层:腹部深筋膜被腹壁三层阔肌分为四层,最浅层在腹外斜肌的浅面,中间两层分别覆盖在腹内斜肌和腹横肌浅面,其最深层即腹横筋膜。

3)肌层

腹外斜肌是腹肌中最浅最宽阔的扁平肌,其外上半为肌腹,下内半是腱膜。肌纤维由后上向前下走行,其腱膜参与腹直肌鞘的构成,下部腱膜形成腹股沟韧带。

腹内斜肌位于腹外斜肌深面,肌纤维方向与腹外斜肌纤维相交叉,该肌的腱膜亦参与腹直肌鞘的组成,该肌下缘部分延续成为提睾肌。

腹横肌为腹壁肌中位置最深的一层肌肉,该肌起始范围广泛,肌纤维横向内侧行,并移行为腱膜,该腱膜也参与腹直肌鞘的构成。

腹直肌与腹直肌鞘 腹直肌位于腹部正中线的两侧,肌纤维纵行,并被 3~5 个横行腱划分割。腹直肌被腹直肌鞘所包裹。腹直肌鞘是由腹外侧三层阔肌的腱膜构成,该鞘的前层完整,而后层在腹直肌下 1/3 处(相当于脐下 4.0~5.0cm)完全缺如形成弓状线,两侧腹直肌鞘在正中线愈合成为腹白线。

腹横筋膜是一层较致密的薄膜,位于腹横肌深面,是腹内筋膜的一部分。

腹膜外脂肪与腹膜壁层在腹横筋膜深层有疏松结缔组织及脂肪与腹膜壁层相隔,称腹膜外脂肪层,它与腹膜后间隙的疏松结缔组织相连续。由于这一层的存在,使腹膜极易与腹横筋膜分离,腹膜壁层为腹壁的最内层,分别与膈下腹膜与盆腹膜相延续。

(2)腹壁重要的血管

1)**腹壁上动脉**是胸廓内动脉穿经膈肌后的延续,行于腹直肌与腹直肌鞘后层之间。

2)**腹壁下动脉**在腹股沟韧带稍上方起自髂外动脉,行于腹直肌与腹直肌鞘后层之间。该动脉的体表投影:腹股沟韧带内、中 1/3 的交点,向内上方与脐的连线。该动脉与腹壁上动脉间有吻合。

3)**旋髂深动脉**起自髂外动脉,斜向上,分支营养髂棘及其附近肌肉。

(3)**腹膜与腹膜腔**

腹膜为覆盖于腹、盆腔壁内面和腹、盆腔脏器表面的一层薄而光滑的浆膜,呈半透明状。按腹膜覆盖部位而分为:腹膜壁层(壁腹膜),衬于腹、盆腔壁内面及膈的下面的腹膜;腹膜脏层(脏腹膜),覆盖于腹、盆腔脏器表面的腹膜。腹膜壁层与腹膜脏层互相移行、延续,共同围成不规则的潜在性腔隙,称**腹膜腔**(peritoneal cavity)。腹膜腔内含少量的浆液。在男性,腹膜腔是一个完全密闭的腔隙;女性,腹膜腔则借输卵管、子宫、阴道与外界相通,在生理状态下借宫颈黏液塞与外界隔断。腹膜腔最低部位,男性为膀胱直肠陷凹,女性为子宫直肠陷凹。

腹膜具有分泌、吸收、保护、支持、修复功能:①腹膜脏层分泌少量浆液(正常情况下维持在 100~200ml),可润滑和保护脏器,减少摩擦。②支持和固定脏器,如腹膜形成的网膜、系膜、韧带等。③吸收腹腔内液体和气体(腹膜壁层)。④防御功能,腹膜与腹膜腔内浆液中含有大量的吞噬细胞,可吞噬细菌和有害物质。⑤腹膜具有较强的修复和再生能力,所分泌的浆液中含有纤维素,其粘连作用可促进伤口的愈合和炎症的局限化。但若手术操作粗暴或腹膜腔在空气中暴露时间过久,而造成肠袢纤维性粘连等并发症。

腹膜腔与腹腔在解剖学上是两个不同而又相关的概念。腹腔是指膈以下、盆膈以上、腹前壁和腹后壁之间的空腔;而腹膜腔则指脏腹膜与壁腹膜之间的腔隙。临床应用中,对腹膜腔与腹腔常不严格的区分,但有的手术,如肾、肾上腺和剖宫产等,常在腹膜腔外进行。

2.操作的应用形态学要点

(1)体位多取半(斜坡)卧位或侧卧位,使腔内积液(或血、脓)沉积于腹膜腔最低部位,利于穿刺抽取。

(2)穿刺点的选择

1)在 McBurney 点处或稍外侧,此处不易伤及腹壁下动脉,临床多选左侧。

2)腹正中线稍外侧。

3)在左、上腹部,腹直肌外侧。

3.失误与防范

(1)避免刺伤内脏,所以腹部切口瘢痕附近(其内部可能有肠管粘连)和肠管明显胀气者不宜穿刺,防止刺伤肠管,术前尽量排空尿液,以免刺伤膀胱。

(2)穿刺时应避免损伤腹壁下动脉主干,注意该动脉的投影(见前)。

(3)当腹腔积液较多时,可使病人采取一定体位,在腹部叩诊浊音区穿刺。

(4)抽液失败多因体位不理想或施术前对腹膜腔积液(或血)估计不足,这在腹腔穿刺中较常遇见,此时应改变穿刺部位如女性经阴道后穹隆或男性经直肠前壁穿刺,刺入腹膜腔最低处多能奏效。

(5)在给孕妇行腹膜腔穿刺时应谨防损伤子宫及胎儿。

二、消化道置管术

消化系统包括消化管与消化腺两大部分。消化管可分为口腔、咽、食管、胃、小肠(十二指肠、空肠、回肠)、大肠(盲肠、阑尾、结肠、直肠和肛管)。临床上通常把从口腔到十二指肠的这部分管道称上消化道,空肠以下的部分称下消化道。消化腺包括大消化腺(唾液腺、肝、胰)和小消化腺(消化管壁内)。

(一)上消化道置管术

上消化道置管术,因其临床诊疗目的不同,所选用导管质材(硬质或软质)不同,入路部位也有所不同。硬质导管多从口腔入路,软质导管除经口腔插入外,还可从鼻腔插入。上消化道置管术临床较常用的有鼻饲法、胃灌洗、胃液采取、食管气囊压迫、食管拉网细胞学检查、胃液脱落细胞学检查、十二指肠引流、胃镜、食管镜检查术等。

1.形态学基础

(1)**口腔**:是消化管的起始部,为消化管与外界相通的孔道之一,其前壁为上、下唇,侧壁为颊,上壁为腭,下壁为口腔底。口腔向前经口裂通向外界,向后经咽峡与咽腔口部相通。口腔由上、下牙弓、牙槽突及牙龈,将其分为前外侧部的口腔前庭和后内侧部的固有口腔,临床所称口腔是指固有口腔而言。当上、下牙咬合时,两部间经第三磨牙后间隙相通。当遇到牙关紧闭如中毒患者,临床上利用此解剖学特点,将开口器从第三磨牙后间隙插入,使患者被动开口,插入胃管给予洗胃等救治措施。

腭组成口腔的顶,由前方的硬(骨)腭和后方的软腭两部分组成。

软腭位于腭的后1/3部,由肌、肌腱、黏膜构成。腭的后份斜向后下,称腭帆,其后缘游离,其中部有垂向下方的突起,称腭垂。自腭帆两侧各向下方分出两条黏膜皱襞,其前方的一对称腭舌弓,延续于舌根的外侧;后方的一对称腭咽弓,与咽侧侧壁相连。两弓间的凹陷为扁桃体窝,窝内容腭扁桃体。腭垂、腭帆后缘、两侧的腭舌弓及舌根共同围成咽峡,它是口腔与咽腔的分界,也是口腔与咽腔间狭窄部。软腭在静止状态时垂向下方,当吞咽或说话时,软腭上提,紧贴咽后壁,从而将鼻咽与口咽隔开。

软腭以结缔组织构成的腱膜为支架,腭肌和咽门肌均以腱膜为附着点。软腭的感觉神经来自三叉神经的上颌神经和舌咽神经的分支支配,对刺激较为敏感。

(2)鼻腔:以骨和软骨为支架,外覆以皮肤和肌,内衬黏膜和皮肤(鼻前庭部)构成。每侧鼻腔以鼻阈分为前部的鼻前庭和后方的固有鼻腔,临床所称鼻腔是指固有鼻腔而言。鼻中隔将每侧鼻腔分为左、右两个鼻腔。鼻腔前部借鼻前孔与外界相通,后部经鼻后孔通咽腔鼻部。鼻腔外侧壁自上向下有三块突出的鼻甲,分别称上、中、下鼻甲;各鼻甲的外下方所遮蔽的空隙分别称上、中、下鼻道,各鼻甲与鼻中隔间的间隙称总鼻道。下鼻道是经鼻腔上消化道导管置入路途径之一。鼻中隔在多数人有程度不同的偏曲。

(3)咽:是一个上宽下窄、前后略扁,呈漏斗状肌性管道,前壁不完整,分别经鼻后孔与鼻腔相通,经咽峡与口腔相通,经喉口与喉腔相通。咽上缘起自颅底,下缘约平第6颈椎体下缘(环状软骨)平面与食管相续。咽是消化与呼吸的共同通道。

咽壁肌层由咽缩肌和咽提肌相互交织而成,咽缩肌收缩时由上向下依次收缩,即可将食团推挤入食管;咽提肌收缩,可使咽、喉上提协助吞咽和封闭喉口。

咽的感觉神经来自舌咽神经和迷走神经的分支,对刺激的反应极为敏感。

(4)食管:为一前、后略扁的肌性长管状器官,全长约25.0~30.0cm,依其行程分为颈、胸、腹三段,以腹段最短,仅有1.0~2.0cm,为穿经膈的食管裂孔处的一段。食管全程有三处狭窄,第一处狭窄在咽与食管移行处,适对第6颈椎体(环状软骨)下缘,距正中切牙约15.0cm;第二处狭窄,在左主支气管跨越食管前方处,约在第4、5胸椎间的椎间盘平面,距正中切牙约25.0cm;第三处狭窄在食管穿经膈食管裂孔处,约平第10胸椎体平面,距正中切牙约40.0cm。这些狭窄是异物易滞留和肿瘤好发部位,也为食管内插管,尤其是胃镜、食管镜检查术易损伤部位。

食管壁由外向内依次由外膜、肌层、黏膜下层和黏膜层构成。黏膜形成7~10条纵形黏膜皱襞,食团通过时扩张变平,利于食团向下推挤;黏膜下层内含有大量的黏液腺,还含有较多的疏松结缔组织及弹力纤维,更有利于吞咽时黏膜伸展。食管壁肌层由骨骼肌和平滑肌构成。食管壁肌层呈纵行和环行排列,吞咽时纵形肌和环行肌同时收缩,更利于食团向下推挤。食管壁极薄,仅有0.3~0.4cm,故较易损伤。

(5)胃:是消化管膨大部分,分为入口与出口,两缘和两壁。入口贲门,位于第11胸椎左侧;出口为幽门,位于第1腰椎右侧。两缘,上缘凹而短,朝向右上方,称胃小弯,其最低处转角称角切迹;下缘凸而长,朝向左下,称胃大弯。幽门平面以上,胃大弯向左上方膨出部称胃底,临床上称胃穹;角切迹左侧至幽门的部分为幽门部,临床上称胃窦,其包括左侧的幽门窦和右侧的幽门管。胃底与幽门部之间的部分为胃体。胃中等度充盈时,大部分位于左季肋部,小部分位于腹上区。

胃腔黏膜胃空虚时,形成许多黏膜皱襞,其皱襞在贲门和幽门附近呈放射状排列,在小弯侧恒定地呈现4~6条纵行黏膜皱襞。胃壁肌由三层平滑肌构成,在幽门处特别增厚形成幽门括约肌,有延缓胃内容物排空和肠腔内容物逆流至胃的作用。

(6)十二指肠:是幽门与空肠间的一段小肠,是小肠中最短且较为固定的一段,全长约25.0~30.0cm,其形态弯曲呈"C"形,可分为上部、降部、水平部、升部。

1)上部(段):此段最短,全长约5.0cm,活动度相对较大。此段又可分为接幽门的一段为十二指肠球(冠)部,约占该段的3/5,形如圆锥形,腔内黏膜皱襞较平坦,呈纵形排列与其长轴方向一致,此部解剖生理特点与发病情况均与胃接近,可视为胃与小肠的移行部。

2)降部:在其后内侧壁上一纵形黏膜皱襞,下端隆起为十二指肠大乳头,是胆总管和胰管的共同开口部位,距上中切牙约75.0cm。在大乳头上方1.0~2.0cm处可有十二指肠小乳头,出现率(48.0±7.07)%,是副胰管的开口部位。

3)水平部:横过下腔静脉和第3腰椎体的前方,至第3腰椎体的左侧续于升部。

4)升部:最短,自水平部,斜向左上方,至第2腰椎体左侧续于空肠。

2. 操作的应用形态学要点

（1）体位：坐位或侧卧位均可，视病情及施术者习惯而定，头部尽量后仰，仰卧位者在颈部可垫一枕（15.0～20.0cm 左右）。患者取何种体位，有时确为置管成败因素之一，但不应勿视下列几点：①利于操作，使置管在最短时间内完成；②便于观察，此在胃镜、食管镜检中尤显重要；③防止消化道内容物误入气管或喉；④施术者习惯及使患者处在舒适、全身肌松弛状态。

（2）置管技术

1）入路选择：上消化道置管入路有经口腔或经鼻腔入路两种途径。

2）置管

口腔入路吞咽反射是个先天性反射，当进食吞咽时，舌根、喉口上抬，会厌盖住喉口，软腭封闭鼻后孔等系列动作，这对清醒、配合的患者，从鼻腔入路有困难者，口腔入路仍不乏其有重要的临床意义。

鼻腔入路鼻腔与咽腔间成角相对要小，置管成功率往往要高于从口腔入路者。从鼻腔入路也存在影响置管困难甚或失败的解剖学因素：

鼻中隔扁曲过度、下鼻甲肥大、鼻息肉、鼻中隔穿孔，以及极为罕见的鼻后孔先天性闭锁，对此情况术前应详细检查。

鼻腔黏膜层内有丰富的静脉丛、腺体和感觉神经末梢，导管进入时刺激易引起喷嚏、奇痒难忍，尚有个别对刺激异常敏感的人引起鼻眼、鼻心、鼻肺反射，致受检者不自主拔管，尤在儿童多见。

鼻中隔前下部有一区域黏膜中有丰富的血管吻合丛，称**易出血区**即**Little** 区，此部黏膜甚薄，且紧贴软骨膜，一旦受损，血管不易收缩，出血较多，故从鼻腔入路时导管端涂润滑剂和加温外，应从下鼻道与鼻中隔间隙中间送入。

3）确定导管送入位置：此在胃镜、食管镜检直视下进入极易确定，在软质管送入中，特别是昏迷病人应予考虑。

胃腔确定导管端置入胃腔，临床常用的方法有注气听诊法、水碗试验法、抽液法等。注气听诊法，对腹壁过厚的患者，气过水声不甚清晰；水碗试验法，呼吸道分泌物过多（受导管刺激后分泌物明显增多）易溢入喉、气管，对昏迷病人有一定危险性；临床上也有人推荐抽液石蕊试纸试验较易且确切。确定导管端抵达胃窦部另一种方法是患者的体位改变后，能反复抽出等量的注入液体，则基本可确定。必要时可作 X 线透视。若导管误入呼吸道，患者均有剧烈呛咳难忍外，并有轻微缺氧反应。

十二指肠十二指肠液中含胰液、胆汁，多呈弱碱性（pH 7.4～7.8），外观呈淡黄色，比胃液清澈透明黏稠，一般不难区分。

3. 失误与防范

（1）进入食管失败

1）患者本人或同室病友曾有过置管失败的例子，在术前未得到患者的密切配合，施术者事先也未向患者解释在操作过程中可能出现何种不适及如何配合等事宜，如作合理的、有节奏的吞咽动作等。

2）解剖学变异：如极为少见的食管憩室、先天性鼻后孔闭锁等，术前应作详细检查。

3）导管在咽腔内弯曲多：在送入软质管时过快，咽部受刺激而致的恶心、呕吐未缓解，或病人作不合理吞咽，致使软腭上抬，封闭鼻后孔（从鼻腔入路）将导管推出，故从鼻腔入路时导管一次送达咽腔要比从口腔入路长些（鼻翼至外耳门距另加 5cm 左右）。

（2）食管穿孔：行胃镜、食管镜检时，强行推进通过食管狭窄处，尤在导管通过食管穿经膈食管裂孔时，操作要轻柔，嘱病人作有节律吞咽动作，借食管壁肌有节奏收缩，协助将导管挤向下。曾有报道，在胃镜、食管镜退出时导致环甲关节脱位、喉返神经损伤的病例。

（3）进入十二指肠失败

1）导管在胃腔内盘曲和幽门括约肌痉挛是进入十二指肠失败较为常见原因；其次，在置管中未作体位调整。

2）幽门括约肌受导管刺激导致痉挛，也为使导管置入十二指肠失败常见原因。

（二）下消化道置管术

常用如灌肠术、直肠镜、纤维结肠镜检查术等。

1. 形态学基础

（1）**肛管**：又称直肠肛门部，长 3.0～4.0cm。肛管内腔黏膜形成 6～11 条纵形黏膜皱襞，称肛柱，在儿童尤为显著；各肛柱下端以半月形的黏膜皱襞相连，称此皱襞为肛瓣。肛瓣与两个相邻的肛柱下份之间，形成小袋状陷窝，称肛窦。肛瓣边缘与肛柱下端之间共同形成锯齿状的环行线，称**齿状线**dentate line 或肛皮线。齿状线无论在解剖学上和临床上都有重要意义（表4-4-1）。

表 4-4-1　齿状线上、下部的比较

	齿状线以上	齿状线以下
组织来源	内胚层	外胚层
覆盖的上皮	复层立方上史	复层扁平上皮
动脉	直肠上、下动脉	肛门动脉
静脉回流	通过直肠上静脉→肠系膜下静脉→脾静脉	肛门静脉→阴部内静脉→髂内静脉→下腔静脉
淋巴回流	入腰淋巴结	入腹股沟淋巴结
神经支配	内脏神经	躯体神经

（2）**直肠**：位于盆腔内，长约10.0～14.0cm，由第三骶椎前方续于乙状结肠。直肠外观并不是直的，在矢状切面上形成两个弯曲，上部的直肠骶曲（与骶骨弯曲一致），最凸点距肛门7.0～9.0cm；下部的会阴曲，最凸点距肛门3.0～5.0cm。在冠状切面上，直肠还有三个侧方弯曲，但不恒定，一般中间较大的一个弯曲凸向左侧，上、下两个凸向右侧。肠腔内常有2～3个由肠壁环形肌和黏膜形成的半月形皱襞，称直肠横襞或Houston瓣，最大而恒定的一个横襞在壶腹上份，位前右侧壁，距肛门约7.0cm，可作为直肠镜检查的定位标志。

（3）**乙状结肠**：在左髂嵴处续于降结肠，在第三骶椎前方处续于直肠。乙状结肠位于左下腹及盆腔内，呈"Z"或"M"形弯曲而得名。其长度、弯曲、位置个体差异较大。乙状结肠为腹膜内位器官，其系膜在肠管中段较长；上、下两端与降结肠和直肠移行部变短而渐消失，因此乙状结肠上、下两端固定，中段活动范围较大。在行乙状结肠检查通过此两部时应缓慢。

2. 操作的应用解剖学要点

（1）体位

1）左侧卧位，左下肢伸直，右下肢尽量向前屈曲。

2）膝胸卧位。

（2）置管技术

1）灌肠术：灌肠器肛管嘴尖端先朝脐方向插入5.0cm左右（即顺直肠会阴曲），后转向后上方（沿直肠骶曲）继续送入10.0～15.0cm，插入总长度不超过20.0cm。清洁灌肠与保留灌肠多取臀部稍抬高位，注入液体量与速度两者是不同的。

2）直肠镜与乙状结肠镜置入术

直肠镜置入术：镜端朝向脐方向插入5.0cm（沿直肠会阴曲），插入肛门时稍有阻力，为肛门括约肌受刺激痉挛所致，待肛门括约肌松弛后，插入5.0cm左右；后将镜端转向后上方（即与直肠骶曲方向一致），继续推进10.0～15.0cm，即能抵达直肠壶腹。

乙状结肠镜置入术：将镜送入25.0～30.0cm为限。乙状结肠与直肠移行处有一定角度，因系膜较短，相对固定，通过时不可过猛、用力过大、速度应缓慢轻柔，免损伤肠管及直肠横襞。

3. 失误与防范

（1）插入困难

1）置管困难肛门括约肌受刺激痉挛，为避免置入困难，施术前用手指轻按摩肛门部皮肤片刻，镜置入时嘱患者作张口有节奏呼吸，镜端涂适量润滑剂，往往多可避免。

2）疼痛多因肛管本身疾病所致如肛裂、炎症或置管插入时动作粗暴等引起。

（2）肠腔黏膜损伤。

（3）肠穿孔：虽为少见，也应引起重视，此多为盲目暴力推进镜筒，患者体位随意改变，未按肠管本身弯曲方向推进镜筒，尚有很少见的肠腔本身疾病使肠壁变脆易损伤。在镜筒推进过程中病人突感疼痛或明显阻力感，以及术后患者腹痛程度加重或持续存在，应予查明原因。

（4）出血：对肛裂、炎症、肿瘤病人施术前应有所估计与了解，取活检时切取组织不宜过深或强行撕拉，且尽量避开血供丰富部位，术后应予局部止血处理或药物治疗，对出凝血机制障碍者，术前给予治疗纠正。

（5）乙状结肠镜检查：当经过乙状结肠与直肠和降结肠移行处，因该两部系膜较短，肠管相对固定，活动度较小，强行通过该两部时易导致肠管损伤。

三、肝穿刺术

肝穿刺术临床上主要是通过穿刺针刺入肝脏内获取肝组织作病理诊断或抽取肝内脓液或液体（如多囊肝抽液）的一种诊疗技术。

（一）形态学基础

1. **肝** 是人体内最大的腺体，也是人体内最大的消化腺。我国成年人的肝的重量男性为1154～1447g，女性为1029～1379g，约占体重的1/50～1/40；胎儿和新生儿肝相对较大，其体积占腹腔容积的一半以上，重量可达体重的1/20。肝的度量，长（左、右径）×宽（上、下径）×厚（前、后径）约为258mm×152mm×58mm。肝的血液供应丰富，呈红褐色，质软而脆，易受外力冲击而破裂，而较难缝合。

肝的功能极为复杂，它是机体新陈代谢最活跃的器官，不仅参与蛋白质、脂类、糖类和维生素等物质的合成、转化与分解，而且还参与激素、药物等物质的转化与解毒。肝的主要功能是分泌胆汁，以促进脂肪的消化和吸收。此外，肝还具有吞噬、防御以及在胚胎时期造血等重要功能。

（1）位置：肝大部分位于右季肋区，小部分位于左季肋区，肝的前面大部分被肋弓所掩盖，仅在腹上区左、右肋弓之间，有一小部分露出于剑突之下，直接与腹前壁相贴。当腹上区和右季肋区遭到暴力冲击或肋骨骨折时，肝可能被损伤而破裂。

肝的膈面（即上面）最高点与膈的穹隆最高点一致，而前下缘右侧大部分，一般与右肋弓一致。肝的位置随呼吸及体位的不同，以及相邻器官、结构之形态改变而有一定的变化，如站立和吸气时稍下降，而卧位和呼气时稍上升。

（2）形态：肝略似楔形，右端宽大而圆钝，左端扁薄。肝分为两面、四缘。两面：膈（上）面与脏（下）面；四缘：前（下）缘、后（上）缘、左、右缘。肝的上面，与膈的穹隆一致，借冠状韧带、镰状韧带及肝裸区与膈紧密相连。肝的脏面凹凸不平，邻接腹腔脏器。肝的前缘(又称下缘)薄而锐利;肝后缘钝圆;肝的右缘是肝右叶的右下缘,亦钝圆;肝的左缘即肝左叶的左缘,薄而锐利。肝左、右缘分别有左、右三角韧带连于腹后壁侧面。

(3) 毗邻:肝的上面与膈和腹前壁相贴,右叶的膈面还隔着膈与右侧胸膜腔、右肺及心相毗邻。肝右叶下面分别与结肠右曲、十二指肠上曲、右肾上腺、右肾邻接。肝左叶下面与胃前壁、食管腹段邻接。

2. 肝的体表投影

(1) 肝的体表投影:肝的上界与膈的穹隆一致,一般用下述3点的连线表示:①右锁骨中线与第5肋的交点;②前正中线与剑突结合处的交点;③左锁骨中线与第5肋间隙的交点。肝的下界与肝的前缘一致,右侧与右肋弓一致;中部(胸骨下角处)超出剑突下2.0~3.0cm;左侧被肋弓掩盖。

(2) 肝体表投影的理解:上述肝的体表投影,是指在一般状态下而言。而肝的体表投影与个人的体型、肝的形状和大小不同其肝的体表投影也有所变化。据资料记载:①矮胖体型的人,肝的左、右径较长,其左端可达左锁骨中线的左侧;由右下至上的肝前缘,斜度较平,呈横位,而且位置较高,因此肝的下界与肋弓一致,不易摸到。②瘦长体型的人,肝的左、右径较短,左端仅达正中线附近,甚或居正中线的右侧;肝的前缘之斜度较大,肝略呈直位,其下(前)缘常在右肋弓下1~4横指。

(3) 肝的体表投影应用:活体肝的体表投影与尸体资料间有一定的差异,在活体确定肝的大小和体表投影应借助肝的扣诊或X线或B超等方法确定。

3. 膈下间隙介于膈与横结肠及其系膜之间,被肝分为肝上、下间隙。肝上间隙借镰状韧带和左三角韧带又分为右肝上间隙、左肝上前间隙、左肝上后间隙;肝下间隙以肝圆韧带区分为右肝下间隙和左肝下间隙,后者又被小网膜和胃分成左肝下前间隙和左肝下后间隙(即网膜囊)。此外,还有膈下腹膜外间隙,位于膈与肝裸区之间。上述任何一个间隙发生脓肿,均称膈下脓肿,其中以右肝上、下间隙脓肿多见。

4. 肺的下界、胸膜的下界,见总论;右侧肋膈隐窝,见胸膜腔穿刺术节。

(二) 操作的应用形态学要点

1. 体位 仰卧位,身体稍向右侧倾斜,使肝脏更贴近右侧胸壁。

2. 穿刺技术

3. 穿刺部位 正确叩出肝的浊音界,取右腋中线第8~10肋间隙(即叩诊肝的浊音界),多在第10肋间隙实施穿刺,乃因胸膜下界(膈胸膜与肋胸膜转折处,也即右侧肋膈隐窝的最低点)在腋中线是第10肋处,在第10肋间隙穿刺不会刺破胸膜腔。

4. 穿刺技术要点

(1) 诊断性穿刺,可在B超指引下实施。

(2) 肝脓肿穿刺,肝的浊音界内,体表触痛最明显部位,或B超确定穿刺部位。

(三) 失误与防范

1. 肝破裂与出血 多见于肝诊断性穿刺中,产生原因:

(1) 在穿刺过程中穿刺针,未固定,产生摆动。

1) 术前患者的训练及解释不足:在术前要让病人知道,肝穿刺的临床意义,在术中可能会产生的危险及其需要病人做配合的具体要求。

2) 术前患者的训练:在术前要让患者学会屏气,亦即在深吸气末屏住呼吸,此点对于防止在肝穿刺过程中导致肝破裂是至关重要。

(2) 出血:多因肝破裂而出血,为防止出血术前的训练及病人的配合是至关重要的措施。

(3) 肝脏穿刺针在进针和退针中,一定要在屏息状态下进行,针不可在肝内作旋转变换方向,也不能作来回抽动。

2. 穿刺深度 穿刺深度受个体的胖瘦、体型、呼吸状态下肝的变化而定。一般而言,诊断性穿刺多在6.0~7.0cm;肝脓肿穿刺深度,依据脓肿在肝内部位而确定。

3. 穿刺未获结果

(1) 诊断性穿刺:穿刺针尖处于肝包膜或肝边缘部位,肝组织不足仅获得少量的血液,不能满足临床病理检查要求,此种状况很少见。

(2) 肝脓肿穿刺:穿刺针到达部位,处于肝脓肿边缘部位或脓腔分泌物过于黏稠。

目标检测

一、名词解释

1. 咽峡 2. 十二指肠大乳头 3. 麦克伯尼点 4. 齿状线
5. 肝门 6. 腹膜 7. 腹膜腔

二、单项选择题

1. 上消化管是指( )
A. 口腔至食管　　　　　B. 口腔至胃
C. 口腔至十二指肠　　　D. 口腔至空肠
E. 口腔至回肠

2. 不属于下消化管的器官是( )
A. 十二指肠　　　　　　B. 空肠
C. 回肠　　　　　　　　D. 阑尾
E. 盲肠

3. Ⅴ表示( )
A. 右上颌第1乳磨牙　　B. 右上颌第1前磨牙
C. 左上颌第1乳磨牙　　D. 左上颌第2乳磨牙
E. 左上颌第1前磨牙

4. 6 表示(   )
    A. 左上颌第 1 前磨牙　　B. 左上颌第 2 前磨牙
    C. 左上颌第 1 磨牙　　D. 右上颌第 1 前磨牙
    E. 右上颌第 1 磨牙

5. 下颌下腺的导管开口于(   )
    A. 舌根　　B. 舌系带
    C. 舌下阜　　D. 舌下襞
    E. 颊黏膜

6. 咽(   )
    A. 是上窄下宽的肌性管道
    B. 向下至第 6 颈椎下缘续气管
    C. 分为鼻咽、口咽和喉咽 3 部
    D. 咽鼓管咽口位于口咽部
    E. 以上均不正确

7. 食管(   )
    A. 位于气管的前方下行
    B. 上端在第 6 颈椎下缘处与咽相续
    C. 下端在第 12 胸椎处接胃
    D. 第 2 狭窄处距中切牙 40cm
    E. 第 3 狭窄为食管与胃相接处

8. 食管的第 2 狭窄位于(   )
    A. 起始处　　B. 与右主支气管交叉处
    C. 与左主支气管交叉处　　D. 穿膈处
    E. 与胃相接处

9. 食管的第 3 狭窄距中切牙(   )
    A. 15cm　　B. 25cm
    C. 40cm　　D. 50cm
    E. 75cm

10. 胃的位置(   )
    A. 大部分位于上腹区
    B. 小部分位于左季肋工区
    C. 贲门约在第 11 胸椎的右侧
    D. 胃前壁完全被膈与肋弓掩盖
    E. 以上均不正确

11. 十二指肠(   )
    A. 分为上部、降部和升部
    B. 上部又称为球部,黏膜面光滑
    C. 降部沿第 1~3 腰椎前面下行
    D. 降部的右后壁上有十二指肠大乳头
    E. 大乳头距中切牙 55cm

12. 结肠带、结肠袋、肠脂垂存在于(   )
    A. 回肠　　B. 阑尾
    C. 盲肠　　D. 直肠
    E. 肛管

13. 没有结肠带的肠管是(   )
    A. 盲肠　　B. 升结肠
    C. 横结肠　　D. 乙状结肠
    E. 直肠

14. 阑尾根部的体表投影位于(   )
    A. 脐与右髂前上棘连线的中、外 1/3 交点

B. 脐与右髂前下棘连线的中、外 1/3 交点
    C. 两侧髂前上棘连线的中点
    D. 两侧髂结节连线的中、右 1/3 交点
    E. 两侧髂前下棘连线的中点

15. 不属于肝门的结构是(   )
    A. 肝门静脉　　B. 肝固有动脉
    C. 肝静脉　　D. 肝管
    E. 神经和淋巴管

16. 胆囊(   )
    A. 位于肝下面,右纵沟后部的胆囊窝内
    B. 呈梨形,可分泌胆汁
    C. 可分为底、体、颈管四部分
    D. 胆囊底与胆囊体分界明显
    E. 胆囊底在体表不能触及

17. 胆总管(   )
    A. 由左、右肝管汇合而成　　B. 由肝总管和胆囊管合成
    C. 行于肝胃韧带内　　D. 位于肝门静脉的后方
    E. 位于十二指肠降部的前面

18. 关于腹膜的描述,错误的是(   )
    A. 是一层薄而光滑的浆膜
    B. 衬覆于腹、盆腔脏壁内的腹膜称为壁腹膜
    C. 覆盖于腹、盆腔脏器表面的腹膜称为脏腹膜
    D. 壁腹膜和脏腹膜互相移行,共同围成腹膜腔
    E. 男、女性腹膜均为一封闭性腔隙

19. 有关小网膜的描述,错误的是(   )
    A. 是由肝门移行于胃小弯和十二指肠上部之间的部分双层腹膜结构
    B. 从肝门连于胃小弯的部分又称肝胃韧带
    C. 从肝门连于十二指肠上部之间的部分称肝十二指肠韧带
    D. 肝十二指韧带右缘游离
    E. 肝十二指肠韧带右缘前方为网膜孔

20. 女性腹膜腔的最低点位于(   )
    A. 网膜囊　　B. 膀胱直肠凹
    C. 膀胱子宫凹　　D. 直肠子宫凹
    E. 阴道后穹

三、简答题
1. 试述咽的形态、位置、合部及交道。
2. 舌的黏膜有哪几种舌乳头? 各有何功能?
3. 三对大唾液腺的位置及其导管开口何处?
4. 食管的三个生理性狭窄位于何处? 距中切牙的距离合别是多少?
5. 简述胃的形态和分部。
6. 简述空回肠的区别。
7. 简述直肠的位置及比邻。
8. 试述齿状浅的构成,齿状沟上下的动脉供应,静脉回流,淋巴引流和神经分布有何不同。
9. 肝脏由"H"形沟合分别有何结构?
10. 试述胆汁的产生,储存及排泄途径。
11. 何谓腹膜及腹膜腔?

第五章　呼　吸　系　统

呼吸系统(respiratory system)由呼吸道和肺组成(图5-1)。呼吸道包括鼻、咽、喉、气管和各级支气管,临床上通常把鼻、咽、喉称**上呼吸道**,把气管和各级支气管称**下呼吸道**。呼吸道是传送气体的管道,肺是进行气体交换的器官。呼吸系统的主要功能是不断地从外界吸入空气,同时呼出体内新陈代谢过程中所产生的二氧化碳。

☞考点:上下呼吸道概念

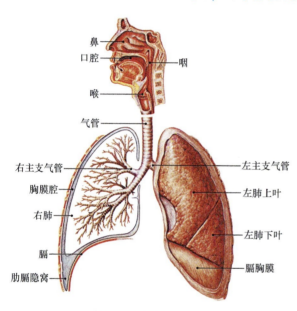

图 5-1　呼吸系统概况

第一节　呼　吸　道

📖 学习目标

1. 掌握呼吸系统的组成及上、下呼吸道的概念。
2. 掌握呼吸道各器官的形态结构、位置,熟悉慢支的病变特点及临床表现。

一、鼻

鼻(nose)是呼吸道的起始部,也是嗅觉器官,可分为三部分。

(一)外鼻

外鼻(external nose)由骨和软骨作支架,外覆皮肤。外鼻上端狭窄的部分称鼻根,鼻根向下延伸为鼻背。外鼻下端向前方突出的部分称鼻尖,鼻尖两侧膨大的部分称**鼻翼**。呼吸困难的病人可见鼻翼扇动。外鼻的下方有一对鼻孔。从鼻翼向下至口角的浅沟称鼻唇沟,面瘫病人瘫痪侧鼻唇沟变浅或消失(图5-1-1)。

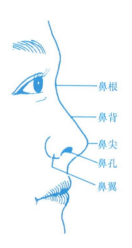

图 5-1-1　外鼻

(二)鼻腔

鼻腔(nasal cavity)由骨和软骨围成,内面衬以黏膜和皮肤。鼻腔被鼻中隔分为左、右两腔,向前经鼻孔通外界,向后经鼻后孔通鼻咽。每侧鼻腔又可分为鼻前庭和固有鼻腔两部分。

鼻前庭为鼻腔的前下部,内面衬以皮肤,长有鼻毛。固有鼻腔为鼻腔的主要部分,由骨性鼻腔内衬黏膜构成。其外侧壁上有上、中、下三个鼻甲,各鼻甲的下方分别为上、中、下三个鼻道(图5-1-2)。在上鼻甲的后上方与鼻腔顶壁间有一凹陷称蝶筛隐窝。上鼻道和中鼻道内有鼻旁窦的开口,下鼻道前端有鼻泪管的开口。

固有鼻腔的黏膜按其生理功能的不同,分为嗅区和呼吸区两部分。嗅区指覆盖上鼻甲及鼻中隔上部的黏膜,内含嗅细胞,能感受气味的刺激。其余部分的鼻黏膜为呼吸区,内含丰富的毛细血管腺体,能温暖、湿润吸入的空气。鼻中隔前下部的黏膜较薄,此区毛细血管特别丰富,称 Little 区,是鼻出血常见部位。

☞考点:鼻部出血常见部位

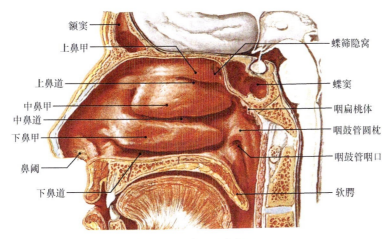

图 5-1-2 鼻腔的外侧壁

（三）鼻旁窦

鼻旁窦（paranasal sinuses）又称副鼻窦，由骨性鼻旁窦内衬黏膜构成，共四对均开口于鼻腔。其中，蝶窦开口于**蝶筛隐窝**，额窦、上颌窦和筛窦前群、中群开口于中鼻道，筛窦后群开口于上鼻道（图 5-1-3）。由于鼻旁窦的黏膜与固有鼻腔的黏膜相延续，因此鼻腔的炎症常可蔓延至鼻旁窦。上颌窦是鼻旁窦中最大的一对，窦的开口位置高于窦底，炎症时，脓液不易流出，故上颌窦的慢性炎症较多见。鼻旁窦可调节吸入空气的温度和湿度并对发音起共鸣作用。

☞考点：四对鼻旁窦名称及开口部位。上颌窦的特点及
临床意义

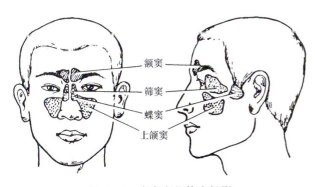

图 5-1-3 鼻旁窦的体表投影

二、咽

参见消化系统。

三、喉

喉（larynx）既是气体的通道，又是发音器官。

（一）喉的位置

喉位于颈前部正中，喉咽部的前方，相当于第 5～6 颈椎的高度。上借韧带和肌与舌骨相连，下续气管，可随吞咽或发音而上、下移动。喉的两侧与颈部大血管、神经和甲状腺相邻。女性喉的位置略高于男性，小儿的喉比成人高。

（二）喉的结构

喉既是呼吸道，又是发音的器官。由数块喉软骨借关节和韧带连成支架，周围附有喉肌，内面衬以喉黏膜构成。

1. 喉软骨及其连结　喉软骨主要有甲状软骨、环状软骨、会厌软骨和杓状软骨（图 5-1-4）。**甲状软骨**最大，位于舌骨的下方，构成喉的前外侧壁。其前上部向前突出称喉结，成年男性喉结特别明显。甲状软骨上缘借甲状舌骨膜与舌骨相连，甲状软骨下缘两侧与环状软骨构成环甲关节。**环状软骨**在甲状软骨下方，是呼吸道唯一完整的软骨环。环状软骨前窄后宽，后方平对第 6 颈椎，是颈部重要的体表标志。会厌软骨形似树叶，其上端宽而游离，下端缩细附于甲状软骨内面。**会厌软骨**连同表面覆盖的黏膜构成会厌，吞咽时，会厌可盖住喉口，以防止食物误入喉腔。**杓状软骨**左、右各一，呈三棱锥体形，其尖向上底朝下，位于环状软骨后部的上方，与环状软骨构成环杓关节。每侧杓状软骨与甲状软骨间都有一条声韧带相连。声韧带是发音的重要结构。

2. 喉腔及喉黏膜　喉的内腔称喉腔，其入口称喉口。喉腔壁的内面衬有黏膜，中部的两侧壁上，有上、下两对呈前后方向的黏膜皱襞（图 5-1-5）：上方的一对称**前庭襞**，两侧前庭襞之间的裂隙称前庭裂；下方的一对称**声襞**，由喉黏膜覆盖声韧带构成，两侧声襞之间的裂隙称**声门裂**。声门裂是喉腔最狭窄的部位。喉腔借两对皱襞分为三部分：喉前庭、喉中间腔和声门下腔。声门下腔的黏膜下组织比较疏松，炎症时易引起水肿。幼儿因喉腔较狭小，水肿时易引起阻塞，造成呼吸困难。

☞考点：喉软骨组成；喉腔的分部；声门裂、声门下腔的特点

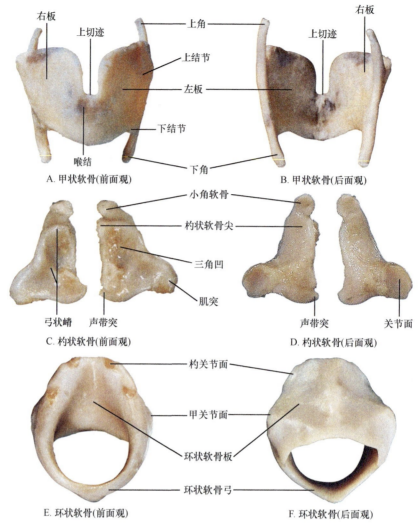

A. 甲状软骨(前面观)　　　　B. 甲状软骨(后面观)

C. 杓状软骨(前面观)　　　　D. 杓状软骨(后面观)

E. 环状软骨(前面观)　　　　F. 环状软骨(后面观)

图 5-1-4　喉的软骨和连接(前面)喉的软骨和连接(后面)

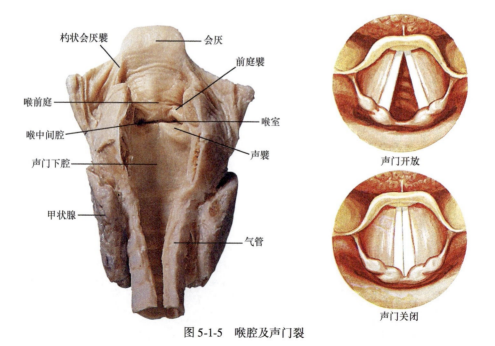

图 5-1-5　喉腔及声门裂

3. 喉肌　为数块细小的骨骼肌,附着于喉软骨。喉肌的舒缩使环甲关节和环杓关节产生运动,引起声襞的紧张或松弛、声门裂开大或缩小,从而调节音调的高低和声音的强弱。

四、气管和主支气管

(一)解剖结构特点

气管和主支气管是连接于喉与肺之间的通气管道(图5-1-6)。**气管**(trachea)上接环状软骨,沿食管前面降入胸腔,在胸骨角平面分为左、右主支气管,其分叉处称气管杈,在气管杈内面有一向上凸的半月状嵴,称**气管隆嵴**,是支气管镜检查的定位标志。气管的颈部位置表浅,在颈部正中可以摸到。临床上作气管切开术,常在第3~4或第4~5气管软骨处进行。左主支气管较细长,走行方向接近水平位;右主支气管略粗短,走行方向较垂直。因此,误入气管的异物,常易坠入右主支气管内。左、右主支气管在肺门附近分支进入肺内,入肺后再反复分支呈树枝状称支气管树。

考点:气管隆嵴的临床意义;气管切开位置;常见异物误入气管位置

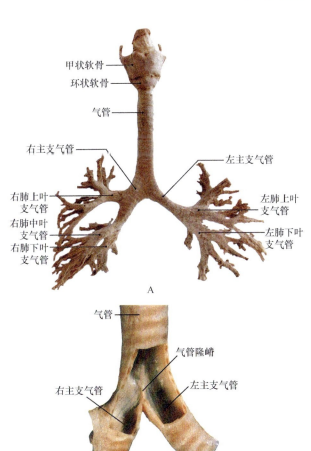

图5-1-6　气管、支气管及其分支

(二)微细结构

正常的气管、支气管壁的基本结构从内向外可分为三层,依次为①黏膜层:又可分为上皮层和固有层,前者为假复层纤毛柱状上皮,后者为结缔组织,内含较多的腺体和弹性纤维。②黏膜下层:为疏松结缔组织,含较大的血管、淋巴管、神经和混合腺。③外膜:主要由透明软骨(在气管和较大的支气管为C形的软骨环)和平滑肌构成(图5-1-7)。

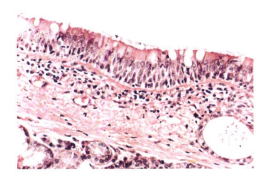

图5-1-7　气管黏膜

(三)慢性支气管炎

慢性支气管炎(chronic bronchitis)是一种累及气管、支气管黏膜及其周围组织的慢性非特异性炎症性疾病,尤以中老年男性最为多见,临床上以反复发作咳嗽、咳痰或伴有喘息症状为特征,且症状每年持续约3个月,连续两年以上。病情进展,常常并发肺气肿和慢性肺源性心脏病。

1. 病因和发病机制　慢性支气管炎往往是因多种因素长期综合作用所致。起病与感冒有密切关系,多在气候变化比较剧烈的季节发病。呼吸道反复病毒感染和继发性细菌感染是导致慢性支气管炎病变发展和疾病加重的重要原因。吸烟与慢性支气管炎的关系也是肯定的,吸烟者比不吸烟者的患病率高2~8倍。此外,长期接触工业粉尘、大气污染和过敏因素也常是引起慢性支气管炎的原因。上述因素均可导致机体抵抗力降低,呼吸系统防御功能受损从而使得疾病发生、发展。

2. 病理变化　发病时,各级支气管均可受累,早期主要累及气管和大、中支气管,晚期病变沿支气管分支向纵深处发展,引起细、小支气管炎及其周围炎。受累的细支气管愈多,病变愈重,后果也愈严重。主要的病变有(镜下):①黏膜上皮纤毛倒伏、粘连、脱失;上皮细胞变性、坏死脱落。上皮再生时,杯状细胞增多,并可发生鳞状上皮化生。②黏液腺肥大、增生,分泌亢进。③管壁平滑肌、弹性纤维及软骨破坏(变性、断裂、萎缩、消失)。④管壁充血、水肿、淋巴细胞、浆细胞浸润,纤维结缔组织增生(图5-1-8)。

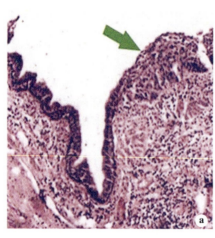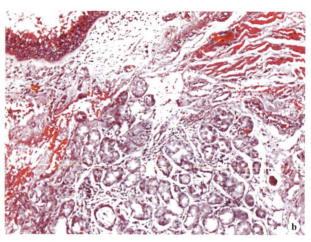

图 5-1-8　慢性支气管炎

a. 支气管上皮发生鳞状上皮化生(↑)；b. 黏膜下腺体增生肥大,浆液腺上皮发生黏液腺化生,杯状细胞增多

3. 病理临床联系　慢支患者的主要临床症状为咳嗽、咳痰,这是由于致炎因子和分泌物刺激管壁黏膜,反射性地引起咳嗽以排出痰液所致,而构成痰液的物质基础则是增生肥大的腺体分泌出的黏液。通常清晨和夜间较重,痰一般呈白色黏液泡沫状,并发感染时可出现黏液脓性或黄色脓性痰。有时由于支气管平滑肌痉挛、支气管狭窄或黏液、渗出物阻塞,可引起喘息。

4. 结局及并发症　患者如能避免有害因子的继续刺激,及时控制感染,保持呼吸道通畅,同时加强锻炼,积极预防感冒,不仅能阻止病变发展,还能促进局部病变组织的恢复和愈合;但若病变继续发展,则可并发阻塞性肺气肿、支气管扩张和肺源性心脏病等疾病。

☞考点：慢性支气管炎的病理变化、结局及并发症

||||案例分析

　　患者,男,70 岁,因"咳嗽、咳痰伴喘息 5 年,加重两周"入院。5 年前患者受凉以后出现咳嗽、咳痰伴喘息,痰量适中且黏稠,服用止咳药可缓解,此后 5 年不断出现上述症状,多发于冬春季。晨起及夜间咳嗽明显,咳白色黏液痰,时有痰量增多、痰液变稠或呈黄色,常迁延一个月以上,每年发作 3 ~ 4 个月,经抗感染及平喘治疗症状有所缓解。患者有 30 年吸烟史,每日 20 支,未戒烟。两周前患者受凉后流涕、咽痛,而后转为咳嗽、咳痰伴喘息,痰量多且黏稠不易咳出,自服止咳糖浆未见缓解而逐渐加重。查体:一般情况可,双肺呼吸音粗,可闻及少量散在细湿啰音,其他未见明显异常。X 片示:双下肺纹理增粗、紊乱。

思考:

　　患者初步诊断是什么疾病? 诊断的依据是什么?

第二节　肺

📖 学习目标

1. 掌握肺的位置、形态。
2. 熟悉肺的常见疾病。
3. 了解肺的血管。

一、肺 的 位 置

肺(lungs)位于胸腔内,左、右两肺分居膈的上方和纵隔两侧。幼儿的肺呈淡红色,成人的肺由于吸入空气中的灰尘逐渐沉积,而形成深灰色。肺的质地柔软,呈海绵状富有弹性,内含空气,比重小于1,故浮水不沉。而未经呼吸的肺,肺内不含空气,质实而重,比重大于1,入水则沉,法医常用此特点来判断新生儿是否宫内死亡。

二、肺 的 形 态

肺呈半圆锥形左肺稍狭长,右肺略宽短。有一尖、一底、两面和三缘。肺的上端钝圆,突入颈根部,称**肺尖**,高出锁骨内侧 1/3 上方约 2 ~ 3cm。肺的下面凹陷称肺底,与膈相贴,故又称膈面。肺的外侧面与肋和肋间肌相邻,故称肋面。肺的内侧面朝向纵隔称纵隔面,其近中央处有一凹陷为肺门(图 5-2-1)。**肺门**是主支气管、肺动脉、肺静脉、淋巴管和神经等出入肺的部位,出入肺门的结构被结缔组织包绕,构成肺根。肺的前缘和下缘薄而锐利,左肺前缘下份有一明显的凹陷,称心切迹。左肺被斜裂分为上、下两个大叶,右肺被斜裂和水平裂分为上、中、下三个大叶(图 5-2-2)。

☞考点：肺的位置和形态

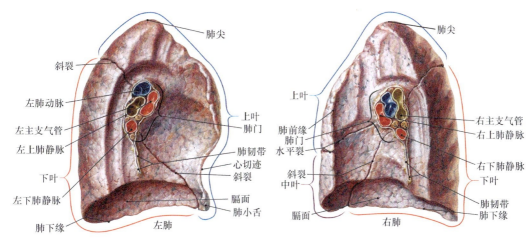

图 5-2-1 肺的内侧面

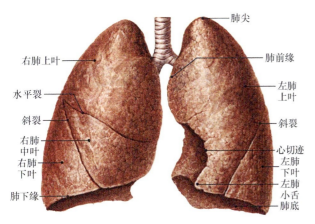

图 5-2-2 肺外面观

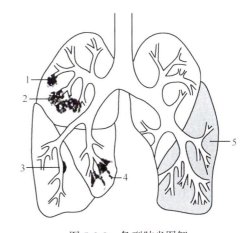

图 5-2-3 各型肺炎图解
1. 小叶性肺炎;2. 融合性小叶性肺炎;3、4. 间质性肺炎;5. 大叶性肺炎

三、肺的血管

肺有两套血管。一套是完成气体交换功能的肺动脉和肺静脉;另一套是营养肺和各级支气管的支气管支(支气管动脉)和支气管静脉。

四、肺的常见疾病

(一)肺炎

肺从组织结构上可分实质和间质两部分。肺实质由支气管树(二十几级支气管)和肺泡构成,间质为肺内的结缔组织、血管、淋巴管和神经等。**肺炎**(pneumonia)通常是指肺的急性渗出性炎症,为呼吸系统的多发病、常见病。根据病变部位和范围可分为实质性肺炎(大叶性肺炎、小叶性肺炎)和间质性肺炎(图5-2-3)。

1. 大叶性肺炎(lobar pneumonia) 主要是由肺炎链球菌感染引起,病变起始于肺泡,并迅速扩展至整个或多个大叶的肺的纤维素性炎。多见于青壮年,临床表现为骤然起病、寒战高烧、胸痛、咳嗽、吐铁锈色痰、呼吸困难,并有肺实变体征及白细胞增高等。

大约经 5~10 天,体温下降,症状消退。

考点:致病菌及性质

(1)病因和发病机制:95% 以上的大叶性肺炎由肺炎链球菌引起,而受寒、疲劳、醉酒、感冒、麻醉等均可成为肺炎的诱因。此时,呼吸道的防御功能被削弱,机体抵抗力降低,细菌可沿呼吸道直接侵入肺泡并在其中繁殖,后又通过肺泡间孔或呼吸性细支气管迅速向邻近肺组织蔓延,从而波及整个大叶,导致本病的发生、发展。

(2)病理变化:病变一般发生在单侧肺,多见于左肺下叶,也可同时或先后发生于两个以上肺叶。临床上在未使用抗生素治疗的情况下,病变常表现出一个典型的自然发展过程。一般分为四期:

1)充血水肿期(第1~2天):肉眼观,病变肺叶肿大、充血,切面流出红色泡沫样液体;镜下,肺泡壁毛细血管扩张充血,肺泡腔内有大量浆液渗出,伴少量红细胞和中性白细胞,渗出物中可检出大量细菌;此期病人表现为寒战、高热、胸痛、咳嗽、咳粉红色泡沫痰等(图5-2-4a)。

2)红色肝样变期(第2~4天):肉眼观,病变肺叶肿大,色暗红,质实如肝,切面呈粗颗粒状;镜下,肺泡壁毛细血管高度扩张充血,肺泡腔内含大量红细胞及交织成网的纤维素(可穿过肺泡间孔与相邻肺泡中的纤维素网相连),渗出物中仍可检出细菌;此期病人可出现发绀和呼吸困难,痰呈铁锈色(图5-2-4b)。

3)灰色肝样变期(第4~6天):肉眼观,基本同上期,但颜色转为灰白;镜下,由于肺泡腔内渗出物继续增加,充满大量中性粒细胞和致密的纤维素,使得肺泡壁毛细血管受压变窄,红细胞则大部分溶解消失;此期病人发绀、呼吸困难的症状可略减轻,痰由铁锈色逐渐变成黏液脓性(图5-2-4c)。

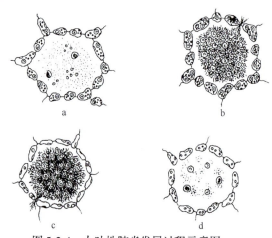

图5-2-4 大叶性肺炎发展过程示意图
a. 充血水肿期;b. 红色肝样变期;c. 灰色肝样变期;d. 溶解消散期

4)溶解消散期(第7天):肉眼观,病变肺叶体积基本恢复正常,质地变软,挤之有脓样液体流出;镜下,肺泡壁毛细血管逐渐恢复正常,纤维素被溶解,中性粒细胞崩解,巨噬细胞增多;临床上,患者的咳痰量增多,体温降至正常,余症状消失(图5-2-4d)。

(3)结局及并发症:由此可见,大叶性肺炎是一种以纤维素渗出为主要病变的急性炎症,肺组织无坏死,肺泡壁结构也未遭破坏,绝大多数患者经及时治疗后可完全痊愈,肺组织可完全恢复其正常结构和功能,少数患者由于抵抗力较差等原因可发生肺脓肿、脓胸、脓气胸、败血症或脓毒败血症、感染性休克、肺肉质变等并发症。

☞考点:大叶性肺炎病理变化

2. **小叶性肺炎**(lobular pneumonia) 是由化脓菌感染引起,病变起始于细支气管,并向周围或末梢肺组织发展,形成以肺小叶为单位、呈灶状散布的肺的化脓性炎(图5-2-5)。因其病变以细支气管为中心故又称支气管肺炎(bronchopneumonia)。主要发生于小儿和年老体弱者。

☞考点:致病菌及性质

(1)病因和发病机制:小叶性肺炎通常由几种细菌混合感染引起,常见的致病菌有葡萄球菌、链球菌、肺炎球菌、流感嗜血杆菌、绿脓杆菌和大肠杆菌等。这些细菌通常是口腔或上呼吸道内致病力较弱的常驻寄生菌,往往在某些诱因影响下,如患传染病、营养不良、恶病质、慢性心力衰竭、昏迷、麻醉、手术后等,使机体抵抗力下降,呼吸系统的防御功能受损,细菌得以入侵、繁殖,发挥致病作用,引起支气管肺炎。因此,支气管肺炎常是某些疾病的并发症,如麻疹后肺炎、手术后肺炎、吸入性肺炎、坠积性肺炎等。

(2)病理变化:当小支气管分支的口径为1mm左右时,称为细支气管。每条细支气管及其各级分支和其所属的肺泡构成一个肺小叶。小叶性肺炎的病变特点就是肺组织内散布一些以肺小叶为单位的化脓性病灶。肉眼观,病灶大小不等,直径多在1cm左右,形状不规则,色暗红或带黄色,常散布于两肺各叶,尤以背侧和下叶病灶较多。镜下,病灶中细支气管腔内及其所属的肺泡腔内流满脓性渗出物,细支气

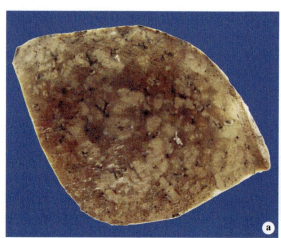
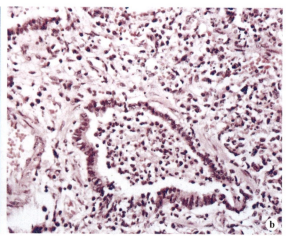

图5-2-5 小叶性肺炎

管管壁充血水肿、中性粒细胞浸润并有不同程度的结构破坏,其周围肺组织可正常,也可伴有充血、代偿性肺气肿或肺不张等变化。临床上,患者常出现发热、咳嗽和咳黏液脓痰等症状。

☞考点:小叶性肺炎的病理变化

(3)结局及并发症:小叶性肺炎如经及时有效的治疗,绝大多数可以痊愈。但幼儿和年老体弱者,特别是并发于其他严重疾病(如恶性肿瘤、百日咳)时,发生并发症的危险性比大叶性肺炎大得多,且预后大多不良。常见的并发症有心力衰竭、呼吸衰竭、脓毒败血症、肺脓肿及脓胸等。

3. 间质性肺炎(interstitial pneumonia)　是指发生于肺间质的炎症,以支气管间、细支气管间、肺小叶之间及肺泡壁等间质血管充血、水肿、淋巴细胞、单核细胞浸润为特征,而支气管腔和肺泡腔内的渗出现象不明显。通常由病毒或支原体引起,儿童和青少年发病率较高。临床上,患者起病较缓,发热、头痛等全身中毒症状较为明显,而最突出的是支气管壁受炎症刺激而引起的频繁性、剧烈性、难治性咳嗽,痰量无或很少,因此常为干咳或咳黏性痰。支原体肺炎预后一般较好,而病毒性肺炎则预后不良,常导致呼吸衰竭、心力衰竭。

(二)肺结核病

结核病(tuberculosis)是由结核杆菌引起的一种慢性传染病。病理上属于慢性肉芽肿性炎,以形成结核结节为其特点(图5-2-6)。全身各器官均可发生,但因结核杆菌大多通过呼吸道侵入人体,故肺结核病最为常见。因初次感染和再次感染结核菌时机体的反应性不同,病变的发生发展也不相同,因而分为原发性和继发性肺结核病两大类。

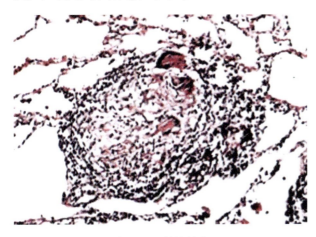

图5-2-6　结核结节

1. 原发性肺结核病　第一次感染结核杆菌所引起的肺结核病称原发性肺结核病,多发生于儿童,故又称儿童型肺结核病。

(1)病变特点:结核杆菌被吸入肺后,最先引起的病变称为原发灶。原发灶通常只有一个,圆形,直径1cm左右,色灰黄,常位于通气较好的上叶下部或下叶上部靠近肺膜处,以右肺多见。病变开始时是渗出性变化,继而中央发生干酪样坏死,周围形成结核结节。因初次感染时机体缺乏对结核杆菌的免疫力,故结核杆菌很快侵入淋巴管,循淋巴流到所属肺门淋巴结,引起结核性淋巴管炎和淋巴结炎。表现为淋巴结肿大和干酪样坏死。肺的原发灶、淋巴管炎和肺门淋巴结结核三者合称为**原发综合征**(primary complex)(图5-2-7),是原发性肺结核病的病变特点。

☞考点:原发综合征

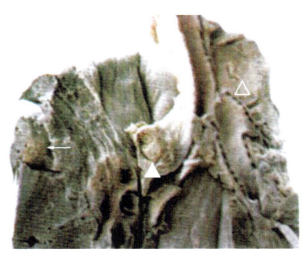

图5-2-7　肺结核原发综合征

原发性肺结核病患者的症状轻微而短暂,常无明显的体征,很多患儿均在不知不觉中度过,仅表现结核菌素试验阳性。少数病变较重者,可出现倦怠、食欲减退、潮热和盗汗等中毒症状,但很少有咳嗽、咯血等呼吸道症状。

(2)结局及转归:绝大多数(98%)患者由于机体免疫力逐渐增强而自然痊愈。小的病灶可完全吸收或纤维化,较大的干酪样坏死灶则发生纤维包裹和钙化。少数患儿因营养不良或患其他传染病(如流感、麻疹、百日咳、白喉等),使机体抵抗力下降,病变因而恶化,肺内及肺门淋巴结病变继续扩大,并通过以下的途径播散。①淋巴道播散:累及多数肺门淋巴结及纵隔淋巴结,甚至可进一步累及腹膜后及肠系膜淋巴结。②血道播散:引起血源性结核病,如全身粟粒性结核病、肺粟粒性结核病、肺外器官结核病等。③支气管播散:引起邻近或远隔的肺组织发生多发性小叶性干酪样肺炎。

2. 继发性肺结核病(secondary pulmonary tuberculosis)　是指再次感染结核菌所引起的肺结核病,

多见于成年人,故又称成人型肺结核病。其感染源有两种,一是外源性再感染,即由外界重新感染所致,与原发性肺结核无任何联系;二是内源性再感染,即结核杆菌来自体内原有的结核病灶。以内源性感染为主。

由于是再次感染,机体对细菌已有一定的免疫力,所以与原发性肺结核病的病变相比,有以下不同特点:①病变多从肺尖开始,这可能与人体直立位时该处动脉压低、血循环较差,随血流带去的巨噬细胞较少,加之通气不畅,以致局部组织抵抗力较低,细菌易在该处繁殖有关。②由于变态反应,病变发生迅速而且剧烈,易发生干酪样坏死,同时由于免疫反应较强,在坏死灶周围每有以增生为主的病变,形成结核结节。免疫反应不仅能使病变局限化,而且还可抑制细菌的繁殖,防止细菌沿淋巴道和血道播散,病变在肺内蔓延主要通过受累的支气管播散。③病程较长,随着机体免疫反应和变态反应的消长,临床经过常呈波浪起伏状,时好时坏,病变轻重、新旧不一,复杂多样。

继发性肺结核病的病变和临床表现都比较复杂,可分为以下几种主要类型(图5-2-8)。

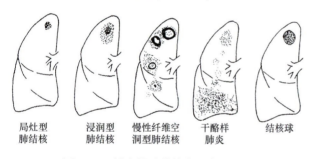

局灶型肺结核　浸润型肺结核　慢性纤维空洞型肺结核　干酪样肺炎　结核球

图5-2-8　继发性肺结核病的常见类型

(1) 局灶型肺结核:为继发性肺结核的早期表现。病变多位于右肺尖下,病灶可为一个或数个,一般约0.5~1cm大小,多数以增生性病变为主,临床上病人常无明显自觉症状,多在体检时发现,属无活动性肺结核一类。如病人免疫力较强,病灶常发生纤维化、钙化而痊愈。如病人免疫力降低时,可发展成为浸润型肺结核。

(2) 浸润型肺结核:是临床上最常见的一种类型,属于活动性肺结核。大多是局灶型肺结核发展的结果,少数也可一开始即为浸润型肺结核。病变中央常有较小的干酪样坏死区,周围为渗出性炎包绕。镜下,肺泡内充满浆液、单核细胞、淋巴细胞和少数中性粒细胞,病灶中央常发生干酪样坏死。病人常有低热、盗汗、食欲不振、全身无力等中毒症状和咳嗽、咯血等,痰中常可查出结核杆菌(图5-2-9)。

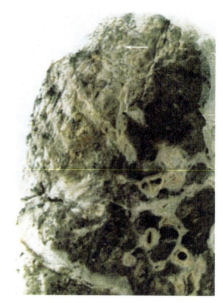

图5-2-9　浸润型肺结核

如能早期适当治疗,一般多在半年左右通过吸收、纤维化、包裹和钙化而痊愈。如病人免疫力差或未及时得到适当治疗,病变可继续发展,干酪样坏死灶扩大(浸润进展期),坏死物质液化经支气管排出后形成急性空洞,洞壁内层坏死物中含有大量结核杆菌,容易造成传染,即所谓的开放性肺结核。急性空洞一般较小,经过及时和强有力的抗结核治疗后,这种空洞可通过洞壁肉芽组织增生而逐渐缩小,最终形成瘢痕而治愈。若急性空洞经久不愈,则可发展为慢性纤维空洞型肺结核。

(3) 慢性纤维空洞型肺结核:为成人慢性肺结核的常见类型,多在浸润型肺结核形成急性空洞的基础上发展而来。病变特点是在肺内有一个或多个厚壁空洞形成。空洞多位于肺上叶,大小不一,呈不规则形,洞壁厚,有时可达1cm以上。镜下,洞壁分三层:内层为干酪样坏死物质,其中有大量结核杆菌;中层为结核性肉芽组织;外层为增生的纤维组织。临床上,病程常历时多年,时好时坏,症状的有无与病变的好转或恶化相关(图5-2-10)。

较小的结核空洞经过适当治疗可发生瘢痕愈合。较大的空洞经治疗后,洞壁坏死物质脱落净化,洞壁结核性肉芽组织逐渐转变为纤维瘢痕组织,与空洞邻接的支气管上皮增生并向空洞内伸延,覆盖于空洞内面。此时空洞虽仍存在,但已属愈合。空洞的这种愈合方式称为开放性愈合。

(4) 干酪样肺炎:此种肺炎发生在机体免疫力极低,对结核菌的变态反应过高之病人,可由浸润型肺结核恶化进展而来,或由急、慢性空洞内的细菌经支气管播散所致。按病变范围大小的不同而分为小叶性和大叶性干酪样肺炎。肉眼观,肺叶

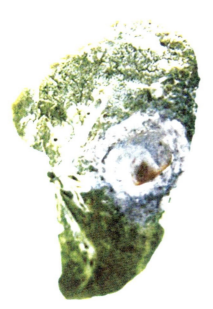

图 5-2-10 慢性纤维空洞型肺结核

肿大变实,切面呈黄色干酪样,坏死物质液化排出后可见有急性空洞形成。镜下,肺泡腔内有大量浆液纤维素性渗出物,内含主为巨噬细胞的炎性细胞,且见广泛的干酪样坏死。患者因吸收了坏死崩解物质而有严重的中毒症状,如未及时治疗可迅速。此型目前已很少见。

(5)结核球:又称结核瘤(tuberculoma),是孤立的有纤维包裹、境界分明的球形干酪样坏死灶,直径约 2~5cm。多为一个,常位于肺上叶。结核球为相对静止的病变,可保持多年而无进展,或发生部分机化和钙化而转向愈合,临床上多无症状。但亦可恶化进展,表现为干酪样坏死灶扩大、液化、溃破包膜、形成空洞和经支气管播散。因结核球干酪样坏死灶较大,周围又有纤维包裹,药物不易发挥作用,所以临床上多采取手术切除。

(6)结核性胸膜炎:在原发性和继发性肺结核病的各个时期均可发生,按病变性质又可分为渗出性和增生性结核性胸膜炎两种。前者较常见,大多发生于原发性肺结核病的过程中,由肺原发灶或肺门淋巴结病灶中的结核菌播散至胸膜所引起,患者多为较大的儿童或青年。病变主要表现为浆液纤维素性炎。浆液渗出量多时则引起胸腔积液,表现草绿色或血性胸水;如渗出物中纤维素较多,则可因发生机化而使胸膜增厚和粘连。后者是肺结核病灶直接蔓延至胸膜所致,一般可通过纤维化而痊愈,并常使局部胸膜增厚、粘连。

☞考点:继发性肺结核的类型

第三节 胸膜与纵隔

📖 学习目标

1. 掌握胸膜及胸膜腔的概念。

2. 熟悉胸膜的分部、胸膜隐窝的位置、肺与胸膜下界的体表投影。

3. 了解纵隔的概念及其内容。

一、胸腔、胸膜与胸膜腔的概念

胸腔(thoracic cavity)由胸廓与膈围成,上界为胸廓上口与颈部通连,下界借膈与腹腔分离。胸腔内可分三部,即左、右两侧的胸膜腔、肺和中间的纵隔。胸膜(pleura)是一层薄而光滑的浆膜,可分为互相移行的脏胸膜与壁胸膜两部分。脏胸膜紧贴肺表面;壁胸膜贴附于胸壁内面、膈上面和纵隔表面。胸膜腔(pleural cavity)是由脏、壁两层胸膜在肺根处相互移行而在两者间形成的封闭腔隙(图 5-3-1)。左右各一,互不相通,腔内呈负压,仅有少量浆液,可减少呼吸时两层胸膜间的摩擦。

☞考点:胸膜及胸膜腔概念

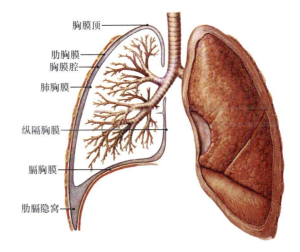

图 5-3-1 胸膜与胸膜腔示意图

二、胸膜的分部及胸膜隐窝

脏胸膜紧贴肺表面,与肺紧密结合而不能分离,并伸入肺叶间裂内。壁胸膜因贴附部位不同,可分为 4 部分。①膈胸膜:贴附的膈上面,与膈紧密相连,不易剥离。②肋胸膜:贴附于肋骨与肋间肌内面,由于肋胸膜与肋骨和肋间肌之间有胸内筋膜存在,故较易剥离。③纵隔胸膜:贴附于纵隔的两侧面,其中部

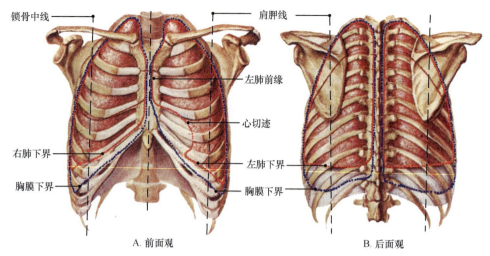

图 5-3-2　肺与胸膜的体表投影

包裹肺根并移行为脏胸膜,上缘移行为胸膜顶,下缘连接膈胸膜,前后缘连接肋胸膜。④**胸膜顶**:突出胸廓上口,伸向颈根部,覆盖于肺尖上方,高出锁骨内侧 1/3 上方 2~3cm。在经锁骨上臂丛麻醉或针刺时,应注意胸膜顶的位置,勿穿破胸膜顶造成气胸。各部壁胸膜相互移行处的胸膜腔,即使在深吸气时肺缘也达不到此内,胸膜腔的这些部分称**胸膜隐窝**(pleural recesses)。其中最大最重要的在肋胸膜和膈胸膜相互转折处,称**肋膈隐窝**。它是胸膜腔的最低部位,胸膜腔积液首先积聚于此处,同时也是易发生粘连的部位。其深度一般可达两个肋间隙,深吸气时肺下缘也不能伸入此隐窝。

☞考点:壁胸膜组成、胸膜顶、肋膈隐窝

三、肺与胸膜下界的体表投影

肺下界的体表投影在锁骨中线处与第 6 肋相交,腋中线处与第 8 肋相交,肩胛线处与第 10 肋相交,近后正中线处位于第 10 胸椎棘突平面。胸膜下界即肋胸膜与膈胸膜的返折处,其体表投影较肺下缘约低两个肋:在锁骨中线处与第 8 肋相交,腋中线处与第 10 肋相交,肩胛线处与第 11 肋相交,近后正中线处位于第 12 胸椎棘突平面(表 5-3-1 和图 5-3-2)。

☞考点:肺与胸膜下界体表投影

表 5-3-1　肺和胸膜下界的体表投影

	锁骨中线	腋中线	肩胛线	后正中线
肺下界	第 6 肋	第 8 肋	第 10 肋	第 10 胸椎棘突
胸膜下界	第 8 肋	第 10 肋	第 11 肋	第 12 胸椎棘突

四、纵　　隔

纵隔(mediastinum)是左、右纵隔胸膜之间所有器官和组织的总称。前界为胸骨,后界为脊柱胸段,两侧界为纵隔胸膜,上界是胸廓上口,下界为膈。通常以胸骨角平面分为上纵隔和下纵隔(图 5-3-3)。上纵隔内主要内容自前向后为胸腺,头臂静脉、上腔静脉、膈神经、迷走神经、喉返神经、主动脉弓及其三条大分支,食管、气管、胸导管等。下纵隔再以心包为界,分为前纵隔、中纵隔和后纵隔。前纵隔位于胸骨与心包之间,内有胸腺下部、部分纵隔前淋巴结及疏松结缔组织。中纵隔位于前、后纵隔之间,内有心包、心和出入心脏的大血管、膈神经、奇静脉弓、心包膈血管及淋巴结。后纵隔位于心包与脊柱之间,内有主支气管、食管、胸主动脉、胸导管、奇静脉、半奇静脉、迷走神经、胸交感干和淋巴结等。

☞考点:纵隔概念、纵隔分部

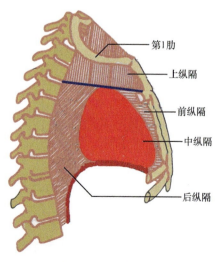

图 5-3-3　纵隔的分部

(胡　琛)

第四节 护理应用

一、呼吸道置管术

（一）鼻镜置入术

鼻镜置入术有前、后鼻镜置入术，是耳鼻喉科应用极为广泛而普及的诊疗技术。

1. 形态学基础

（1）鼻腔构成、境界、结构。

（2）鼻腔黏膜分为嗅部和呼吸部。嗅部位于上鼻甲内侧面以及与其相对应的鼻中隔部的黏膜，活体略呈淡黄色或苍白（内含嗅细胞），其余部分呈粉红色区域为呼吸部。鼻腔呼吸部黏膜与各鼻旁（副鼻）窦黏膜相续。鼻中隔前下份有一区域，黏膜有丰富的血管吻合丛，称为易出血区（Little 或 Kiesselbach 区），约90% 鼻出血均发生于此处。

（3）各鼻道内有鼻旁（副鼻）窦和鼻泪管的开口，其中上颌窦、额窦和筛窦的前、中群开口于中鼻道；筛窦的后群开口于上鼻道；蝶窦开口于蝶筛隐窝，鼻泪管开口于下鼻道。

（4）咽腔鼻部两侧有咽鼓管咽口、咽鼓管圆枕、咽隐窝等结构。

2. 操作的应用形态学要点

（1）前鼻镜置入前鼻镜的镜端先向下可见到鼻腔底、下鼻甲、下鼻道、鼻中隔，然后镜端稍转向上方时能见到中鼻甲、中鼻道。中鼻甲前缘较直，多呈游离状态，黏膜色较下鼻甲为淡，且多不与鼻中隔相贴，若下鼻甲切除病例，则中鼻甲多有代偿性肥大；尚可见到中鼻道前上方的筛泡和前下部的钩突。鼻中隔下缘很少与鼻腔底垂直，软骨部多偏向一侧，在软骨与骨结合部有突起。上鼻甲、上鼻道一般不易观察到。

（2）后鼻镜置入所见可见鼻中隔后缘游离，中鼻甲后缘、鼻中隔与鼻甲间间隙相对较宽，镜面转向外侧时能见到咽鼓管咽口和咽鼓管圆枕。

3. 失误与防范

（1）出血、疼痛多因器械置入过猛、干燥、送入过深（一般不超过鼻前庭深度）、病人本来有鼻出血史等。

（2）鼻毛拔出：这多在退出前鼻镜时，镜端嘴合拢后拔出。为防止鼻毛拔出，退镜时嘴不能完全合拢。

（3）后鼻镜未加温，刺激咽，导致置入失败，可用压舌板压舌，尚可用腭牵引器将软腭牵引。

（二）喉镜置入术

通过喉镜检查可以了解喉腔有无充血，水肿，黏膜色泽，以及声带与声门等情况。喉镜检查分为直接、间接、纤维喉镜。

1. 形态学基础

（1）喉腔组成：喉腔以喉软骨作为支架与肌肉和结缔组织相连，内衬黏膜。喉的入口称喉口，朝向后上方，由会厌软骨上缘、杓会厌襞和杓间切迹共同围成，呈梨状。喉借喉口与咽腔喉部相通，下达环软骨下缘，向下与气管内腔相通。

（2）喉软骨：由甲状软骨、环状软骨、会厌软骨及成对的杓状软骨组成。

（3）喉腔内结构：喉腔侧壁有上、下两对黏膜皱襞突入腔内，其上方一对称前庭襞，下一对称声襞。前庭襞，活体呈粉红色，自甲状软骨前角后面中部连于杓状软骨声带突上部，左、右两襞间的间隙，前窄后宽，称为前庭裂。声襞，活体颜色较白，且较前庭襞突出更为明显，自甲状软骨前角后面中部连于杓状软骨声带突，位于两侧声襞与杓状软骨基部之间呈矢状位的窄隙称声门裂，是喉腔最狭窄的部位。声门裂的前3/5 位于两侧声襞间，称膜部，与发音有关，为喉癌好发部位；后 2/5 位于杓状软骨间，称软骨间部，是喉结核好发部位。中国成年男性声襞长约 23.0mm，女性 17.0mm。

（4）喉腔分部：喉腔分为喉前庭、喉中间腔、声门下腔三部。喉前庭是指喉口至前庭襞之间喉腔，喉中间隙位前庭裂与声门裂平面间喉腔；声门下腔是指声门裂至环状软骨间喉腔。喉室是指喉中间两侧向外突出至前庭襞与声襞之间的梭形陷窝。

2. 操作的应用形态学要点 喉镜检查有间接、直接和纤维喉镜之分。间接、直接喉镜镜下所见结构与原结构大致相同，但有一些失真；纤维喉镜所见影像失真度较小，所见结构方位相反，现以间接喉镜为例试述。

（1）体位：间接喉镜多取坐位，而直接纤维喉镜多取仰卧位。

（2）置镜技术

1）张口伸舌，或将舌压向下，或将舌拉至口腔外。

2）能见到舌根、会厌、会厌谷（位于杓会厌皱襞两侧的凹陷）、梨状陷窝（喉口两侧各有一个深窝），当嘱患者作"咿"、"咿"时又能见到杓状隆起、声襞、声门裂，在发音时能见声门闭合与开张状态。

3. 失误与防范

（1）出血：取活检时过深，所切取组织血供丰富与过脆等原因。

（2）吸入性肺炎：虽为少见，多因术前处理不当，受刺激后呼吸道分泌物增多，未及时处理。

（三）气管、支气管内置管术

气管、支气管内置镜术适用于气管内麻醉、人工呼吸加压给氧、清除呼吸道异物与分泌物、心肺复苏术以及检查气管、支气管内疾病和滴入药物等。

1. 形态学基础 气管、支气管连接喉与肺之间的管道部分是气管和支气管，它们均以"C"形软骨为支架，以保持呼吸管道永远处于开张状态，为很重要的解剖学基础。各软骨的缺口向后，由平滑肌和结缔组织构成的膜壁所封闭，相邻软骨环之间，以环韧带相连。

（1）**气管**：上起自环状软骨下缘，向下至胸骨角平面（相当于第4、5胸椎体间平面）分为左、右主支气管为止，全长10.0～12.0cm，其分叉处称**气管杈**。气管杈内面形成一个向上凸的纵嵴呈半月形，称**气管隆嵴**，常略向左侧，是气管镜检查的重要方位标志，正常的气管隆嵴边缘锐利、菲薄。气管的长度和口径因年龄、性别及呼吸状态而不同，成年男性平均长度为10.31cm（活体：13.6cm），横径2.0～2.5cm，前后径1.5～2.0cm；女性者长度和径线略小于男性。小儿气管短而细，活动度较大。由门齿到气管隆嵴距约27.0cm左右。

（2）**主支气管**：左、右主支气管分出后，斜行进入肺门，左、右主支气管下方形成一个65°～80°角的夹角，女性或胸廓宽短者，此夹角较大。

右主支气管短粗而走行纵直，与气管中线延长线间夹角22°～25°角，其长度男性平均2.1cm，女性1.9cm，内径（横径）1.4～2.3cm，气管隆嵴多偏向左侧，右肺通气量较大等因素，所以经气管坠入的异物多进入右侧。

左主支气管较细长，走向倾斜，与气管中线延长线间夹角为35°～36°角左右，平均长度4.8cm（男），4.5cm（女），内腔宽度1.0～1.5cm。

（3）肺叶与肺段支气管：左、右主支管在肺门处分出肺叶支气管（右肺分上、中、下叶，左肺分上、下叶）亦即第二级分支，叶支气管入肺后再分为肺段支气管。

2. 操作的应用形态学要点
（1）体位：多取仰卧位，少数取坐位。
（2）置镜技术
1）入路选择：经口腔与鼻腔入路，国内多从口腔入路。
2）置镜从口腔入路：当镜送入约15.0cm深度时，多能见到会厌及咽后壁，方可继续送镜，否则绝不可盲目送镜。徐徐将镜送入时能见到声门及喉腔，镜送入深度28.0～30.0cm时（自鼻翼至隆凸间距）多能见到气管隆嵴。后将镜操作方位向患者右侧转90°～130°角左右，并将镜端向上方拉起成90°角左右，可见到右肺上叶支气管；伸入后即可找到段支气管，后退出转而观察中、下叶肺支气管及其段支。用同样方法转向左侧肺叶、肺段支气管。

3. 失误与防范
（1）出血：痰带少量血丝较常见，应向患者作解释，如持续痰中带血或咯血，必须查明原因。
（2）感染：术后患者有咳嗽、发热、痰多等应作对症处理，必要时作胸透或摄片，防止肺部感。
（3）找不到肺段支气管：主要原因是对肺段支气管的解剖名称、部位、开口方位不熟悉之故。
（4）支气管穿孔：隆嵴部损伤较多，因送入时气管隆嵴未辨认清楚，盲目过快过猛将镜送入。隆嵴在呼吸时形态上有变化，随呼吸活动和心跳而呈搏动。
（5）声门水肿：多见于儿童，在镜检后数小时发生，主要因儿童喉腔黏膜下组织结构较成人疏松，如检查时间过长，来回抽动镜，则较易发生，一旦发生按喉梗阻处理。
（6）喉痉挛或损伤：多因在检查过程中体位不佳，器械选择不合适，在小儿尤为多见。
（7）牙脱落：选择从口腔入路中可发生，多因义齿未取出或切牙本身已松动，镜杆防咬，镜杆外裹物过厚，或退镜过快而造成。

二、人工呼吸术

心跳呼吸骤停、麻醉意外、淹溺、电击、颈椎骨折或脱位以及其他引起自主呼吸停止患者，现场作其他救治措施同时配以人工呼吸，以保护心、脑、肝、肾等重要脏器的功能。人工呼吸姿势有多种：包括口对口（或口对鼻）人工呼吸、俯卧压背式人工呼吸、仰卧压胸式人工呼吸、仰卧举臂式人工呼吸等，而以口对口人工呼吸效果最确切，最为经济有效、易于掌握和推广。与胸外心脏按压术配合使用，有单人或双人操作较方便，易于配合，效果肯定（图5-4-1）。

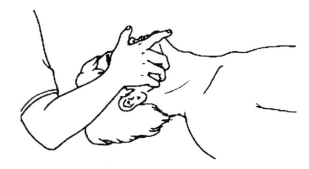

图5-4-1 人工呼吸术

（一）形态学基础
参与呼吸运动的结构包括：呼吸系统、呼吸肌、胸廓及胸膜腔。呼吸系统在呼吸运动中完成气体的传输与交换。在正常生理状态下，呼吸肌收与缩，驱使胸廓产生运动；在呼吸肌的作用下，胸廓的容积发生变化，从而参与呼吸运动，胸廓在呼吸运动中为最基本结构，是重要的解剖学装置。胸膜腔，其完整性、密闭性遭到损伤,呼吸运动将受限。

1. **呼吸系统**　呼吸系统是机体新陈代谢过程中进行气体交换的器官,根据其结构和功能分为呼吸道和肺两大部分。呼吸道是传送气体,排出分泌物和异物的管道,包括鼻、咽、喉、气管和左、右主支气管。临床上将鼻、咽、喉称为**上呼吸道**,而将气管和各级支气管称为**下呼吸道**。肺是气体交换的主要场所,包括支气管在肺内的各级分支及肺泡等。呼吸道以骨及软骨为支架,传送气体的通道永远处于开张状态,得以气体传送的通畅。

2. 呼吸肌　在生理(安静)状态下参与呼吸运动的肌,有肋间肌和膈。

1)肋间肌:位肋间隙内,按其在肋间隙内位置而分为肋间外肌和肋间内肌。

2)**膈**:位于胸、腹腔之间。肌束起自胸廓下口周缘和腰椎前面,各部肌束均止于中心腱。膈肌收缩时,膈肌顶下降,胸腔容积扩大,助吸气;松弛时,膈上升恢复原位,助呼气。在平静状态下,膈收缩时可下移2.0~3.0cm,深吸气时可达7.0~10.0cm。

3)辅助呼吸肌:如斜角肌、胸锁乳突肌、胸小肌、前锯肌等肌。这些肌只在用力呼吸时才参与呼吸运动,如在剧烈运动后或在某些病理状态下。

呼吸运动只有在吸气肌收缩时,才会发生吸气运动,所以吸气运动总是主动过程。在平静状态下,呼气是被动,用力呼吸时,辅助呼吸肌才参与。

3. **胸廓**　由12块胸椎、一块胸骨和12对肋及它们之间的连结共同构成。成人胸廓近似圆锥形,前、后径比横(左、右)径短,上部窄而下部宽。胸廓上口较小,斜向前下方,由胸骨柄颈静脉切迹、第1肋和第1胸椎围成。胸廓下口宽而不整齐,由第12胸椎、第12肋及第11肋前端、肋弓和剑突围成。胸廓前壁短,由胸骨、肋软骨及肋骨前端构成。后壁长,由胸骨和肋角内侧的部分肋骨构成。

胸廓的形状、大小与年龄、性别、健康状况和从事职业等因素有关。新生儿的胸廓,横径较小,肋平举,呈桶状。其后随年龄的增长及呼吸运动的增强,肋逐渐下降,横径逐渐增大。13~15岁时,外形与成人相似,开始出现性差。女性胸廓短而圆,胸骨较短,上口更为倾斜,胸廓的容积较男性的小。老年人胸廓因肋软骨钙化,弹性减小,肌若萎缩,运动减弱,胸廓下塌且变扁变长。

胸廓具有一定的弹性和活动度,起支持和保护胸、腹腔脏器,并参与呼吸运动。在呼吸运动中,胸廓是重要的解剖学装置,吸气时,在吸气肌作用下,肋的前份提高,肋体向外扩展,并伴以胸骨上升,从而加大胸廓的前、后径和横径,使胸廓容积扩大,肺随之伸展;呼气时,在重力和肌的作用下,胸廓作相反运动,

肺随之缩小。

4. **胸膜腔**　在呼吸运动过程中肺随胸廓运动而扩张、伸展与回缩,这因在肺与胸廓之间存在着一个密闭的胸膜腔,腔内压为负压,腔内含少量浆液。胸膜腔在呼吸运动中的作用在于:①在脏、壁层胸膜中起润滑作用。②浆液分子的内聚力使两层胸膜贴附在一起,不易分开,所以肺随胸廓运动而扩张与回缩。③胸膜腔的密闭性一旦遭破坏,如气胸或胸膜腔积液,则肺不能自如地随胸廓运动而扩张、伸展与回缩,亦即呼吸运动将受限。

(二)操作的应用形态学要点

1. 体位　多取仰卧位,头尽量后仰并转向一侧。

2. 口对口人工呼吸术实施

(1)原理:呼吸道在通畅状态下,上呼吸道及气管、支气管、肺叶、肺段支气管形成树枝状,连同呼吸性细支气管和肺泡,构成囊袋状结构,从口腔吹入空气,驱使此囊袋扩张,气体交换得以实施。

(2)呼吸道保持通畅

1)清理呼吸道的分泌物、托起下颌、防止舌根下坠、头尽量后仰,必要时项部垫一软枕(15.0~20.0cm)或施术者用手将患者下颌托起等。

2)病人仰卧,松解衣领、衣服,清除病人口腔、鼻腔中分泌物和污泥,去除义齿等,必要时将舌拉出来以免舌根后坠阻塞呼吸道。将病人头部后仰,使呼吸道伸展。

(3)将患者下颌托起,外鼻孔捏紧防止漏气,用一层纱布或手帕盖在病人口上。术者深吸一口气,紧贴患者口部均匀向内吹气,见病人胸廓微隆起,然后停止吹气,使肺自动回缩,肺内气体排出。如此反复连续,以每分钟16~20次节律实施。直到病人自主呼吸恢复为止。

(4)若病人牙关紧闭,无法进行口对口呼吸,可以用口对鼻呼吸法(将病人口唇紧闭)。

(5)心跳骤停患者,须作心外按压者,配以口对口人工呼吸,则每按压心脏4~6次,其间作一次口对口人工呼吸。

3. 人工呼吸姿势　尚有俯卧压背式、仰卧压胸式,仰卧举臂式等方法。

(三)失误与防范

(1)呼吸道要保持通畅,为防舌根后坠阻塞喉口,头尽量后仰、将下颌向后向上托起或头侧向一侧或将舌拉出口腔外。呼吸道通畅是保证口对口人工呼吸有效的关键。

(2)防止吹入的气体从鼻前孔漏出,鼻前孔需捏闭。

(3)为防止肺泡破裂,吹气用力要适度,这在给

婴幼儿施术时更应注意,每次吹气以胸部微隆起为度。

(4) 在行口对口人工呼吸术时,为防止气体吹入胃内,施术者用一手轻按患者喉部,借以压迫食管,可预防气体吹入胃内。

(5) 在行压背法时,忌用暴力,免损伤肋骨。

三、环甲膜(韧带)穿刺术

环甲膜(韧带)在体表能清楚触及,前面又无重要结构覆盖,在遇急性喉梗阻的病例,行环甲膜(韧带)穿刺,缓解病人呼吸困难,为下一步更有效救治疗赢得时间。

(一) 形态学基础

1. 喉软骨 共有四块,分别是:不成对的甲状软骨、环状软骨和会厌软骨,以及成对的杓状软骨。甲状骨和环状软骨能在颈前部皮下触及。

(1) **甲状软骨**:是喉软骨中最大的一块,由左、右两个四边形软骨板构成,组成喉的前壁和侧壁,两板的前缘互相愈着构成前角。前角的上端向前突出叫喉结,成年男性特别明显。

(2) **环状软骨**:位于甲状软骨的下方,是呼吸道软骨中唯一一块完整的软骨环,构成喉的底座,对支撑呼吸道的开张有重要作用。它形似指环,前部低窄的环状软骨弓,在颈前部皮下可触及。

(3) 会厌软骨与杓状软骨。

2. 喉软骨间连结 除环杓关节、环甲关节外,尚有一张于环状软骨弓上缘,甲状软骨前角内面和构状软骨声带突之间的膜状结构,称为**弹性圆锥**,又称环甲膜。弹性圆锥前份较厚,位于甲状软骨下缘和环状软骨弓上缘之间的部分,称环甲膜(韧带)。环甲膜近似三角形,底附于甲状软骨下缘,尖附于环状软骨弓上缘中部,头稍后仰即能在体表能触及环甲膜。

3. 环甲膜前面层次 由浅入深依次是皮肤、浅筋膜与颈阔肌、颈筋膜浅层、胸骨上间隙及位于其内的静脉弓和舌骨下肌群、气管前筋膜、环甲膜达喉腔。

(二) 操作的应用形态学要点

1. 穿刺体位与部位 仰卧位,头尽量后仰,必要时项部垫一枕,使喉与气管贴近体表,头保持正中位;粗大穿刺针从环甲韧带中部刺入。

2. 穿刺术实施

(1) 进针角度与深度:针与颈部皮肤呈直角刺入1.0cm以内,落空感极为明显,刺入喉腔后即有气体及分泌物喷出,示成功。此时忌继续将针推进,并固定穿刺针。

(2) **穿经结构**:由浅入深依次是皮肤、浅筋膜、封套层(颈筋膜浅层)、气管前筋膜、环甲膜、喉腔。

(三) 失误与防范

(1) 刺伤位于喉外侧的颈动脉鞘,多因头未处在正中位,或进针时针偏向一侧。

(2) 刺入喉腔虽有极为明显的落空感,而腔内分泌物溢出不多或仅有少量气泡,这多因喉腔内分泌物过稠,对此要及时判断,如转动穿刺针等。

(3) 患者有恐惧感,情绪紧张,术前作好解释疏导,必要时给予一定量的镇静剂。

(4) 皮肤局麻要充分。

四、气管切开术

气管切开术系切开颈段气管,放入金属气管套管,以解除喉源性呼吸困难、呼吸机能失常或下呼吸道分泌物潴留所致呼吸困难的一种常见手术。适应于喉阻塞(喉部炎症、肿瘤、外伤、异物)、下呼吸道分泌物潴留、预防性气管切开、取气管异物、颈部外伤伴气管与喉损伤等。气管切开分常规气管切开与环甲膜切开,本节主要介绍常规气管切开。

(一) 形态学基础

气管颈段平第6颈椎体下缘处接环状软骨,其下缘前方平胸骨的颈静脉切迹,而后方平第7颈椎体下缘,成人长约6.5cm,横径约1.94cm,矢状径约1.87cm,有6~8个气管软骨环及其间的软组织构成。气管周围有疏松结缔组织包绕,故活动度较大。当仰头或低头时,气管可上、下移动1.5cm;头左、右转动时,气管随之转向同侧,而位其后方的食管则转向对侧。仰头并尽量后仰时气管颈段的位置表浅,几乎紧贴皮肤,下段较深,约距皮肤4.0cm。

气管颈段前面的层次由浅入深依次是:皮肤、浅筋膜及颈阔肌、颈筋膜浅层(封套层)、胸骨上间隙及颈静脉弓、舌骨下肌群、气管前筋膜。第2~4气管软骨环前方有甲状腺峡,甲状腺峡部有缺如的可能。峡的下方有甲状腺下静脉及甲状腺奇静脉丛和可能存在的甲状腺最下动脉(出现率为10%),气管颈段两侧为甲状腺侧叶,后外侧尚有颈动脉鞘,后方有食管,在气管与食管之间的沟内有迷走神经上行等;其后外侧有颈交感干。

(二) 操作的应用形态学基础

1. 体位 仰卧位。

2. 切开术实施

(1) 保持气管居中位:头尽量后仰,使气管尽量贴近皮肤,助手固定头部,头应严格保持正中位,肩背部垫一个15.0~20.0cm软枕。

(2) 在颈正中线上,胸骨颈静脉切迹上方作一2.0~3.0cm皮肤横切口,钝性分离气管颈段前面各层软组织,充分暴露气管软骨环。牵开舌骨下肌,彻底结扎手术野内的静脉,纵行切开第 4~6 气管软骨环,忌切第一气管软骨环。免切入过深,用刀尖刺入气管,有气体和分泌物喷出后延长切口,能插入气管套管为度。

（三）失误与防范

1. 找不到气管颈部　位置不是居中、皮肤切口偏向一侧,项部没有垫高,未能使气管贴紧皮肤等原因造成。

2. 出血

（1）皮肤切开后,气管颈段前方的软组织钝性分离,若胸骨上间隙内静脉粗大,又影响套管置入,应作切断结扎。

（2）甲状腺下静脉及甲状腺奇静丛,均位于甲状腺峡下方,也应予以逐一切断结扎。甲状腺峡部可向上或向下牵拉。

3. 皮下气肿　术中皮下组织分离范围过大过多,切口缝合偏紧,致从气管切口咳出的气体积于皮下,如气肿不能自行消失,应视情况处理。

4. 误伤气管颈段毗邻结构　这多因气管位置不是居中,切开气管软骨环时偏向一侧,用力过猛造成。故术中随时注意患者体位,除头颈位置保持居中外,在作气管软骨环切开时,分清软组织层次、气管两侧结构后方可切开气管。

5. 气管套管阻塞　及时清理气管套管内分泌物,保持套管口覆盖用的无菌纱布湿润,定时观察患者的呼吸状况。

6. 气管套管滑脱　气管软骨环切口过大,或气管套管号码过小,固定不牢有松动,有些烦躁患者不自主拔管,对此适当给予处理。

7. 喉狭窄　环状软骨损伤,喉与气管完整支架受损可致喉狭窄,虽为少见,故作气管切开时,多选第 4~6 气管软骨环处实施。

目标检测

一、名词解释

1. 上呼吸道　2. 下呼吸道　3. 肺门　4. 原发综合征
5. 胸膜腔　6. 胸膜顶　7. 纵隔

二、填空题

1. 上呼吸道包括_____、_____和_____3 个部分。

2. 鼻旁窦包括_____、_____、_____和_____4 对。

3. 喉软骨包括成对的_____和不成对的_____、_____和_____。

4. 喉腔最狭窄处位于_____。

5. 气管在_____平面分为左、右主支气管。

6. 右肺借_____和_____将其分为_____、_____

和_____3 叶。

7. 左肺借_____将其分为_____和_____2 叶。

8. 大叶性肺炎病理变化 4 期包括_____、_____、_____和_____。

9. 出入肺门的主要结构有_____、_____、_____和_____等。

10. 肺位于_____内,_____的两侧。

11. 肺的上端钝圆称_____,高出锁骨内侧部约_____cm。

12. 壁胸膜按其被覆部位不同可分为_____、_____、_____和_____4 部分。

13. 人体直立时胸膜腔的最低处是_____,它是_____和_____转折处形成的间隙。

14. 纵隔的前界为_____,后界为_____,两侧界为_____。

15. 下纵隔以心包为界分为_____、_____和_____三部分。

三、单项选择题

1. 上下呼吸道分界的气管是（　　）
   A. 鼻　　　　　　　　　　B. 咽
   C. 喉　　　　　　　　　　D. 气管
   E. 支气管

2. 鼻黏膜易出血区位于（　　）
   A. 上鼻甲　　　　　　　　B. 中鼻甲
   C. 嗅区　　　　　　　　　D. 鼻中隔前下部
   E. 鼻中隔前上部

3. 喉结是下列哪块软骨的结构（　　）
   A. 会厌软骨　　　　　　　B. 甲状软骨
   C. 环状软骨　　　　　　　D. 杓状软骨
   E. 环甲关节

4. 喉炎时最易引起水肿的部位在（　　）
   A. 喉室　　　　　　　　　B. 声门下腔
   C. 喉前庭　　　　　　　　D. 前庭裂
   E. 声门裂

5. 气管切开常选部位在（　　）
   A. 第 1~3 气管软骨环处　B. 第 2~4 气管软骨环处
   C. 第 4~6 气管软骨环处　D. 第 3~4 气管软骨环处
   E. 第 3~6 气管软骨环处

6. 左肺（　　）
   A. 可分为上中下三叶　　　B. 有斜裂和水平裂
   C. 前缘有心切迹　　　　　D. 较右肺短粗
   E. 肺尖高出锁骨外侧

7. 右肺（　　）
   A. 窄而长　　　　　　　　B. 前缘有心切迹
   C. 仅有斜裂　　　　　　　D. 分为上中下三叶
   E. 分为上下两叶

8. 肺根内不包括（　　）
   A. 气管权　　　　　　　　B. 主支气管
   C. 肺静脉　　　　　　　　D. 支气管动脉
   E. 肺泡

9. 肺尖的体表投影在超出锁骨（　　）

A. 内侧 1/3 上方 2～3cm　　B. 外侧 1/3 上方 2～3cm

C. 中 1/3 上方 2～3cm　　D. 不超出锁骨上方

E. 内侧 2/3 上方 2～3cm

10. 下列哪项描述不符合大叶性肺炎(　　)

A. 多由肺炎球菌引起　　B. 属浆液性炎

C. 可继发肺脓肿　　D. 肺泡炎症为主

E. 有四期病理变化

11. 小叶性肺炎是(　　)

A. 淋巴细胞渗出为主的炎症

B. 纤维蛋白渗出为主的炎症

C. 中性粒细胞渗出为主的炎症

D. 浆液渗出为主的炎症

E. 发生在肺的间质

12. 病毒性肺炎的主要病理学特征是(　　)

A. 间质性炎　　　　B. 浆液性炎

C. 化脓性炎　　　　D. 出血性炎

E. 增生性炎

13. 临床上最常见的活动性、继发性的肺结核是(　　)

A. 局灶型肺结核　　B. 浸润型肺结核

C. 慢性纤维空洞型肺结核　　D. 结核性胸膜炎

E. 结核球

14. 肺下界的体表投影在锁骨中线处与(　　)

A. 第 6 肋相交　　　　B. 第 7 肋相交

C. 第 8 肋相交　　　　D. 第 10 肋相交

E. 第 11 肋相交

15. 不属于壁胸膜结构的是(　　)

A. 肺胸膜　　　　B. 胸膜顶

C. 纵隔胸膜　　　　D. 肋胸膜

E. 膈胸膜

16. 属于中纵隔内的结构是(　　)

A. 心脏　　　　B. 食管

C. 胸导管　　　　D. 主支气管

E. 气管

17. 下列关于纵隔说法错误的是(　　)

A. 前界为胸骨　　　　B. 位于胸腔正中

C. 下界为膈　　　　D. 后界为脊柱胸段

E. 分为前、中、后纵隔

四、简答题

1. 气管异物易入哪一侧主支气管？为什么？

2. 简述慢性支气管炎的病理变化。

3. 外界空气可经何途径可以到达肺泡内进行气体交换？

4. 简述大叶性肺炎的病理变化。

5. 比较肺与胸膜下界体表投影。

6. 纵隔分为哪几部分？

7. 简述肋膈隐窝的位置及临床意义。

第六章 泌尿系统

泌尿系统（urinary system）由肾、输尿管、膀胱和尿道组成（图6-1），肾是形成尿液的器官，输尿管输送尿液到膀胱暂时储存，当膀胱内尿液积存到一定量时，在神经系统的调节下，由尿道排出体外。泌尿系统的主要功能是排出机体在新陈代谢过程中产生的废物以及多余的水和无机盐，以维持机体水盐平衡和内环境的相对稳定。

☞考点：泌尿系统的组成和功能

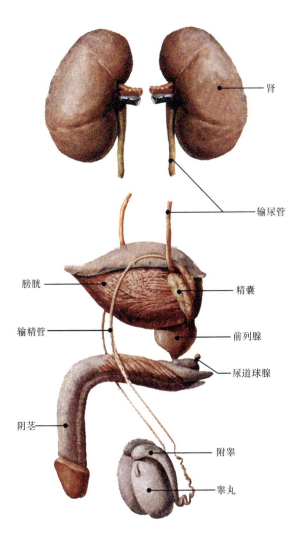

图6-1　泌尿生殖系统概观

（图中标注：肾、输尿管、膀胱、精囊、输精管、前列腺、尿道球腺、阴茎、附睾、睾丸）

第一节　肾

📖 学习目标

1. 掌握泌尿系统的组成及功能

2. 掌握肾的位置、形态，熟悉其微细结构和常见疾病

3. 了解肾的血液循环。

一、肾的形态

肾（kidney）是暗红色的实质性器官，左、右各一，形似蚕豆，表面光滑，分上、下端，前、后两面，内侧、外侧两缘。上端宽而薄，下端窄而厚。肾的前面较凸，后面平坦，紧贴腹后壁。肾的外侧缘隆凸，内侧缘中部凹陷，称为肾门，是肾动脉、肾静脉、肾盂、淋巴管和神经出入的部位。出入肾门的结构被结缔组织包裹合称为肾蒂。肾蒂内的结构由前向后依次为肾静脉、肾动脉和肾盂，从上而下依次为肾动脉、肾静脉和肾盂。右侧肾蒂较左侧短，故临床上右肾手术较为困难。肾门向肾实质内凹陷形成的腔隙，称肾窦。窦内有肾动脉的分支、肾静脉的属支、肾小盏、肾大盏、神经、淋巴管和脂肪组织等。

☞考点：肾的形态

二、肾的冠状面结构

在肾的冠状切面上，可见肾实质分为皮质和髓质两部分（图6-1-1）。

（一）肾皮质

肾皮质主要位于肾实质的浅层，富含血管，新鲜时呈红褐色，肉眼可见密布的红色颗粒。肾皮质伸入肾髓质的部分称肾柱。

（二）肾髓质

肾髓质位于肾实质的深层，血管少，色淡，主要由15～20个肾锥体组成。肾锥体呈圆锥形，底朝向皮质，尖端钝圆朝向肾窦，呈乳头状，称肾乳头。肾乳头上有许多乳头孔，为乳头管的开口。肾乳头的周围包绕有漏斗状的肾小盏，每2～3个肾小盏集合成一个

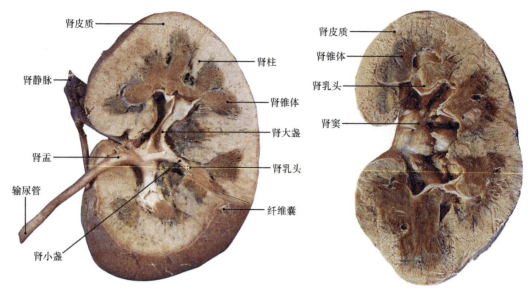

图 6-1-1　肾的冠状切面

肾大盏，每侧肾有 2～3 个肾大盏，最后汇合成一个前后略扁的漏斗形结构，称**肾盂**，肾盂出肾门后移行为输尿管。

☞考点：肾冠状切面上的结构特点

三、肾的位置和毗邻

（一）肾的位置

位于腹后壁脊柱两侧，属于腹膜外位器官（图 6-1-2）。由于受肝脏的影响，右肾比左肾略低。肾门约平第 1 腰椎体平面，距正中线外侧约 5cm（图 6-1-3）。肾门在腹后壁的体表投影，一般在竖脊肌外侧缘与第 12 肋的夹角内，称**肾区**（肋脊角）。当肾患有某些疾病时，该区出现压痛和叩击痛。

☞考点：肾的位置、肾区

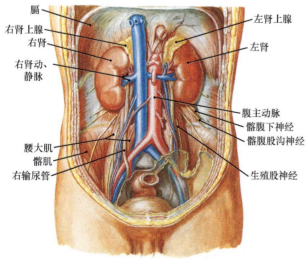

图 6-1-2　肾、输尿管和膀胱

（二）肾的毗邻

肾的上方有肾上腺，左肾前上部与胃底后面相邻，中部与胰尾和脾的血管相接触，下部与空肠和结肠左曲相邻；右肾前上部与肝相邻，下部与结肠右曲相接触，内侧邻接十二指肠降部；两肾后面与腰大肌、腰方肌相邻（图 6-1-4）。

四、肾的被膜

肾的表面包有三层被膜，由内向外依次为纤维囊、脂肪囊和肾筋膜（图 6-1-5）。

（一）纤维囊

纤维囊为紧贴肾表面的薄层致密结缔组织膜，内含少量弹性纤维。正常情况下，易与肾实质分离。但在某些病理情况下，则与肾实质粘连，不易剥离。

（二）脂肪囊

脂肪囊为纤维囊外周的脂肪组织，通过肾门与肾窦内的脂肪组织相续，对肾起弹性垫样的保护作用。临床做肾囊封闭时就是将药物注入此层。

（三）肾筋膜

肾筋膜位于脂肪囊的外面，包被肾上腺和肾的周围。分前、后两层，分别位于肾的前方和后方，两层在肾的上方及外侧互相融合。在肾的内侧，前层与对侧的肾筋膜前层相续，后层与腰大肌筋膜融合。肾的下方，两层互相分离，中间有输尿管通过。肾筋膜向深面发出许多结缔组织小束，穿过脂肪囊连于纤维囊，对肾起固定作用。

肾的正常位置除主要靠肾的被膜外，肾的血管、腹膜、腹内压等对肾也有固定作用。当肾的固定装置不健全时，肾可发生移位而造成肾下垂或游走肾。

☞考点：肾的被膜

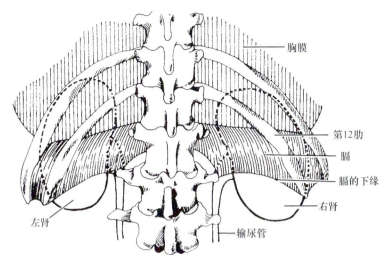

图 6-1-3 肾与椎骨、肋骨的位置关系

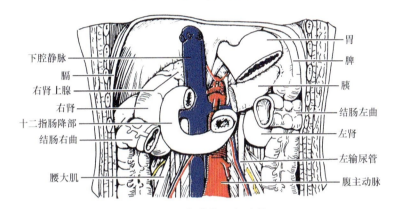

图 6-1-4 肾的位置和毗邻

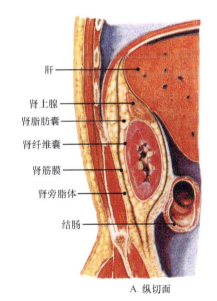

A. 纵切面　　　　　　B. 横切面

图 6-1-5 肾的被膜(矢状切面)

五、肾的微细结构

肾实质由肾单位和集合管两部分组成(表6-1-1、图6-1-6),其间有少量的结缔组织、血管、淋巴管和神经等构成肾间质。

(一)肾单位

肾单位是肾结构和功能等基本单位,由肾小体和肾小管两部分组成,每侧肾约有100万个以上肾单位。

考点:肾单位

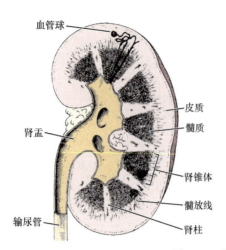

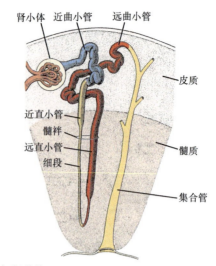

图 6-1-6　肾与肾单位

表 6-1-1　肾实质的组成

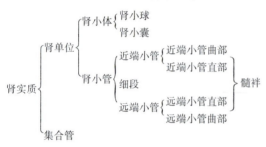

1. **肾小体**　呈球形,又称肾小球,直径约 200μm,由血管球和肾小囊两部分组成(图 6-1-7)。前者是入球小动脉和出球小动脉之间盘曲成球状的毛细血管团,入球小动脉粗短,出球小动脉细长,使毛细血管内维持较高的血压,利于原尿的形成。血管球的毛细血管壁由内皮细胞和基膜构成,内皮细胞的无核部分有许多小孔,有利于血液中小分子物质的滤出。后者为肾小管的盲端扩大并向内凹陷形成的双层囊,两层之间的腔隙为肾小囊腔。肾小囊的外层称壁层,由单层扁平上皮构成;内层称脏层,由足细胞构成,贴附于血管球毛细血管外面,胞体较大,向外伸出较大的初级突起,每个初级突起又伸出许多指状的次级突起,相邻足细胞的次级突起互相穿插,形成栅栏状(图6-1-8)。其间的裂隙称裂孔,被裂孔膜覆盖。当血液流经血管球时,血浆中除大分子物质外,均可经有孔的毛细血管内皮、基膜和裂孔膜滤入肾小囊腔,这三层结构称滤过屏障或滤过膜。滤入肾小囊腔的液体称原尿。

📖考点:原尿生成、滤过屏障

2. **肾小管**　是由单层上皮围成的细长而弯曲的管道,可分为①近端小管:是肾小管中最长最粗的一段,可分为曲部(近曲小管)和直部。近曲小管管壁的上皮细胞为立方形或锥体形,细胞分界不清,胞体较

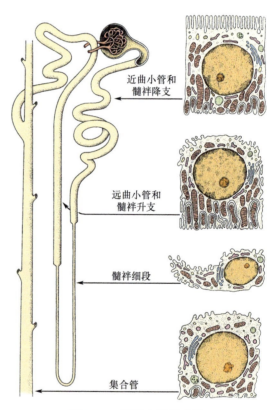

图 6-1-7　泌尿小管模式图

大,核圆形,位于基底部,胞质呈嗜酸性,其游离面有刷状缘,扩大了表面积,利于近端小管的重吸收功能。近端小管直部结构与曲部相似,但上皮细胞较矮,微绒毛不发达。②细段:管径细,管壁为单层扁平上皮,胞质呈弱嗜酸性,无刷状缘。③远端小管:包括远端小管直部和曲部。管腔大而规则,上皮细胞呈立方形,体积较小,胞质着色浅,核位于细胞中央。细胞分界清楚,游离面无刷状缘。

(二) 集合管

由远曲小管汇合而成,它自皮质行向髓质,最后

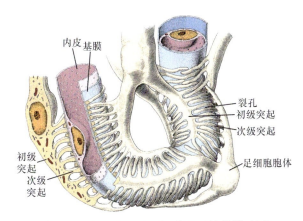

图 6-1-8　足细胞与毛细血管超微结构模式图

形成乳头管,开口于肾乳头。

（三）球旁复合体

由球旁细胞、致密斑和球外系膜细胞组成（图6-1-9）。

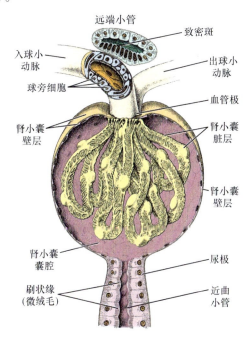

图 6-1-9　球旁复合体模式图

1. 球旁细胞　在入球小动脉近肾小球处,入球小动脉管壁的平滑肌细胞转变成上皮样细胞,称球旁细胞。细胞体积较大,呈立方形,核圆形,位于细胞中央,胞质呈弱嗜碱性,其内含有可分泌肾素的颗粒。

2. 致密斑　远曲小管起始部在靠近肾小体侧,上皮细胞增高变窄,形成一个椭圆形斑状结构,称致密斑。它可影响球旁细胞分泌肾素。

3. 球外系膜细胞　位于入球小动脉、出球小动脉和致密斑的三角区内。

六、肾的血液循环

肾的血液循环包括两套循环血管:一套是形成原尿的功能血管（表6-1-2）;另一套是营养肾的营养血管（表6-1-3）。

表 6-1-2　肾的功能血管

肾动脉——弓状动脉——小叶间动脉——入球小动脉——肾小球——出球小动脉——皮质毛细血管网——小叶间静脉——弓状静脉——肾静脉

表 6-1-3　肾的营养血管

肾动脉——弓状动脉——直小动脉——髓质毛细血管网——直小静脉——弓状静脉——肾静脉

七、肾的常见疾病

（一）肾小球肾炎

肾小球肾炎（glomerulonephritis）是以肾小球损害为主的变态反应性炎症,简称肾炎。临床表现主要有蛋白尿,血尿,水肿和高血压等。肾小球肾炎可为原发性和继发性。前者指原发于肾的独立性疾病,病变主要累及肾;而后者是其他疾病引起的或是全身性疾病的一部分（如系统性红斑狼疮性肾炎、过敏性紫癜性肾炎）。原发性肾小球肾炎较为常见,现叙述如下。

1. 病因和发病机制　虽然尚未完全明了,但近年来大量实验和临床研究证明,肾炎的大多数类型都是抗原抗体反应引起免疫复合物形成和沉积从而导致肾小球损伤的变态反应性炎症。

☞考点:肾小球肾炎性质

2. 肾小球肾炎的分类　肾小球肾炎的命名和分类方法很多,分类的基础和依据各不相同,意见也不完全一致。临床分类目前多为急性肾炎、速进性肾炎、慢性肾炎、肾病综合征和隐匿性肾炎。由于肾小球肾炎的病理变化与临床发展有密切联系,因此病理分类（表6-1-4）对临床治疗和判断预后有很大帮助,已在各国普遍应用。

表 6-1-4　原发性肾小球肾炎的分类

原发性肾小球肾炎的分类
1. 轻微病变性肾小球
2. 局灶性/节段性肾小球肾炎或硬化
3. 弥漫性肾小球肾炎
（1）膜性肾小球肾炎（膜性肾病）
（2）系膜增生性肾小球肾炎
（3）毛细血管内增生性肾小球肾炎
（4）膜性增生性肾小球肾炎（系膜毛细血管性肾小球肾炎）Ⅰ型及Ⅲ型
（5）致密沉积物性肾小球肾炎（致密沉积物病;膜性增生性肾小球肾炎Ⅱ型）
（6）新月体性（毛细血管外增生性）肾小球肾炎
（7）硬化性肾小球肾炎

此分类主要是根据肾组织病变的范围,若病变累及肾组织中全部或绝大部分肾小球者称为弥漫性肾小球肾炎;病变仅累及少数或部分肾小球者称为局灶性肾小球肾炎。下面介绍几种较为常见的弥漫性肾小球肾炎。

☞考点:常见肾小球肾炎分类、临床分型、病变特点、临床表现及预后

3. 常见肾小球肾炎类型

(1)弥漫性毛细血管内增生性肾小球肾炎:相当于临床分类的急性肾炎。本型多发生于儿童,与A组乙型溶血性链球菌的感染有非常密切的关系,一般发生在链球菌感染后1～3周,是链球菌感染引起的变态反应性疾病。

其病变特征为弥漫性肾小球受累,表现为肾小球毛细血管内皮细胞和血管外系膜细胞明显增生,肾小球体积增大(图6-1-10)。肉眼观,双侧肾脏呈对称性轻、中度肿大,包膜紧张、表面光滑、色较红,故称大红肾。若肾小球毛细血管破裂出血,肾表面及切面可见散在的小出血点如蚤咬状,称蚤咬肾。

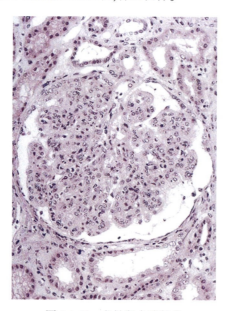

图6-1-10 急性肾小球肾炎

临床主要表现为急性肾炎综合征。①尿的变化:由于肾小球毛细血管损伤,通透性增加,故常有血尿、蛋白尿、管型尿等;而肾小球内细胞增生肿胀,压迫毛细血管,致管腔狭小,肾血流受阻,肾小球滤过率降低,可引起少尿甚至无尿。②水肿:轻度或中度,往往首先出现在组织疏松的部位如眼睑。水肿的原因主要是由于肾小球滤过减少,引起水钠潴留。③高血压:病人常有轻至中度高血压。主要原因可能与水钠潴留引起的血量增加有关,血浆肾素水平一般不高。

本型肾炎的预后大多数良好,尤以儿童链球菌感染后的肾炎预后更好,95%以上可在数周或数月内症状消失,病变消退,完全恢复。少数病人(占1%～2%),其中多为成人,临床症状消失,但病变持续不退,逐渐发展为慢性硬化性肾小球肾炎。极少数病人病变严重,发展较快,可发展为新月体性肾小球肾炎。

(2)弥漫性新月体性肾小球肾炎:起病急、进展快、病情重,相当于临床分类的速进性肾炎。比较少见,大多见于青年人和中年人。病因尚未明了。

病变特点为肾小球内形成新月体或环形体(图6-1-11),新月体主要由增生的肾小囊壁层上皮细胞组成,病变进一步发展,增生的上皮细胞可包绕小球血管丛形成环状体。肉眼观,双侧肾弥漫性肿大,颜色苍白,肾皮质常有点状出血,晚期肾脏轻度缩小,表面可见细颗粒。

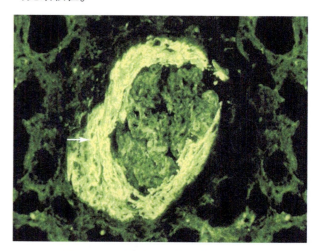

图6-1-11 弥漫性新月体性肾小球肾炎
细胞性新月体形成

临床主要表现为速进性肾炎综合征。由于肾小球毛细血管缺血坏死,基膜缺损大量红细胞漏出,因此血尿常比较明显,蛋白尿相对较轻,水肿不明显。而新月体形成后阻塞肾球囊腔,一方面使血浆不能滤过,迅速出现少尿甚至无尿,另一方面一些含氮代谢废物不能滤过排出,在体内潴留引起氮质血症。晚期,大量肾单位纤维化,玻璃样变,肾组织缺血,通过肾素-血管紧张素的作用,可发生高血压。

此型肾炎,由于病变广泛,发展迅速,预后极差,如不及时采取措施病人往往于数周至数月内死于尿毒症。预后一般与病变的广泛程度和新月体的数量有关。肾内80%～90%肾小球皆有新月体形成者往往不能恢复;50%～80%有新月体形成病变程度较轻者进展较慢,存留的肾小球可保留部分功能,病人可维持较长时间。

(3)弥漫性膜性肾小球肾炎:由于肾小球无明显炎症现象,故又称为膜性肾病。起病缓慢,病程长,多见于青年和中年人,多数病因不明。

主要病变特点为肾小球毛细血管基膜弥漫性显

著增厚,并出现虫蚀状缺损。肉眼观,早期双侧肾肿大,色苍白,称为大白肾。晚期,肾体积缩小,表面呈细颗粒状。

膜性肾小球肾炎是引起肾病综合征最常见的原因之一。由于肾小球基膜严重损伤,通透性显著增加,大量蛋白包括大分子蛋白都可由肾小球滤过引起严重的非选择性蛋白尿。由于大量蛋白由尿中排出,血浆蛋白含量降低,引起低蛋白血症,血浆胶体渗透压降低,血管内液体渗入组织间隙,引起水肿。同时血容量减少,肾小球血流量和肾小球滤过减少,醛固酮和抗利尿激素分泌增加,引起水钠潴留,进一步加重水肿。因此水肿很严重,往往为全身性,以眼睑和身体下垂部分最明显,严重者并可有胸水和腹水。高脂血症的原因还不很清楚,可能由于低蛋白血症刺激肝合成各种血浆蛋白包括脂蛋白增多有关。

膜性肾小球肾炎起病缓慢,病程较长。病变轻者,症状可消退或部分缓解。多数则反复发作,对皮质激素治疗效果不显著。发展到晚期,大量肾单位纤维化、硬化,可导致肾功能衰竭和尿毒症。

(4)弥漫性硬化性肾小球肾炎:是各种肾小球肾炎发展到晚期的共同病理类型,相当于临床上慢性肾炎的晚期,亦称慢性终末性肾小球肾炎,多见于成人。

病变以大量肾小球纤维化、玻璃样变为特点,同时,残存的肾单位常发生代偿性肥大,肾小球体积增大,肾小管扩张(图6-1-12)。原始的病变类型已不能辨认。肉眼观,两侧肾对称性缩小,色苍白,质地变硬,表面呈弥漫性细颗粒状,故称原发性颗粒性固缩肾(图6-1-13)。颗粒大小一致,为代偿性肥大的肾单位,颗粒间凹陷部分为萎缩及纤维化的肾单位。原发性高血压病发展到晚期,也可导致肾脏出现此种病变。

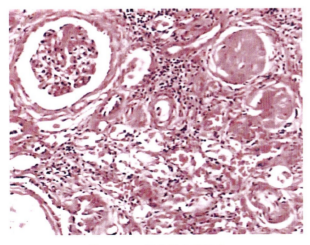

图6-1-12 慢性肾小球肾炎

临床主要表现为慢性肾炎综合征。①尿的变化:由于大量肾单位被破坏,功能丧失,血液只能从存留的相对正常的肾单位滤过,故蛋白尿、血尿、管型尿都

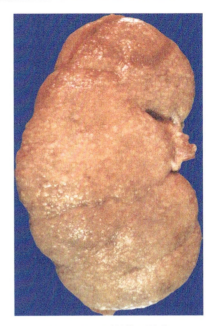

图6-1-13 颗粒性固缩肾

不如早期那样明显;但另一方面,血流通过肾小球的速度加快,肾小球滤过率和尿液通过肾小管的速度也随之加快,而肾小管的重吸收功能有一定限度,所以大量水分不能再吸收,肾的尿浓缩功能降低,从而出现多尿、夜尿和低比重尿。②肾性高血压:晚期,大量肾单位纤维化,肾组织严重缺血,肾素分泌增加,病人往往有明显的高血压。高血压可促使动脉硬化,进一步加重肾缺血,使血压持续在较高水平。③氮质血症:随着病变的发展,残存的肾单位越来越少,患者体内代谢废物大量堆积不能排出,可导致氮质血症和肾功能衰竭。④贫血:由于肾组织大量破坏,促红细胞生成素生成减少,长期肾功能不全引起的氮质血症和自身中毒抑制骨髓造血功能,故病人常有贫血。

此型肾炎病程长短不一,有的病变发展缓慢,可达数年至数十年之久。早期进行合理治疗控制疾病发展,可取得较好的效果。病变发展到晚期,大量肾单位被破坏,可因肾功能不全引起的尿毒症,高血压引起的心力衰竭和脑出血,以及机体抵抗力降低而引起的继发感染而死亡。

(二)肾盂肾炎

肾盂肾炎(pyelonephritis)是一种由细菌感染引起的肾盂、肾间质和肾小管的化脓性炎症,可发生于任何年龄,多见于女性,发病率约为男性的9~10倍。

1.病因和发病机制 肾盂肾炎主要由细菌感染引起,主要为革兰阴性菌,多数为大肠杆菌,约占60%~80%;其次为变形杆菌,产气杆菌,肠杆菌和葡萄球菌等。急性肾盂肾炎常为单一的细菌感染,慢性肾盂肾炎多为两种以上细菌和混合感染。其感染途径主要有两种。①血源性感染:较少见,细菌由体内某处感染灶侵入血流,随血流到达肾。这种肾盂肾炎可以是全身脓毒血症的一部分。病原菌以葡萄球菌为多见。②上行性感染:最多见,泌尿道的炎症,如尿道炎或膀胱炎时,细菌可沿输尿管或输尿管周围的淋巴管上行到肾盂,引起肾盂和肾组织的炎症。病原菌以大肠杆菌为主。

☞考点:肾盂肾炎致病菌及感染途径

要引起上行性感染,还需一定诱因的存在:①尿路的完全或不完全阻塞可导致尿液潴留,有利于细菌的侵入和生长繁殖,对肾盂肾炎的发生有重要作用。引起阻塞的原因很多,如泌尿道结石、前列腺肥大、妊娠子宫和肿瘤的压迫,尿道炎症和损伤后的瘢痕狭窄等。②导尿、膀胱镜检查和其他尿道手术、器械操作等有时可将细菌带入膀胱,并易损伤尿道黏膜引起感染,诱发肾盂肾炎。尤其是留置导尿管的使用,应注意严格灭菌和掌握使用指征。③女性尿道短,逆行性感染机会较多。此外,妊娠子宫压迫输尿管可引起不完全梗阻;黄体酮可使输尿管张力降低,蠕动减弱,容易引起尿滞留,都可诱发感染,故女性肾盂肾炎发病率比男性高。

2. 类型及病理变化 根据发病情况和病理变化,一般分为**急性肾盂肾炎**(acute pyelonephritis)和**慢性肾盂肾炎**(chronic pyelonephritis)两种。

(1)急性肾盂肾炎:肉眼观,肾肿大、充血,表面散在多数大小不等的脓肿,呈黄色或黄白色,周围有紫红色充血带环绕。切面髓质内可见黄色条纹向皮质伸展。皮、髓质均可见脓肿形成。肾盂黏膜充血、水肿,可有散在的小出血点,有时黏膜表面并有脓性渗出物覆盖,肾盂腔内可有脓性尿液。镜下,由于感染途径不同,病变发展稍有不同:①上行性感染引起的首先引起肾盂肾炎,可见肾盂黏膜充血、水肿,并有大量中性粒细胞浸润。以后炎症沿肾小管及其周围组织扩散。在肾间质内引起大量中性粒细胞浸润,并可形成大小不等的脓肿。肾小管腔内充满脓细胞和细菌,故常有脓尿和蛋白尿。早期肾小球多不受影响,病变严重时大量肾组织坏死可破坏肾小球。②血源性感染首先累及肾小球或肾小管周围的间质,并可逐渐扩大,破坏邻近组织,也可破入肾小管蔓延到肾盂。

急性肾盂肾炎起病急,突然出现发热、寒战、白细胞增多等全身症状。肾肿大常引起腰部酸痛和肾区叩击痛;而化脓性病变则导致尿的变化,如脓尿、蛋白尿、管型尿、菌尿,有时还有血尿等;由于膀胱和尿道急性炎症的刺激可出现尿频、尿急、尿痛等症状;由于早期肾小球往往无明显病变或病变较轻,故一般肾功能无明显变化。

急性肾盂肾炎如能及时彻底治疗,大多数可以治愈;如治疗不彻底或尿路阻塞未消除,则易反复发作而转为慢性。

☞考点:急性肾盂肾炎临床表现

(2)慢性肾盂肾炎:可由急性肾盂肾炎未及时彻底治疗转变而来,有的病变一开始即呈慢性经过。

肉眼观,可见两侧肾不对称,大小不等,体积缩小,质地变硬。表面高低不平,有不规则的凹陷性瘢痕。切面可见皮髓质界限模糊,肾乳头部萎缩。肾盂、肾盏因瘢痕收缩而变形。肾盂黏膜增厚、粗糙。镜下,病变呈不规则片状,夹杂于相对正常的肾组织之间。病变处多数肾单位萎缩、坏死、纤维化。有些肾小管代偿性扩张,腔内有均匀红染的胶样管型,形似甲状腺滤泡。间质有大量淋巴细胞、浆细胞、单核细胞浸润,纤维组织大量增生和小血管管壁增厚、管腔狭窄。病灶间的肾组织相对比较正常,有些肾单位呈代偿性肥大(图 6-1-14)。由于慢性肾盂肾炎病变首先累及肾小管,故肾小管功能障碍出现较早,也较明显。肾小管浓缩功能降低,可出现多尿和夜尿。重吸收功能障碍则会使钠、钾等、重碳酸盐丧失过多,可导致缺钠、缺钾和酸中毒。随着肾组织纤维化和小血管硬化,肾组织缺血,肾素分泌增加,通过肾素-血管紧张素的作用引起高血压。晚期大量肾组织破坏,可引起氮质血症和尿毒症。另外,慢性肾盂肾炎常反复急性发作,发作时症状与急性肾盂肾炎相似,尿中有多数白细胞、蛋白质和管型。

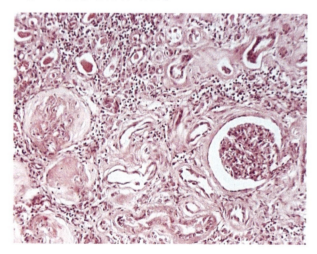

图 6-1-14 慢性肾盂肾炎

慢性肾盂肾炎病程较长,及时治疗,可控制病变发展,肾功能可以得到代偿,不致引起严重后果。若病变广泛并累及双肾者,晚期可引起高血压和肾功能衰竭等严重后果,因此去除诱因和早期彻底治疗非常重要。

第二节 输尿管道

📖学习目标

1. 熟悉输尿管的行程及特点。
2. 掌握膀胱的位置、形态及结构特点。
3. 掌握女性尿道的特点。

一、输 尿 管

输尿管(ureter)为一对位于腹膜外的细长肌性管道,自肾盂起始后,首先沿腹后壁下行,至小骨盆上口,跨过髂血管进入盆腔,再沿盆腔侧壁弯曲向前,在膀胱底的外上角,向内下斜穿膀胱壁,开口于膀胱内面的输尿管口。根据输尿管的走行可将其分为腹段、盆段和壁内段三部分。

输尿管长约25～30cm,管径粗细不一,全长有三处狭窄:①肾盂与输尿管移行处,即起始部;②与髂血管交叉处;③穿膀胱壁处。这些狭窄处是结石的滞留部位,可引起排尿困难和绞痛。

☞考点:输尿管的三处狭窄

二、膀 胱

膀胱(urinary bladder)是暂时储存尿液的囊状肌性器官,伸缩性大,其形态、位置和大小均随尿液充盈的程度而异。成人膀胱的容积为350～500ml,女性较男性小,新生儿膀胱容积约为成人的1/10。

(一)形态和构造

膀胱空虚时呈三棱锥体形,分膀胱尖、膀胱底、膀胱体、膀胱颈四部分(图6-2-1)。膀胱尖细小,朝向前上方。膀胱底近似三角形,朝向后下方。膀胱尖和膀胱底之间为膀胱体,膀胱的最下部称膀胱颈。其各部之间无明显界限,充盈时呈卵圆形。

膀胱壁内面,空虚时黏膜由于肌层的收缩而形成许多皱襞,充盈时则皱襞消失。但在膀胱底内面有一个三角形区域,位于两输尿管口与尿道内口之间,称**膀胱三角**。此区无论膀胱空虚还是充盈均光滑无皱襞,是肿瘤和结核好发的部位,也是膀胱镜检查的标志。在两输尿管口之间的横行黏膜皱襞为输尿管间襞,呈苍白色,是寻找输尿管口的标志。

☞考点:膀胱三角

(二)位置

成人膀胱位于小骨盆腔的前部,其前方为耻骨联合,后方在男性有精囊腺、输精管和直肠,在女性有子宫和阴道(图6-2-2、图6-2-3)。上连输尿管,下接尿道。膀胱的下方男性邻接前列腺,女性邻接尿生殖膈。

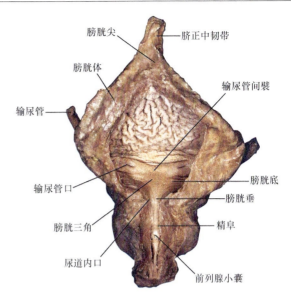

图 6-2-1 膀胱

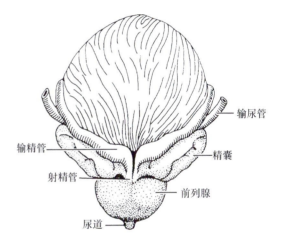

图 6-2-2 男性膀胱后面的毗邻

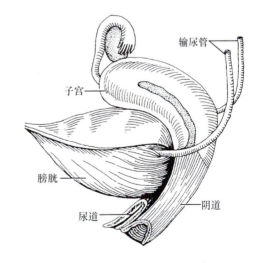

图 6-2-3 女性膀胱后面的毗邻

膀胱空虚时,膀胱尖与耻骨联合的上缘平齐。充盈时,膀胱尖上升至耻骨联合以上,腹膜也随之上移,使膀胱前下壁直接与腹前壁相贴,穿刺时可不经腹膜腔而直接进入膀胱。

三、尿　道

尿道(urethra)是输尿管道的最后一段,男、女性尿道差异很大。男性尿道与生殖功能有关,故在男性生殖系统讲述。

女性尿道仅有排尿功能。起于膀胱的尿道内口,经阴道前方下行,穿尿生殖膈,以尿道外口开口于阴道前庭。长约 3～5cm,直径 0.6cm,尿道外口位于阴道口前方,由于女性尿道短、宽、直(图 6-2-1),故易引起上行性感染。

☞考点：女性尿道特点

目标检测

一、名词解释

1. 肾门　2. 肾窦　3. 肾区　4. 肾蒂　5. 滤过屏障
6. 膀胱三角

二、填空题

1. 泌尿系统由_____、_____、_____和_____4部分组成。
2. 成人肾门平对第_____椎体,通过肾门的结构有_____、_____、_____和神经及淋巴管等。
3. 肾门在腹后壁的体表投影一般在_____外侧缘与第_____肋所形成的夹角内。
4. 肾被膜由外向内依次是_____、_____和_____。
5. 在冠状面上肾实质分为浅层的_____和深层的_____。
6. 肾单位由_____和_____组成,是肾的基本功能单位。
7. 球旁复合体包括_____、_____和_____。
8. 输尿管由上而下依次分为_____、_____和_____三段。
9. 输尿管的三处狭窄依次在_____、_____和_____处。
10. 男性膀胱后方与_____、_____和_____相邻,女性则与_____和_____相邻。
11. 膀胱三角是在膀胱底黏膜面两侧_____和_____之间的三角形区域。

三、单项选择题

1. 肾(　　)
   A. 长轴成垂直状　　　　B. 位于腹膜后方
   C. 右肾较左肾高　　　　D. 女性较男性高
   E. 为腹膜内位器官
2. 紧贴肾表面的被膜是(　　)
   A. 肾筋膜　　　　　　　B. 纤维囊
   C. 肾皮质　　　　　　　D. 脂肪囊
   E. 肾实质
3. 构成肾小囊内层的结构是(　　)
   A. 单层立方上皮　　　　B. 足细胞
   C. 单层扁平上皮　　　　D. 变移上皮

   E. 鳞状上皮
4. 分泌肾素的结构是(　　)
   A. 致密斑　　　　　　　B. 球旁细胞
   C. 近曲小管　　　　　　D. 足细胞
   E. 集合管
5. 肾乳头周围包有(　　)
   A. 肾大盏　　　　　　　B. 肾小盏
   C. 肾皮质　　　　　　　D. 肾盂
   E. 输尿管
6. 肾病综合征不伴有(　　)
   A. 蛋白尿　　　　　　　B. 水肿
   C. 血尿　　　　　　　　D. 低蛋白血症
   E. 高脂血症
7. 下列描述中哪一项符合弥漫性毛细血管内增生性肾小球肾炎?(　　)
   A. 系膜细胞和内皮细胞增生　B. 系膜细胞和基质增生
   C. 壁层上皮细胞增生　　　　D. 毛细血管壁增厚显著
   E. 原发性颗粒性固缩肾
8. 引起新月体性肾小球肾炎发生的主要基础病变是(　　)
   A. 基膜缺损、断裂　　　　B. 中性粒细胞渗出
   C. 单核细胞渗出　　　　　D. 系膜细胞增生
   E. 虫蚀状缺损
9. 弥漫性膜性肾小球肾炎(　　)
   A. 蚤咬肾　　　　　　　B. 大白肾
   C. 颗粒性固缩肾　　　　D. 肾脏多数凹陷瘢痕
   E. 大红肾
10. 引起原发性颗粒性固缩肾的最主要病变是(　　)
    A. 部分是肾小球纤维化　　B. 肾间质纤维组织增生
    C. 肾间质淋巴细胞浸润　　D. 入球小动脉玻璃样变性
    E. 肾小球内形成新月体
11. 膀胱黏膜的上皮是(　　)
    A. 单层立方上皮　　　　B. 复层扁平上皮
    C. 单层柱状上皮　　　　D. 变移上皮
    E. 单层扁平上皮
12. 输尿管的第二处狭窄位于(　　)
    A. 输尿管起始处　　　　B. 肾盂与输尿管移行处
    C. 与髂血管交叉处　　　D. 穿膀胱壁处
    E. 输尿管口处
13. 输尿管(　　)
    A. 全长分为腹、盆两个部分
    B. 长约 25～30cm
    C. 前面被以腹膜
    D. 在腹后壁沿腰方肌前面下降
    E. 有四处狭窄

四、简答题

1. 肾小囊腔内的尿液经过哪些结构排出体外?
2. 左右肾在位置上有何区别?
3. 膀胱可分为哪几部分?
4. 何为膀胱三角?有何临床意义?
5. 男性结石患者其结石随尿液排出体外依次要经过哪些狭窄部位?

第七章 生殖系统

生殖系统分为男性生殖器和女性生殖器。男、女性生殖器又包括内生殖器和外生殖器两部分。内生殖器多位于盆腔内，由产生生殖细胞的生殖腺、输送生殖细胞的输送管道和附属腺组成，外生殖器则露于体表，主要为两性的交合器官。生殖器的主要功能是产生生殖细胞和分泌性激素。

第一节 男性生殖系统

男性生殖系统包括内生殖器和外生殖器两个部分，内生殖器由生殖腺（睾丸）、输精管道（附睾、输精管、射精管和男性尿道）和附属腺（精囊腺、前列腺、尿道球腺）组成（图 7-1-1）。睾丸是产生精子和分泌男性激素的器官，睾丸产生的精子，先储存于附睾内，当射精时经输精管、射精管和尿道排出体外。附属腺分泌的液体与精子相混合构成精液，供给精子营养并利于精子活动。外生殖器包括阴囊和阴茎。

☞考点：男性生殖系统的组成

一、内生殖器

（一）睾丸

睾丸（testis）为男性生殖腺，是产生精子和分泌雄激素的器官。睾丸位于阴囊内，左右各一。呈扁椭圆形，表面光滑，分为上、下两端，前、后两缘，内、外两面。前缘游离，上端和后缘有附睾贴附。血管、神经和淋巴管经后缘进出入睾丸（图 7-1-2）。

睾丸的表面包被致密结缔组织构成的被膜叫白膜。在睾丸后缘，白膜增厚并突入睾丸实质内形成睾丸纵隔，把睾丸实质分隔成许多锥体形的睾丸小叶（图 7-1-3），每个小叶内含 2～3 条精曲小管，精曲小管的上皮是产生精子的场所。精曲小管之间的结缔组织内有间质细胞，可分泌男性激素。精曲小管在睾丸小叶的尖端处汇合成精直小管，后者再互相交织成

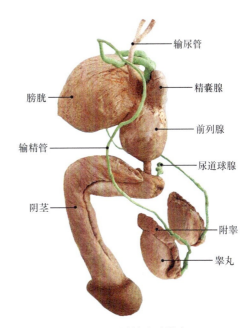

图 7-1-1　男性生殖器官

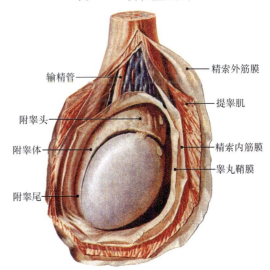

图 7-1-2　睾丸和附睾

网并在睾丸后缘发出十多条睾丸输出小管进入附睾，最后在附睾内合成一条附睾管。

（二）附睾

附睾（epididymis）呈新月形，紧贴睾丸的上端和后缘，可分为头、体、尾三部（图 7-1-3）。上端膨大为头部，中部为附睾体，下端较细为附睾尾。附睾头由睾丸输出管盘曲而成，睾丸输出小管最后汇成一条附睾管，构成附睾体和尾。在附睾管末端移行成为输精

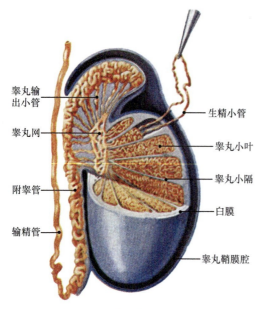

图 7-1-3　睾丸和附睾的结构

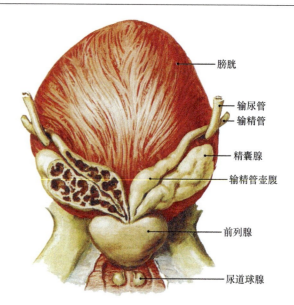

图 7-1-4　精囊、前列腺和尿道球腺

管。附睾可储存精子，还能分泌附睾液，为精子提供营养物质，有助于精子的成熟。

（三）输精管和射精管

输精管（ductus deferens）由附睾管直接延续而成，长约 40cm，为一壁厚腔小的肌性管道，于活体触摸时，呈圆索状。输精管行程较长，可分为 4 部。①睾丸部：起自附睾尾，沿其后缘上行至附睾头。②精索部：由附睾头至腹股沟浅环。此部位置表浅，输精管结扎术常在此进行。③腹股沟管部：位于腹股沟管的精索内。④盆部：此段最长，走行在盆腔内，自腹股沟管深环至膀胱底，在膀胱底两侧输精管膨大形成输精管壶腹，其末端变细并与精囊腺的排泄管合成射精管。

射精管（ejaculatory duct）（图 7-1-4）。由输精管末端与精囊排泄管在膀胱底汇合而成。长约 2cm，穿前列腺实质开口于尿道前列腺部。

精索（spermatic cord）是位于睾丸上端至腹股沟管深环的一对柔软的圆索状结构。主要由输精管、睾丸动脉、蔓状静脉丛、神经丛、淋巴管以及外面包裹的数层被膜共同构成（图 7-1-5）。精索内的蔓状静脉丛因某种原因发生迂曲、扩张，临床上称为精索静脉曲张。

（四）附属腺

1. **精囊**（seminal vesicle）　是位于膀胱底后面及输精管末端外侧的一对扁椭圆形囊状器官，其排泄管与输精管末端合成射精管。精囊腺的分泌物参与构成精液。

2. **前列腺**（prostate gland）　呈栗子形，位于骨盆腔内，中央有尿道前列腺部穿过。前列腺上端宽大，称前列腺底，紧贴膀胱颈；下端尖细，称前列腺尖；尖、底之间称前列腺体。前列腺体后面正中线上有一浅

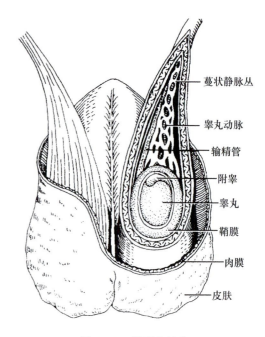

图 7-1-5　阴囊和精索

沟，称前列腺沟。直肠指诊时，经直肠前壁可摸到前列腺和前列腺沟，前列腺肥大时此沟变浅或消失。前列腺的分泌物是精液的主要成分。

前列腺一般分为五叶，即前、中、后叶和两侧叶。前叶位于尿道前方；中叶位于尿道和射精管之间；后叶位于射精管后下方，侧叶紧贴尿道的两侧。当前列腺肥大，特别是中叶、侧叶肥大时，可压迫尿道而引起排尿困难和尿潴留。

小儿前列腺甚小，性成熟期腺体发育迅速，体积增大；老年人腺组织逐渐萎缩，体积缩小。若老年人腺内结缔组织增生，则形成病理性的前列腺肥大，常压迫尿道。

3. **尿道球腺**（bulbourethral gland）　是埋藏在尿

生殖膈内的一对豌豆形小腺体,排泄管开口于尿道球部,其分泌物可滑润尿道,也参与精液组成。

精液由睾丸产生的精子与输精管道、附属腺体的分泌物混合而成,呈乳白色。正常男性每次射精2~5ml,含精子3亿~5亿个。精子数量低于500万个/ml,形态异常的精子数大于20%,可造成男性不育症。

/// 案例分析

患者,男,67岁,3年前开始出现也尿次数增多,排尿时间延长,近半年来尿频、尿急加剧,排尿费力,尿末尿滴沥。体格检查:体温36.4℃,脉搏64次/分,呼吸20次/分,血压125/70mmHg,腹部见全腹柔软,无压痛及反跳痛。双肾区无叩击痛,双侧输尿管走行区无压痛,前列腺直肠指检:Ⅱ°增生,中央沟消失,未触及明显结节,无触痛。临床诊断:前列腺肥大。

问题:

1. 诊断依据是什么?
2. 请分析解剖学基础。

二、外生殖器

(一)阴囊

阴囊(scrotum)是位于阴茎后下方的皮肤囊袋,该部皮肤薄而柔软,阴囊壁由皮肤和肉膜构成(图7-1-5)。肉膜的平滑肌舒缩可使阴囊松弛或紧张,调节阴囊内的温度,是适应精子的发育。

(二)阴茎

阴茎(penis)可分为阴茎头、阴茎体和阴茎根三部分(图7-1-6)。阴茎根固定于耻骨弓和尿生殖膈下面。阴茎体呈圆柱状,悬垂于耻骨联合前下方,阴茎前端的膨大,称阴茎头,其尖端有尿道外口,头后稍细的部分叫阴茎颈。

阴茎主要由两条阴茎海绵体和一条尿道海绵体构成(图7-1-7),外面包以筋膜和皮肤。两个阴茎海绵体并列于阴茎的背侧部,尿道海绵体位于腹侧中央,内有尿道通过。在阴茎前端,皮肤形成双层游离的环形皱襞称阴茎包皮。在阴茎头腹侧正中线上,包皮与尿道外口相连的皮肤皱襞叫包皮系带,做包皮环切时注意勿损伤此系带。

(三)男性尿道

男性尿道(male urethra)兼有排尿和排精功能。起于尿道内口,止于阴茎头尖端的尿道外口,成人长约16~22cm。全程可分为三部,分别如下。

1. 前列腺部 为尿道穿过前列腺的部分,长约2.5cm管径最宽。

2. 膜部 为尿道穿过尿生殖膈的部分,管腔最为狭窄,长约1.2cm,周围有尿道膜部括约肌(骨骼肌)环绕,可控制排便。外伤性尿道破裂易发生在此段。

3. 海绵体部 为尿道纵穿尿道海绵体的部分,长约15cm。在尿道球内扩大,称为尿道球部,有尿道球腺的开口;在阴茎头内扩大,称舟状窝。

临床上将前列腺部和膜部称为后尿道,海绵体部称为前尿道。

男性尿道全程中有三处狭窄、三个扩大和二个弯曲(图7-1-8)。三处狭窄分别是尿道内口、膜部和尿道外口。三个扩大分别是前列腺部、尿道球部和尿道舟状窝。二个弯曲一个为耻骨下弯,在耻骨联合下方,凹向前上方,此弯恒定无变化;另一个为耻骨前弯,在耻骨联合前下方,凹向下方。将阴茎向上提起时此弯曲可以消失。临床上给男性病人导尿或行膀胱镜检查时,应注意男性尿道的形态学特点。

□了考点:男性尿道的狭窄和弯曲

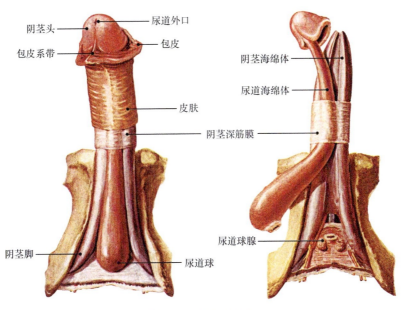

图7-1-6 阴茎的外形

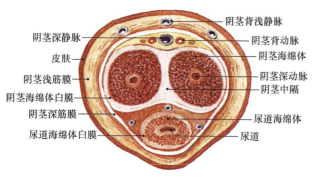

图 7-1-7　阴茎海绵体

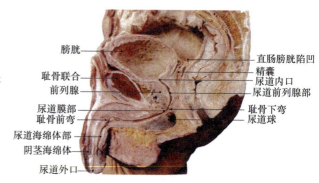

图 7-1-8　男性盆腔正中矢状切面

第二节　女性生殖系统

📖 学习目标

1. 掌握女性生殖系统的组成及功能。
2. 掌握子宫的位置、形态和固定装置,熟悉子宫的微细结构和常见疾病。
3. 掌握卵巢的位置形态、输卵管的分部和阴道的位置。
4. 了解黄体、产科会阴和阴道穹的概念。
5. 了解乳房的形态位置、结构、常见疾病。

女性生殖系统(female genital system)包括内生殖器和外生殖器两个部分。内生殖器由生殖腺(卵巢)、输卵管道(输卵管、子宫、阴道)和附属腺(前庭大腺)组成。外生殖器即女阴(图7-2-1)。卵巢是产生卵细胞和分泌雌、孕激素的器官。成熟的卵细胞从卵巢表面排出,经腹膜腔进入输卵管,在管内受精后移至子宫内膜发育生长,成熟的胎儿分娩时经阴道娩出。

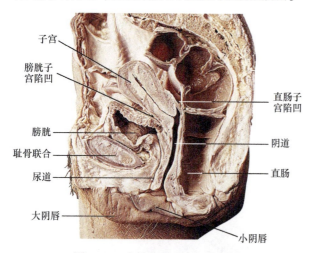

图 7-2-1　女性盆腔正中矢状切面

一、内 生 殖 器

(一)卵巢

1. 位置和形态　**卵巢**(ovary)为女性生殖腺,位

于盆腔内,左右各一,呈扁椭圆形,被子宫阔韧带后层所包绕(图7-2-2)。可分为内、外两面,前、后两缘和上、下两端。外侧面贴盆壁,内侧面朝盆腔。后缘游离,前缘借卵巢系膜连于子宫阔韧带,前缘中部有血管、神经淋巴管等出入,称卵巢门。上端借卵巢悬韧带连于盆壁,下端借卵巢固有韧带连于子宫底的两侧。卵巢的大小和形态随年龄的增长而变化,幼女的卵巢较小,表面光滑。性成熟期卵巢较大。此后由于多次排卵,卵巢表面形成瘢痕,凹凸不平。30～40岁开始缩小,50岁左右随月经停止而逐渐萎缩。

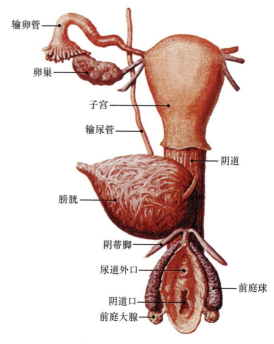

图 7-2-2　女性内生殖器

2. 微细结构　卵巢表面被覆有单层立方上皮或扁平上皮,上皮深面为薄层致密结缔组织构成的白膜。卵巢的实质分为周围的皮质和中央的髓质。皮质很厚,主要含有不同发育阶段的卵泡,髓质由结缔组织、血管和神经等构成(图7-2-3)。

成年女性两个卵巢内的原始卵泡约有10万个,其发育次序为原始卵泡、生长卵泡和成熟卵泡三个阶段。生育年龄的妇女,在腺垂体促性腺激素的作用下,每个月经周期(28天)中都有十几个原始卵泡同时开始发育,但一般只有一个发育为成熟卵泡。其余卵泡则退化成闭锁卵泡。成熟卵泡在高浓度的黄体生成素作用下破裂排卵。排卵后,卵泡壁塌陷,卵泡膜和血管随之陷入,逐渐发育成一个体积较大而又富含血管的细胞团,称黄体。若排出的卵未受精,则黄体仅维持2周,然后退化为白体;卵细胞若受精,黄体可保持6个月,称妊娠黄体。

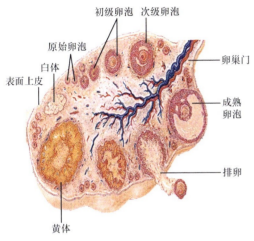

图7-2-3 卵巢结构模式图

（二）输卵管

输卵管(uterine tube)是一对输送卵细胞的细长弯曲的喇叭形肌性管道(图7-2-2),长约10~12cm,内侧端开口于子宫腔,称输卵管子宫口;外侧端开口于腹膜腔,称输卵管腹腔口。故女性腹膜腔经输卵管、子宫和阴道与外界间接相通。输卵管由内向外依次分4部。①输卵管子宫部:是输卵管连于子宫壁的一段。②输卵管峡:是子宫部向外延伸的较细的一段,管腔狭窄,是输卵管结扎术的手术部位。③输卵管壶腹:粗而弯曲,约占输卵管全长2/3,是卵细胞受精的部位。④输卵管漏斗部:输卵管外侧端膨大的部分,呈漏斗状,漏斗的游离缘有许多指状突起称输卵管伞,是临床上识别输卵管的标志。

（三）子宫

子宫(uterus)是壁厚腔小的肌性器官,是孕育胎儿的场所。

1. 子宫的形态 成人子宫呈前后略扁倒置的梨形,可分为底、体、颈三部(图7-2-2)。在两输卵管子宫口以上的隆凸部分叫子宫底;下部窄细的部分称子宫颈,底和颈之间的部分叫子宫体。子宫颈下端伸入阴道内的部分为子宫颈阴道部,以上的部分称阴道上部,其与子宫体相接处较狭细,称子宫狭。非妊娠期,该部不明显,仅1cm,妊娠末期可达7~11cm,称子宫下段,产科常在此进行剖腹取胎术。

子宫的内腔狭窄,分上、下两部。上部是由子宫底、体围成的三角形腔隙,称子宫腔,其尖端朝下;下部在子宫颈内,称子宫颈管,其上口通子宫腔,下口通阴道称子宫口。未产妇子宫口光滑呈圆形,经产妇子宫口呈横裂状。

2. 子宫的位置 子宫位于小骨盆腔中央,在膀胱和直肠之间,下端接阴道,两侧连有输卵管和子宫阔韧带。成年女性子宫的正常位置呈前倾前屈位(图7-2-4),前倾指整个子宫向前倾斜,与阴道之间形成一向前开放的夹角;前屈是指子宫体与子宫颈之间向前的弯曲。当人体直立、膀胱空虚时,子宫伏于膀胱上面。

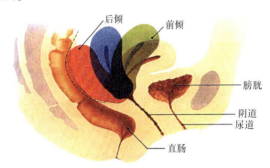

图7-2-4 子宫前倾、前屈位示意图

3. 子宫的固定装置 子宫的正常位置依赖盆底肌的承托以及韧带的牵拉与固定(图7-2-5)。子宫的正常位置主要由下列4对韧带维持。

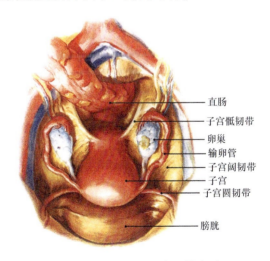

图7-2-5 子宫的固定装置模式图

（1）子宫阔韧带:为连接子宫两侧的双层腹膜皱襞,呈冠状位。上缘游离,包裹输卵管。此韧带可限制子宫向两侧移动。

（2）子宫圆韧带:起于输卵管与子宫连接处前下方,在子宫阔韧带前层腹膜的覆盖下向前外侧弯行,经过腹股沟管止于阴阜和大阴唇的皮下。此韧带是维持子宫前倾的主要韧带。

（3）子宫主韧带：由子宫阔韧带下部两层腹膜之间的结缔组织和平滑肌纤维构成，由子宫颈连至骨盆侧壁，有固定子宫颈、防止子宫脱垂的作用。

（4）骶子宫韧带：起于子宫颈的后面，绕过直肠两侧，止于骶骨的前面。此韧带向后上牵引子宫颈，对维持子宫前屈起主要作用。

4. 子宫壁的微细结构　子宫壁很厚，由内向外可分为内膜、肌层和外膜三层（图7-2-6）。子宫内膜即子宫黏膜，由单层柱状上皮和固有层构成。内膜表面的上皮向固有层内深陷形成许多子宫腺，表面上皮由分泌细胞和少量纤毛细胞构成。固有层较厚，含有大量分化较低的基质细胞。子宫底和子宫体的内膜可分为功能层和基底层，功能层位于浅部，较厚，自青春期起在卵巢激素的作用下发生周期性剥脱和出血，而基底层较薄，位于内膜深部与肌层相邻，此层无周期性脱落变化，有修复内膜的功能。子宫动脉分出的细支进入基底层，称基底动脉（不受卵巢激素的影响）；主干进入功能层，称螺旋动脉（对卵巢激素非常敏感）。子宫肌层很厚，由许多平滑肌束和结缔组织构成，妊娠时肌纤维的长度和数量都增加，具有很大的伸展性。子宫外膜即浆膜，为包绕子宫的腹膜脏层。

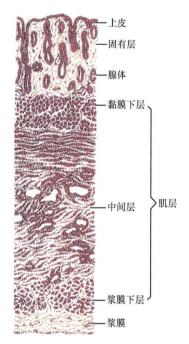

图 7-2-6　子宫的微细结构

5. 子宫内膜的周期性变化　自青春期开始，在卵巢分泌的雌激素和孕激素的作用下，子宫内膜的功能层出现周期性变化，每28天左右发生一次子宫内膜剥脱、出血、修复和增生过程，称为月经周期（menstrual cycle）。以月经来潮的第一天作为周期的第一天，月经周期中一般分为三期。

（1）月经期：月经周期的1～5天。此期卵巢内月经黄体退化，雌激素和黄体酮急剧减少，使子宫内膜中的螺旋动脉痉挛性收缩，造成子宫内膜功能层缺血坏死。随后螺旋动脉出现的短暂扩张，血液从坏死血管流出，与坏死脱落的子宫内膜一起流入子宫腔，经阴道排出，形成月经。一般历时3～5天，出血量50～100ml。

（2）增生期：月经周期的6～14天。此期卵巢内若干原始卵泡又开始生长发育，雌激素的分泌量逐渐增多，子宫内膜基层的细胞又开始分裂增生，使子宫内膜修复并逐渐增厚至1～3mm；子宫腺和螺旋动脉随子宫内膜增厚而增长并出现弯曲；固有层内基质细胞增多。卵巢内卵泡成熟和排卵，子宫内膜转入分泌期。

（3）分泌期：月经周期的15～28天。此期卵巢已排卵，黄体逐渐形成，在黄体分泌的黄体酮（为主）和雌激素的共同作用下，子宫内膜进一步增厚至5～7mm；子宫动脉更长更弯曲，腺腔内充满含有营养物质的分泌物；螺旋动脉纡曲充血，并增长至子宫内膜浅层；固有层内细胞继续增生和液体增多，内膜生理性水肿。若卵细胞为受精，则随黄体退化，黄体酮和雌激素的急剧下降，子宫内膜功能层在月经周期的第28天开始萎缩、剥脱，又转入下一个月经期。

>///案例分析

患者，女，32岁，已婚，停经8周并伴有早孕反应，3小时前突发右下腹撕裂样疼痛，恶心、呕吐2次，肛门有坠胀排便感。阴道有少量出血，呈暗红色。体格检查：体温37.5℃，脉搏111次/min，血压90/60mmHg，全腹软，右下腹压痛、反跳痛。妇科检查：宫颈举痛，子宫稍大、软，右侧附件增厚，有压痛。阴道后穹穿刺有不凝血液。临床诊断：输卵管妊娠破裂。

问题：

1. 你对该病了解吗？
2. 该病的组织学基础是什么？

6. 子宫的常见疾病

（1）**慢性子宫颈炎**（chronic cervicitis）：是育龄妇女最常见的疾病。常由链球菌、葡萄球菌及肠球菌感染引起，多发生在分娩、流产或手术导致宫颈损伤后。临床上主要表现为白带过多，呈乳白色黏液状，偶尔呈脓性或血性，伴下腹坠胀、腰骶部疼痛等症状。根据其病变特点，可分为以下类型：

1）**宫颈糜烂**（cervical erosion）：是最常见的一种类型，为宫颈阴道部鳞状上皮坏死脱落后，被宫颈管内柱状上皮外移而取代，由于单层柱状上皮很薄，使上皮下血管容易显露而呈红色，看上去像糜烂，实际上为假性糜烂（真性糜烂为宫颈阴道部鳞状上皮坏死脱落后形成表浅的缺损）。肉眼观,宫颈黏膜充血、肿胀,呈颗粒状或糜烂状;镜下为子宫颈非特殊性炎症,可见宫颈间质内有淋巴细胞、浆细胞及单核细胞浸润,子宫颈柱状上皮及腺上皮常伴有不同程度鳞状上皮化生(图7-2-7)。

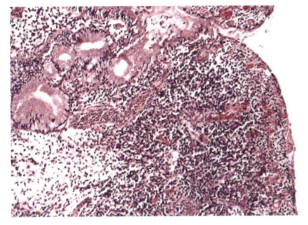

图7-2-7 慢性子宫颈炎

2) **宫颈息肉**(cervical polyp):由于慢性炎症刺激,宫颈管局部黏膜过度增生,而形成的向黏膜表面突起、带有细蒂的小肿物,常突出宫颈口,色鲜红,质软而脆,易出血。镜下可见息肉由腺体、结缔组织构成,并有充血、水肿和慢性炎细胞浸润,表面被覆单层柱状上皮或鳞状上皮,属良性瘤样病变,极少恶变。

3) **宫颈肥大**(cervical hypertrophy):由于炎症长期刺激,宫颈充血水肿,腺体和间质结缔组织增生而形成。

4) **子宫颈腺囊肿**(Nabothian cyst):又称纳博特囊肿,是由于在糜烂面愈合的过程中,腺管口被新生的鳞状上皮覆盖或为增生的纤维组织所压迫,腺体内的分泌物不能流出而潴留,使腺体扩大成囊状,并在宫颈表面形成多个突起的灰白色小囊泡,内含无色黏液。

(2) **子宫内膜增生症**(endometrial hyperplasia):是由于卵巢雌激素分泌过多而黄体酮缺乏引起的子宫内膜过度增生性疾病。多发生于更年期或青春期,临床表现为功能性子宫出血,主要症状为月经不规则、经期延长、月经量过多或绝经后流血等。其主要原因是卵巢持续分泌雌激素,一方面引起子宫内膜增生,另一方面抑制垂体前叶卵泡刺激素的分泌,终致卵泡因失去卵泡刺激素的支持而发生退化,雌激素分泌因而急骤下降,增生的子宫内膜由于雌激素突然不足而发生坏死脱落,引起子宫出血。

肉眼观,一般可见子宫内膜增厚,达0.5～1cm,表面光滑,柔软,也可呈不规则形或息肉状。镜下,可分3种类型。①单纯型:子宫内膜腺体及间质均增生,腺体数量增多、大小不一、外形不规则、分布不均(图7-2-8)。腺上皮细胞呈柱状,缺乏分泌,往往排列成假复层。②腺瘤样型:以腺体增生而密集排列和间质稀少为特征,腺体数量远比单纯型为多,结构也更加复杂,腺上皮可腺腔内呈乳头状突出,细胞为高柱状,假复层,核空泡状,但无明显异型性。③不典型增生:为癌前病变,腺体拥挤并呈不规则形,结构复杂,间质明显减少。腺上皮细胞排列成复层,失去极性;胞核大,染色质粗,常见核分裂象,有时很难与高分化腺癌鉴别(图7-2-9)。

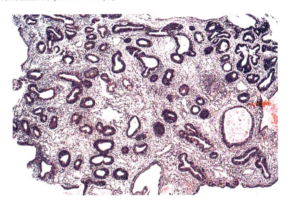

图7-2-8 子宫内膜单纯型增生

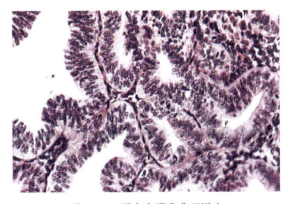

图7-2-9 子宫内膜非典型增生

(3) **子宫平滑肌瘤**(leiomyoma):是女性生殖器官中最常见的一种良性肿瘤,多见于30～50岁妇女,20岁以下罕见,绝经后肌瘤可逐渐萎缩。其发生可能与过度的雌激素刺激有关。

肉眼观,肌瘤可以生长在子宫任何部位,常位于子宫壁内(肌层内肌瘤)、浆膜下(浆膜下肌瘤)或黏膜下(黏膜下肌瘤)。可单发或多发,常为多个,大小不等,小的在显微镜下才可检见,大的如成人拳大或更大,甚至可充满整个腹腔。肌瘤多呈球形,质较硬,界限明显,但无明显包膜,切面常呈灰白色。当肌瘤生长较快或供血不足时,可发生各种继发性改变,如玻璃样变、黏液变、囊性变、水肿及出血、坏死等。镜下,瘤细胞与正常子宫平滑肌细胞相似,但肌瘤细胞常排列成纵横交错的不规则束状或成编织状。

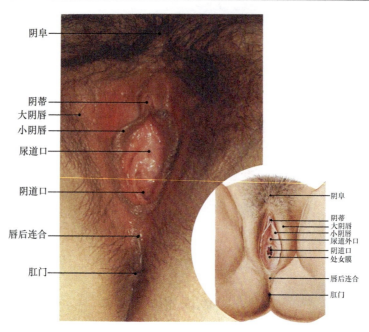

图 7-2-10　女阴

左图标注（从上到下）：
阴阜
阴蒂
大阴唇
小阴唇
尿道口
阴道口
唇后连合
肛门

右图标注（从上到下）：
阴阜
阴蒂
大阴唇
小阴唇
尿道外口
阴道口
处女膜
唇后连合
肛门

临床上多数患者可无症状,若出现症状,则主要表现为月经量增多、经期延长(尤以黏膜下肌瘤最明显)。当肌瘤增大超出盆腔时,可在下腹部摸到硬的肿块,并可伴有压迫症状(排尿困难、便秘)。此外,少数患者还可出现疼痛、贫血、不孕及白带增多等症状。

（四）阴道

阴道(vagina)是连接子宫与外生殖器之间的肌性管道,是女性交接器官,也是排出月经和娩出胎儿的通道。阴道位于骨盆腔内,前邻膀胱底和尿道,后邻直肠,阴道上端较宽,呈穹隆状包绕子宫颈阴道部,二者间形成的环形间隙,称阴道穹。阴道穹分前、后和两侧部,以阴道后穹最深,并与直肠子宫陷凹相邻,可经此行腹膜腔穿刺或引流。阴道下端较窄,以阴道口开口于阴道前庭。在处女,阴道口周围有处女膜附着。阴道具有较大的伸展性,分娩时高度扩张,成为胎儿娩出的产道。

二、外生殖器

女性外生殖器即女阴,包括阴阜、大阴唇、小阴唇、阴蒂、阴道前庭、前庭球和前庭大腺等结构(图 7-2-10)。阴道前庭是位于两侧小阴唇之间的裂隙,其前部有尿道外口,后部有阴道口。前庭大腺位于阴道口的两侧,前庭球的后端,形如豌豆,导管开口于阴道前庭,分泌物有润滑阴道口的作用。

三、会　阴

会阴有狭义和广义之分。广义的会阴指封闭骨盆下口的全部软组织,而狭义的会阴即产科会阴,指肛门与外生殖器之间狭小区域的软组织。由于分娩

时此区承受的压力较大,易发生撕裂,助产时应注意保护此区。

四、乳　房

乳房(mamma)为人和哺乳动物特有的结构。男性的乳房不发达,但乳头的位置较为恒定,多位于第4肋间隙。女性乳房于青春期开始发育生长,在妊娠期和哺乳期有分泌活动。

（一）乳房的位置和形态

成年女性未产妇的乳房呈半球形,位于胸大肌和胸肌筋膜的表面,乳房中央有乳头,平对第4肋间隙或第5肋。其顶端有输乳管的开口,乳头周围颜色较深的区域为乳晕(图 7-2-11)。乳头和乳晕的皮肤较薄,易被损伤。

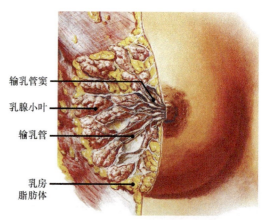

标注（从上到下）：
输乳管窦
乳腺小叶
输乳管
乳房脂肪体

图 7-2-11　女性乳房的构造模式图

（二）乳房的结构

乳房由皮肤、乳腺、脂肪组织和致密结缔组织构

成,乳腺被结缔组织分隔成 15~20 个乳腺叶,每一乳腺叶有一排泄管,称输乳管(图 7-2-12)。乳腺叶和输乳管均以乳头为中心呈放射状排列,故乳房手术应尽量做放射状切口,以减少对乳腺叶和输乳管的损伤。

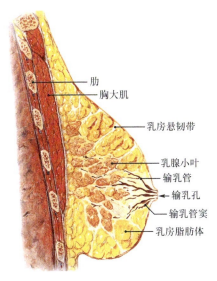

图 7-2-12　女性乳房的矢状切面

（三）乳房的常见疾病

1. **乳腺增生病**(breast hyperplasia disease)　又称乳腺病(mastopathy),是妇女最常见的乳腺疾病,可发生于青春期后任何年龄,35~40 岁为其发病年龄高峰。目前认为本病的发生与卵巢内分泌失调,使黄体酮分泌减少而雌激素分泌过多,刺激乳腺组织过度增生所致。临床上主要表现为乳房周期性胀痛、刺痛(一般在月经来潮前加重,而后减轻或消失),乳腺内可扪及散在的大小不等的颗粒状肿块,边界不清,可有触痛。依其增生变化的形式,可分为以下几种。

（1）乳腺组织增生:为本病早期病变,肉眼上一般无明显变化,镜下观,乳腺小叶大小不一,形状不规则,末梢导管轻度扩张,腺泡增多(图 7-2-13)。

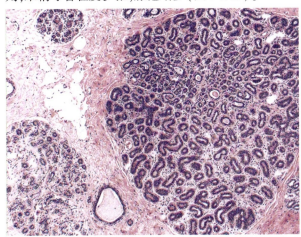

图 7-2-13　乳腺小叶增生

（2）乳腺腺病:以小叶腺泡、末梢导管和结缔组织均发生不同程度的增生为特征,而小叶结构基本保存。

（3）乳腺纤维囊性变:以小叶末梢导管和腺泡高度扩张成囊状为特征。现在一般认为腺病与癌的关系不大,囊性变伴有增生性病变时,癌变的机会较多,属于癌前病变。

2. **乳腺纤维腺瘤**(fibroadenoma)　是乳腺常见的良性肿瘤,在乳房疾病中,发病率仅次于乳腺囊性增生病和乳癌,占第三位。好发于 20~25 岁的青年女性,一般认为与雌激素的过度刺激有关。肿瘤好发于乳房的外上象限,多为单个,圆形或卵圆形,表面光滑,质地坚韧,边界清楚,触之有滑动感。因生长缓慢,患者常无自觉症状,偶尔在无意中发现肿块,月经周期对肿瘤大小无影响。乳腺纤维腺瘤虽属良性,但亦有恶变可能,一经发现,应予手术切除,并常规送病理检查,以排除恶性病变的可能。现将几种常见乳房肿块列于表 7-2-1。

表 7-2-1　几种常见乳房肿块的鉴别

	纤维腺瘤	乳腺增生病	乳癌
年龄	20~25	25~40	40~60
病程	长	长	短
疼痛	无	周期性疼痛	无
肿块数目	常为单个	多数成串	常为单个
肿块边界	清楚	不清	不清
移动度	不受限	不受限	受限
转移性病灶	无	无	多见于局部淋巴结

第三节　护理应用

一、泌尿道置管术

泌尿道导管置入适用于导尿、尿路逆行造影、膀胱测压、膀胱镜检查、尿道扩张等各种检查与治疗。导尿在临床各科中又较广泛应用于为解除尿滞留、采集不污染的尿液标本等。

（一）形态学基础

1. **尿道**

（1）**男性尿道**:起于膀胱的尿道内口,止于尿道外口,全长约 16.0~22.0cm,管径约为 5.0~7.0mm。全长可分为三部,即尿道前列腺部、膜部、海绵体部。临床上将尿道前列腺部、膜部称后尿道;海绵体部称前尿道。

前列腺部为尿道穿过前列腺的部分,管腔最宽,长约 2.5cm;膜部为穿经尿生殖膈的尿道,周围有尿道膜部括约肌(在女性为尿道阴道括约肌)围绕,管腔狭窄,是三部中最短一段,平均长1.2cm,此段位置上比较固定;海绵体部是尿道穿经尿道海绵体部分,为尿道最长一段。

男性尿道在行程中有三处狭窄、三处扩大、两个弯曲。三处狭窄分别在尿道内口、膜部、尿道外口,其中尿道外口为最窄。三处扩大分别在前列腺部、尿道球、舟状窝(在尿道外口的稍上部)。两个弯曲分别为耻骨下弯,在耻骨联合下方2.0cm处,凹向上,此弯曲恒定不变;另一个弯曲为耻骨前弯,在耻骨联合前下方,凹向下,在阴茎根与体之间,当将阴茎向上提起时,此弯曲变直而消失,向尿道内插入器械时应取此位置。

(2)**女性尿道**:较男性尿道短、粗、且较直,长约5.0cm,仅有排尿功能。起于膀胱尿道内口,穿经尿生殖膈时,周围有尿道阴道括约肌环绕,该肌为横纹肌,可受意识控制,最后开口于阴道前庭前部。

2.**膀胱** 空虚时位于盆腔内,其尖不超过耻骨联合上缘。膀胱大小、形态、位置均随尿液充盈程度而异,平均容量一般正常男性约为300~500ml,最大可达800ml,女性较男性略小,老年人因膀胱壁肌紧张力降低,容量相对增大。

膀胱空虚时呈三棱锥体形,分为尖、底、体、颈。尖朝向前上方,与耻骨联合相贴;底朝向后方,男性与精囊腺、输精管壶腹及直肠相邻,在女性与阴道、子宫颈相邻;颈与前列腺(男性)相接,有尿道内口。

膀胱内腔,可见黏膜由于膀胱肌的收缩而形成皱襞,当充盈时,皱襞可消失,但在膀胱底内面有一个三角形区域,由于缺少黏膜下层,黏膜与肌层紧密相连,无论在膀胱充盈或收缩时都保持平滑状态,称**膀胱三角**,位于两侧输尿管口与尿道内口三者连线之间。两侧输尿管口间的黏膜形成一横行黏膜皱襞,称输尿管间襞,在活体,此襞为一苍白带,可作为膀胱镜检查寻找输尿管口的标志。

3.**输尿管** 是一对细长的肌性管道,左、右各一,约20~30cm,起于肾盂,终于膀胱,其管腔约为0.5~0.7cm。输尿管壁有较厚的平滑肌,可作节律性蠕动,使尿液不断地流入膀胱。输尿管全程有三处狭窄,分别位于:①肾盂与输尿管移行处;②在越过小骨盆入口与髂血管交叉处;③壁内段。输尿管口的形态、大小、斜穿膀胱壁的方位等个体差异较大,在活体用膀胱镜检查,可见输尿管口尿液间隙性喷出。

4.肾盂与肾大、小盏

(1)**肾盂**:是连接肾大盏与输尿管间一前后略扁、漏斗状管道。肾盂出肾门后向下弯行,渐变细移行为输尿管。

(2)肾大、小盏:在肾的冠状切面上,由肾实质围

成的腔隙称肾窦。窦内有肾动脉的分支、肾静脉的属支、肾大、小盏和肾盂,脂肪组织等。肾小盏约7~8个,呈漏斗状,2~3个肾小盏合成一个肾大盏,2~3个肾大盏再合成肾盂。

(二)操作的应用形态学要点

1.体位 除特殊需要取膀胱截石位外,多取仰卧位。

2.置管技术

(1)导尿术:选择合适的导尿管从尿道外口徐徐插入。在男性应将阴茎提起,耻骨前弯变更,使其消失,当导尿管送入时有落空感或尿液流出即示成功。

(2)尿道扩张术:将阴茎提起,以消除尿道耻骨前弯,当扩张器(探子)抵达尿道球部时,阴茎与躯干长轴呈垂直位,扩张器端抵达尿道膜部时,多稍有阻力感,此时将阴茎连同扩张器轻轻压平,一般都能顺利通过尿道。应注意扩张器(探子)弯曲与尿道的耻骨下弯保持一致弯曲。

(3)膀胱镜置入术:镜送入膀胱方法与尿道扩张器(探子)一样,若作分肾功能测定、逆行造影时,当镜端抵达尿道内口时缓缓寻找输尿管间襞,后沿其向两则寻找输尿管口。输尿管间襞在活体呈苍白色,与膀胱黏膜之粉红色较易区别。该襞弓突向尿道内口呈一弧形,其宽度约2.0~4.0mm,长度约在2.4~4.0cm。输尿管口形态各异,66.6%呈椭圆形,线条状次之,圆点状最少。口的大小平均约2.3mm左右。在活体输尿管口间歇性可见尿液喷出。

(三)失误与防范

1.尿道外口找不到,是在给老年女性患者施术中常遇见的困难。

(1)女尿道外口形态:尿道外口形态多种,有矢状裂形、孔形、膜形等多种形态,给辨认增加了一定的难度。

(2)尿道外口与阴道口间关系:尿道外口与阴道口间,多数有组织隔隔开,有些无此隔,仅以处女膜(未婚)或处女膜痕与尿道外口分隔或被包绕,并被小阴唇所完全掩盖;分开小阴唇后,无尿道外口裂口,开口部位黏膜稍凹陷或隆起,此部黏膜比周围黏膜稍发白,可试插或嘱其自动排尿(有自主排尿患者)。

(3)高龄女病人,由于会阴肌萎缩,阴道黏膜显苍白光滑,阴道前庭回缩,阴道口缩小,尿道外口也随之回缩。

2.插入尿道困难

(1)尿道括约肌(女性为尿道阴道括约肌)痉挛,此在青年女病人中较多见,主要是因羞涩、恐惧、精神紧张。

(2)尿道结石、炎症虽为少见,仍有报道。

3. 找不到输尿管口与插入困难

（1）找不到输尿管口：镜端插入尿道内口后送入过深；遇此情况应将镜退至尿道内口后再伸入寻找输尿管间襞，沿此壁向两侧移动，多能找到输尿管口，输尿管间壁宽约 2.5 ~ 4.0mm，间襞在膀胱空虚状态下多较显著。有寻找困难时，可静注腚胭脂，借其蓝色液自输尿管随尿液喷出，多能找到输尿管口。

（2）插入输尿管口困难：输尿管口形态各异，口径较小，其开口周围均有发育程度不同的黏膜隆起，称输尿管襞。

4. 尿道损伤　在作尿道扩张（探子）术中，损伤部位多为通过疤痕和狭窄处强行暴力通过所致；在通过尿道膜部，尿道扩张器（探子）弯曲与尿道耻骨下弯不一致，强行穿插可致损伤。

5. 出血　在尿道扩张术后较为多见，选择合适扩张器（探子），每次扩张不宜过大。在通过狭窄或疤痕处时应轻柔。强行穿经易形成新的损伤，扩张间歇期适当延长。

二、阴道后穹隆穿刺术

阴道后穹隆穿刺是妇产科常用的诊疗手段，多用于确定子宫直肠陷凹积液的性质、穿刺引流或注入药物。

1. 形态学基础

（1）阴道：为连接子宫和外生殖器一前后扁平的肌性管道，是女性的交接器官，也是月经和胎儿娩出的管道，由黏膜、肌层和外膜构成，富于伸展性。阴道有前壁、后壁和侧壁，前、后壁互相贴近。其前壁短，约 7.0 ~ 9.0cm，后壁长约 10.0 ~ 12.0cm。阴道的长轴由后上方伸向前下方，下部较窄，下端以阴道口开口于阴道前庭。处女的阴道口周围有处女膜附着。处女膜可呈环形、半月形、伞状或筛状，处女膜破裂后，阴道口周围留有处女膜痕。阴道的上端宽阔包绕子宫颈阴道部，两者之间形成环形凹陷称为阴道穹 fornix of vagina。阴道穹可分为互相连通的前、后穹隆和两个侧穹隆；以后穹隆最深，约 1.0 ~ 2.0cm，其后上方即直肠子宫陷凹，两者间仅隔以阴道后壁和覆盖其上的一层腹膜。当腹膜腔有积液时，多存积于直肠子宫陷凹，而使后穹隆饱满或消失。

阴道位于小骨盆中央，前有膀胱和尿道，后邻直肠。临床上可隔直肠前壁触诊直肠子宫陷凹、子宫颈和子宫口；阴道下部穿过尿生殖膈，膈内的尿道阴道括约肌以及肛提肌均对阴道有括约作用。

（2）子宫内腔：称子宫腔，子宫颈管内的腔称子宫颈管（canal of cervix of uterus）。未产妇的子宫口为圆形，边缘光滑整齐；经产妇，则为横裂状。子宫口的前、后缘分别称前唇和后唇，后唇较长，位置也较高。

2. 操作的应用形态学要点

（1）体位取膀胱截石位。

（2）后穹隆穿刺实施。

1）用窥阴器暴露子宫口：用宫颈钳钳住后唇，向前上方牵拉，以暴露后穹隆。

2）穿刺：穿刺针于子宫颈与阴道黏膜交界下方 1.0cm 处的后穹隆正中部位，与宫颈管平行方向刺入。当针穿过阴道后壁失去阻力，有落空感时，示已刺入直肠子宫陷凹。

3）穿刺深度、方向穿刺深度一般为 1 ~ 2cm；勿偏离与宫颈管平行方向，避免损伤直肠、子宫；子宫后壁有炎性粘连者慎用，如有肠管粘连者应禁用。

3. 失误与防范

（1）穿刺方向：由后穹隆中点向上顺着与子宫颈管平行方向刺入子宫直肠陷凹，不可盲目向两侧或向上、向下刺入，以免损伤周围脏器。

（2）刺入深度：要适度，一般为 1.0 ~ 2.0cm，过深刺伤盆腔内脏器之危险。

（3）抽不出腹腔内容物：子宫直肠陷凹内积液（或血）量少，刺入过深或腹膜腔内积液过于浓稠或穿刺针尖的孔被堵，应转动穿刺针，或将穿刺针作适当冲洗。

三、耻骨上膀胱穿刺术

急性尿潴留导尿失败者，导尿禁忌者，需要作膀胱造口引流等，可考虑作此穿刺术，以排除潴留于膀胱内尿液或获取尿液样本作特殊检查如细菌培养等。

（一）形态学基础

膀胱是储存尿液的肌性囊状器官，其大小、形态、位置及其壁的厚薄随尿液充盈程度而异。膀胱的平均容量为 300 ~ 500ml，新生儿约为成人的 1/10，老年人由于膀胱肌紧张力减低，容量增大，女性较男性略小。

空虚的膀胱呈锥体形，分为尖、体、底和颈四部，其间无明确的界线。其顶朝向前上方，称膀胱尖；底朝向后下方，顶和底之间的部分，称膀胱体；膀胱的下部与前列腺底（男性）或尿生殖膈（女性）相接，称膀胱颈，有尿道内口。

空虚的膀胱全部位于小骨盆腔内，顶一般不超过耻骨联合上缘。新生儿膀胱的位置高于成人，老年人的膀胱的位置较低。在充盈时，方超出耻骨联合上缘以上，甚至与前腹壁下部相贴。

膀胱的毗邻前方为耻骨联合，两者间称膀胱前隙，此间隙内有丰富的结缔组织、静脉丛、耻骨前列腺韧带；后方在男性与精囊、输精管和直肠壶腹以及女性的子宫、阴道相邻。

膀胱为腹膜间位器官，膀胱随尿液的充盈而渐向上伸展时,腹膜也随之上移。当膀胱极度充盈时,膀胱与腹前壁的腹膜反折线也移到耻骨联合上缘以上,此时沿耻骨联合上缘行膀胱穿刺术,不经腹膜腔而直接入膀胱腔内。

（二）操作的应用形态学要点

1. 体位与穿刺部位　多取仰卧位,穿刺点沿耻骨联合上缘1.0～2.0cm处刺入。

2. 穿刺实施

1）进针方向与深度针沿耻骨联合上缘正中线上,针杆与腹前壁成直角或稍朝向下方刺入,有明显空虚感,并有尿液从穿刺针中溢出,示穿刺成功。

2）穿刺技术耻骨联合上缘中线处腹前壁平均厚度约2.0～3.0cm左右（肥胖者除外）,该部位为软组织,腹白线有韧性,进针时应缓慢,刺入膀胱的落空感较其他穿刺落空感明显。

3. 穿经结构　由浅入深依次是皮肤、皮下组织、腹白线、腹横筋膜、膀胱壁达膀胱腔。

（三）失误与防范

（1）进针角度保持腹前壁垂直或稍朝向下方,不可盲目偏向两侧或上方,免伤及肠管或膀胱颈周围的静脉丛,导致很难处理的出血。

（2）尿液排放速度应缓慢,尤其对大量尿潴留者,绝不能快速将尿液排空,使膀胱内压逐渐降低,以免膀胱内压骤降而引起膀胱内出血或身体虚脱。

目 标 检 测

一、名词解释

1. 精索　2. 后尿道　3. 子宫峡　4. 阴道穹

二、填空题

1. 男性生殖腺是_____,女性生殖腺是_____。

2. 附睾由上而下可分为_____、_____和_____3部分。

3. 输精管按其走行分为_____、_____、_____和_____。输精管结扎术常在_____部进行。

4. 男性生殖器的附属腺包括_____、_____和_____。

5. 男性尿道可分为_____、_____和_____3部分,其三处狭窄分别位于_____、_____和_____。

6. 男性尿道有2个弯曲,恒定不变的是_____可以拉直的是_____。

7. 输卵管分为_____、_____、_____和_____4部分。卵受精的常见部位在_____,输卵管结扎常选_____部。

8. 子宫位于_____的中央,前邻_____,后邻_____,呈_____位。

9. 子宫由上而下可分为_____、_____和_____3部分。

10. 卵泡的发育可分为_____、_____、_____三个阶段。

11. 阴道后穹与子宫直肠陷窝之间仅隔以_____和_____。

12. 根据子宫内膜的结构和功能特点,内膜可分为浅层的_____和深层的_____。

三、单项选择题

1. 男性生殖腺是（　　）
   A. 睾丸　　　　　　　　　　B. 附睾
   C. 前列腺　　　　　　　　　D. 精囊腺
   E. 尿道球腺

2. 精索（　　）
   A. 起于附睾尾　　　　　　　B. 穿过腹股沟管
   C. 内有射精管　　　　　　　D. 全长分为4部分
   E. 表面包有4层被膜

3. 附睾（　　）
   A. 为男性生殖腺　　　　　　B. 末端移行为射精管
   C. 由附睾管组成　　　　　　D. 贴于睾丸前缘
   E. 分头、体、尾3部分

4. 前列腺（　　）
   A. 为男性生殖腺　　　　　　B. 与膀胱底相邻
   C. 中有尿道穿过　　　　　　D. 左、右各一
   E. 分为头、体、尾3部分

5. 卵巢（　　）
   A. 位于膀胱两侧　　　　　　B. 为腹膜间位器官
   C. 位于子宫前面　　　　　　D. 为女性生殖腺
   E. 为不成对的实质性器官

6. 输卵管（　　）
   A. 内侧1/3为子宫部
   B. 外侧端周缘有输卵管伞
   C. 受精部位在输卵管峡
   D. 内侧端为输卵管峡
   E. 结扎部位在输卵管壶腹

7. 子宫（　　）
   A. 位于膀胱和直肠之间　　　B. 为腹膜外器官
   C. 呈前倾后屈位　　　　　　D. 与卵巢悬韧带相连
   E. 为产妇的子宫口为横裂状

8. 乳房手术应采用放射状切口,是因为（　　）
   A. 便于延长切口
   B. 可避免切断乳房悬韧带
   C. 可减少对输乳管的损伤
   D. 易找到病灶
   E. 以上都不是

四、简答题

1. 概述男、女生殖器官的组成和功能。
2. 简述精子的产生和排除途径。
3. 男性肾盂结石需经哪些狭窄和弯曲才能排出体外?
4. 试述子宫的位置、形态及固定装置。
5. 试述输卵管的分部及特点。

第八章 神经系统

第一节 概 述

📖 学习目标

1. 掌握神经系统的区分和组成;神经系统中的常用术语。

2. 熟悉神经系统的基本功能及反射弧的概念。

3. 了解神经元的构造、分类、神经元间的联系和反射的概念。

神经系统(nervous system)是人体起主导作用的调节机构,在人体各器官系统中的地位十分重要,控制和调节其他系统的活动。神经系统由脑和脊髓以及与其相连的脑神经和脊神经组成(图8-1-1)。神经系统借助感受器接受内、外环境中的各种刺激,引起各种反应。一方面协调各器官的功能活动,使人体成为一个统一的整体;另一方面使人体适应不断变化的外界环境,因此,神经系统在人体中起主导作用。

一、神经系统的分部

神经系统在形态和功能上是一个不可分割的整体,可分为两个部分。

中枢神经系统(central nervous system)包括脑和脊髓,分别位于颅腔和椎管内,两者在枕骨大孔处相连续。

周围神经系统(peripheral nervous system)指中枢神经系统以外的所有神经成分,包括脑神经、脊神经和自主神经。脑神经和脊神经分别与脑和脊髓相连,其分布于全身皮肤、骨骼和骨骼肌的纤维,称躯体神经。随脑神经和脊神经行进,布于内脏、心血管和腺体的神经称为内脏神经或自主神经,又称植物性神经。

躯体神经和自主神经中均含有感觉和运动两种纤维,形成各自的感觉(传入)和运动(传出)神经,其中的内脏运动神经又可分为交感神经和副交感神经。

二、神经系统的活动方式

神经系统活动表现极为复杂,但基本活动方式是反射。反射是指神经系统对内、外环境刺激所做出的反应。反射活动的结构基础是反射弧(reflex arc)。它包括感受器、传入神经、反射中枢、传出神经和效应器5个部分(图8-1-2)。反射弧中任一环节发生障碍,反射活动即减弱或消失。临床上常通过一些反射检查协助诊断神经系统疾病。

三、神经系统的常用术语

(一)灰质和白质

在中枢神经系统内,神经元的胞体及其树突聚集的部位,色泽灰暗,称为灰质(gray matter);位于大脑和小脑表层的灰质,称为大脑皮质和小脑皮质。在中枢神经内神经元轴突集中的地方,因多数轴突具有髓鞘,颜色苍白,称为白质(white matter)。

(二)神经核和神经节

两者都是由形态和功能相似的神经元胞体聚集成的团块,位于中枢神经系统内的称神经核(nucleus)。位与周围神经系统内的称神经节(ganglion)。其中神经节包括感觉神经节和内脏运动神经节。

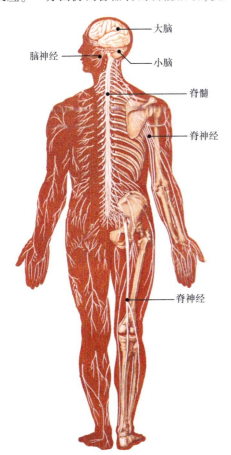

图 8-1-1　神经系统的组成

大脑

脑神经

小脑

脊髓

脊神经

脊神经

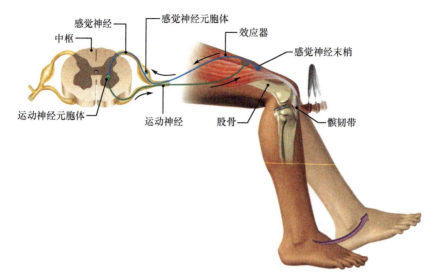

图 8-1-2　反射弧模式图

（三）纤维束和神经

在中枢神经内起止、行程和功能相同的神经纤维集聚成束，称为**纤维束**（fiber tract）或传导束；在周围神经中神经纤维集合成束，称**神经**（nerve）。每条神经均有许多神经纤维组成，每根神经纤维包有薄层纤细结缔组织的神经内膜；许多神经纤维集成一个神经纤维束并包有结缔组织的神经束膜；若干神经束构成一条神经，外面包被较致密的结缔组织的神经外膜。这些膜对神经纤维起支持、保护、营养和连接等作用。

（四）网状结构

在中枢部某些区域，神经纤维交织成网状，网间散布有大小不等的神经元胞体，该区域称为**网状结构**（reticular formation），如脑干网状结构。

第二节　中枢神经系统

学习目标

1. 掌握脊髓的位置和外形。

2. 熟悉脊髓灰质的形态结构及白质的重要传导束。

3. 掌握脑干的位置、分部及主要形态；小脑的位置及外形；间脑的位置和主要分部；大脑半球的位置、形态、分叶；内囊的位置及通过的主要传导束；脑脊液的循环途径。

4. 熟悉薄束核和楔束核的位置；脑干内的重要传导束；背侧丘脑的位置和主要结构；下丘脑位置、形态及其主要核团（视上核、室旁核）；了解内、外侧膝状体的位置及一般功能。

5. 了解脑神经核、红核和黑质的名称及性质；小脑的内部结构；大脑皮质的功能分区。

6. 了解脑血管的组成及主要分支。

一、脊髓

（一）脊髓的位置和外形

1. 脊髓的位置　**脊髓**（spinal cord）位于椎管内，成人长约 45cm。脊髓上端在枕骨大孔处与延髓相连，下端在成人一般平第 1 腰椎下缘，新生儿平第 3 腰椎。

2. 脊髓的外形　脊髓呈前后稍扁的圆柱形，外包被膜。全长粗细不等，有上方的颈膨大和下方的腰骶膨大两个膨大部。下端变细呈圆锥状，称为**脊髓圆锥**。由脊髓圆锥下端向下延续为一根细丝，称为**终丝**，止于尾骨后面的骨膜，终丝已无神经组织。

脊髓表面有 6 条纵沟：前面正中的沟较深，称为前正中裂，后面正中的沟较浅称后正中沟。在前正中裂和后正中沟的两侧，分别有成对的前外侧沟和后外侧沟。在前、后外侧沟内分别有脊神经前、后根出入，在后根上有膨大的**脊神经节**。前、后根在椎间孔处合成一条脊神经，由相应的椎间孔穿出。前根为运动纤维，后根为感觉纤维。

3. 脊髓节段与椎骨的关系　每对脊神经前、后根相连的 1 段脊髓，称为 1 个脊髓节段。脊神经 31 对，因此，脊髓分为 31 个节段（图 8-2-1）：即 8 个颈段（C）、12 个胸段（T）、5 个腰段（L）、5 个骶段（S）和 1 个尾段（Co）。

在胚胎 3 个月以后，脊柱的生长速度较脊髓快，以致成人脊髓与脊柱的长度不相等。脊髓节段与脊柱的节段不能完全对应。了解脊髓节段与椎骨的对应关系，具有重要的临床意义。如在创伤中，可凭借受伤的椎骨位置来推测可能受伤的脊髓节段。成人一般粗略的推算方法是：上颈髓节（$C_1 \sim C_4$）大致与同序数的椎骨相对应；下颈髓节（$C_5 \sim C_8$）和上胸髓节

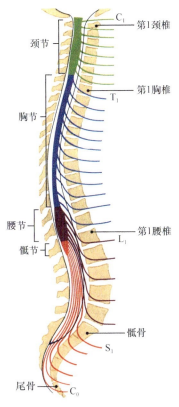

图 8-2-1　脊髓的节段

（$T_1 \sim T_4$）约与同序数椎骨的上 1 个椎体平对；中胸部脊髓节（$T_5 \sim T_8$）约与同序数椎骨的上 2 节椎体平对；下胸髓节段（$T_9 \sim T_{12}$）约与同序数椎骨的上 3 节椎体平对；腰髓节约平对 $T_{10} \sim T_{12}$ 胸椎；骶髓和尾髓约平对第 1 腰椎。腰、骶、尾的脊神经前后根丝要在脊髓蛛网膜下隙内下行一段距离再出相应的椎间孔，这些脊神经根丝形成马尾。因第一腰椎以下的椎管内已无脊髓，临床上常在第 3-4 或第 4-5 腰椎棘突之间穿刺到蛛网膜下隙抽取脑脊液或注入麻醉药物。

（二）脊髓的内部结构

脊髓由灰质和白质构成，灰质在内部，白质在周围（图 8-2-2）。

1. 灰质　在横切面上呈"H"字形，其中间横行部分，称灰质连合，其中央有中央管，纵贯脊髓全长，管内含脑脊液，向上通第四脑室，向下在脊髓圆锥处扩大为终室。每侧灰质前部扩大，称为前角，含运动神经元。后部狭细，称为后角，含多极神经元，统称后角细胞。前、后角之间称为中间带。从第 1 胸节段到第 3 腰节段，中间带向外侧突出，称为侧角，是交感神经的低级中枢。前、后、侧角在脊髓内上下连续纵贯成柱，又分别称为前柱、后柱和侧柱。

研究发现猫的脊髓灰质在横切面上是有层次的，根据细胞构筑由后向前分成 9 层和 1 个区。其后发现其他高等动物有类似相同的分层现象。灰质后角相当于 Ⅰ ~ Ⅳ 层（Ⅰ 层相当于边缘层，Ⅱ 层相当于胶状质，Ⅲ ~ Ⅳ 层相当于后角固有核），Ⅳ ~ Ⅵ 层相当于后角基部（Ⅵ 层仅限于两个膨大节段），Ⅶ 层相当于中间带，Ⅷ ~ Ⅸ 层相当于前角（Ⅷ 层含中间神经元，Ⅸ 层为前角运动核），Ⅹ 区相当于灰质连合。

2. 白质　每侧白质借脊髓的纵沟分成前索、后索和外侧索 3 个索。前正中裂与前外侧沟之间称为前索；前、后外侧沟之间称为外侧索；后外侧沟与后正中沟之间为后索。

脊髓白质主要由上下行的纤维束构成，各纤维束的界线不是很清楚，有不少的纤维束相互重叠并行。因此，所描述的纤维束的位置，仅代表该纤维束较集中的部位脊髓白质内主要的上行纤维束（感觉传导束）有：

（1）薄束和楔束：位于后索，传导躯干和四肢的本体觉和精细触觉的冲动。薄束在后正中沟两侧；楔

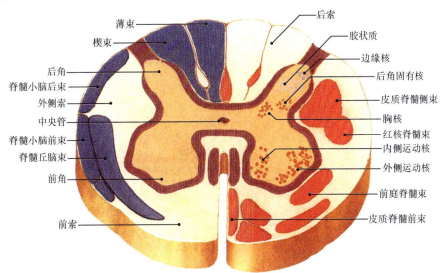

图 8-2-2　脊髓的内部结构

束在薄束的外侧,仅见于第4胸节段以上。当脊髓后索病变或损伤时,病人伤侧损伤平面以下的肢体本体感觉和精细触觉丧失,患者闭目难立,不能辨别所触摸物体的性状和纹理粗细等。

(2) 脊髓丘脑束:位于脊髓外侧索前部和前索,分别称为脊髓丘脑侧束和脊髓丘脑前束,传导对侧半躯干和四肢的痛觉、温度觉及触觉、压觉的冲动。一侧脊髓丘脑束损伤,对侧损伤平面1~2节段以下区域痛温觉减退或消失。

脊髓白质内的下行纤维束(运动传导束)主要为皮质脊髓束,包括皮质脊髓侧束和皮质脊髓前束,分别位于前索和外侧索内。它们的功能是传导躯干和四肢的随意运动的冲动。当一侧脊髓的皮质脊髓束损伤时,表现为伤侧损伤平面以下肢体的瘫痪,而躯干肌不瘫痪,伤侧肢体肌张力增强,无明显的肌肉萎缩,出现病理反射,腱反射亢进,称之为硬瘫。

(三) 脊髓的功能和损伤表现

1. 脊髓的功能

(1) 传导功能:脊髓是感觉和运动神经冲动传导的重要通路,其结构基础即脊髓内的上、下行纤维束。躯干、四肢和大部分内脏感觉都经过脊髓传导至脑。脑和躯干、四肢和部分内脏活动的控制也需经过脊髓才能完成。

(2) 反射功能:脊髓最为一个低级中枢,有许多反射中枢位于脊髓灰质内,如排便中枢在脊髓骶部,血管舒缩中枢在脊髓侧角。

2. 脊髓损伤的表现

(1) 脊髓全横断:脊髓外伤使脊髓突然完全横断,横断面以下全部感觉和运动消失,深、浅反射亦消失,称为脊髓休克。一般数周后,各种反射可逐渐恢复。

(2) 脊髓半横断:典型的脊髓半横断后,可出现布朗-色夸综合征,即表现为伤侧平面以下本体感觉和精细触觉丧失,肢体硬瘫。损伤平面以下的对侧皮肤痛、温觉丧失。

(3) 脊髓前角损伤:主要伤及前角运动细胞,表现为这些细胞所支配的骨骼肌呈软瘫,肌张力低下,腱反射消失,无病理反射,肌萎缩。如临床上的脊髓灰质炎(小儿麻痹症)患者。

(4) 中央灰质周围病变:由于病变累及白质前连合,损伤了在此交叉的脊髓丘脑束,出现相应部位的痛、温觉消失;由于后索无损伤,相应部位的本体觉和精细触觉存在。这种症状称为感觉分离,常见于髓内肿瘤或脊髓空洞症患者。

二、脑

脑(brain)位于颅腔内,可分为端脑、间脑、小脑、中脑、脑桥和延髓六个部分(图8-2-3)。通常将延髓、脑桥和中脑合称为脑干。

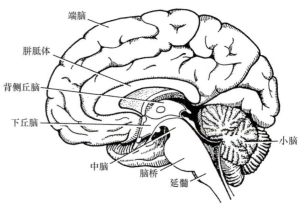

图 8-2-3　脑的组成

(一) 脑干

脑干(brain stem)位于颅底内面的斜坡上,在平枕骨大孔处与脊髓相续,上接间脑,自下而上包括延髓、脑桥和中脑三部分。延髓和脑桥的背面与小脑相连,它们之间的腔室为第四脑室(图8-2-4),该室上通中脑水管,向下与延髓及脊髓的中央管相续。

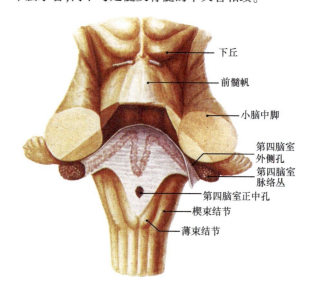

图 8-2-4　第四脑室

1. 脑干的外形(图8-2-5)

(1) 腹侧面:延髓形似倒置的圆锥体,上缘以一延髓脑桥沟与脑桥分界。延髓上部前正中裂两侧各有一纵行隆起,称锥体,它是由大脑皮质到脊髓的皮质脊髓束构成。在锥体下端皮质脊髓束大部分纤维左右交叉称为锥体交叉。

脑桥(pons)腹面膨隆,其正中有一浅沟,称基底沟,容纳基底动脉。脑桥向两侧逐渐变窄,移行为小脑中脚。下缘借延髓脑桥沟与延髓分界,上缘与中脑相连。

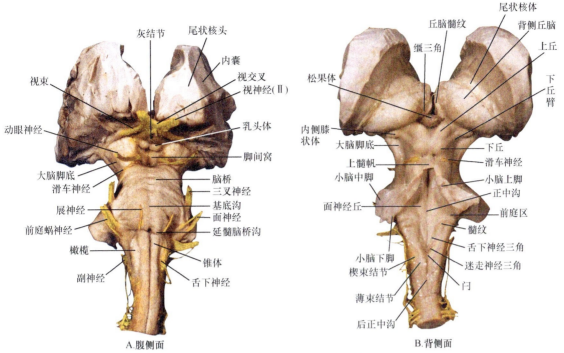

图 8-2-5 脑干的外形

中脑腹侧面有一对纵行隆起,称大脑脚,两脚之间的凹窝,称脚间窝。

(2)背侧面:延髓的背面下部后正中沟两侧各有两个纵形隆起,内侧为薄束结节,外侧为楔束结节,其深面分别埋有薄束核和楔束核。楔束结节外上方有稍隆起的小脑下脚,它主要由进入小脑的纤维束构成。延髓上部和脑桥共同形成一菱形凹陷,称菱形窝。

中脑背侧面有上下两对隆起,上方的一对为上丘,与视觉反射有关;下方的一对为下丘,与听觉反射有关。

2. 脑干的内部结构 由灰质、白质和网状结构构成。

(1)灰质:脑干的灰质不是连续的纵柱,而是分散成大小不等的团块或短柱,称为神经核,其中与脑神经有关的称脑神经核(图8-2-6)。与运动有关的称脑神经运动核,与感觉有关的称脑神经感觉核。与第Ⅲ~Ⅻ对脑神经相连的脑神经核团都位于脑干内,在脊髓灰质中,感觉性核团与运动性核团的排列是背腹关系,在脑干内由于中央管敞开成为第四脑室,以致背腹排列的脊髓灰质变成由外向内排列的室底灰质。以第四脑室底的界沟为界,界沟的外侧为感觉性核团,界沟的内侧为运动性核团。另外,由于头面部出现特殊的感觉器官(如位听器和味蕾等),在脑干内也增加了与这些结构相关联的神经核团。

脑干内除脑神经核外,还有非脑神经核,非脑神经核是脑干内上、下行传导通路中的中继性核团,这些核

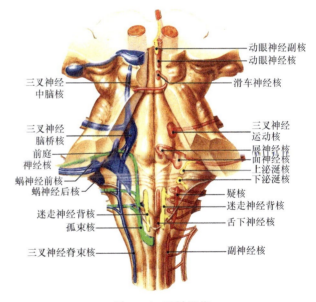

图 8-2-6 脑神经核

通常与各级脑部及脊髓形成联系,一般不与脑神经直接相连。如延髓中的薄束核和楔束核,与本体觉和精细触觉冲动的传导有关,中脑的黑质和红核,对调节骨骼肌的张力有重要作用。其中,黑质位于大脑脚底和中脑被盖之间,可分为两部分:①网状部,位于黑质的腹侧,邻近大脑脚底的部分,此部的细胞形态、纤维联系和功能与端脑的苍白球基本相似;②致密部,位于黑质背侧的部分,主要由多巴胺能神经元组成。大部分神经元含黑色素颗粒,致密部的多巴胺能神经元与端脑新纹状体(尾状核和壳核)有往返的纤维联系。黑质

合成的多巴胺输送到新纹状体。Parkinson 病或震颤性麻痹是由于黑质的多巴胺神经元发生变性,使黑质和新纹状体内多巴胺含量下降,患者的临床表现为肌肉强直,运动减少、受限并出现震颤。在功能上,黑质也是参与调节随意运动的重要中枢。

(2) 白质:主要由上、下行纤维束组成

1) 锥体束:由大脑皮质运动区发出的支配骨骼肌随意运动的传导束。在脑干内,行经大脑脚、脑桥基底部,到延髓形成锥体。

锥体束一部分纤维终止于脑干的脑神经躯体运动核,此即皮质核(延髓)束。而其余大部分纤维在锥体下端相互交叉(锥体交叉)到脊髓外侧索,此即皮质脊髓侧束;小部分纤维不交叉至脊髓前索,此即皮质脊髓前束。

2) 内侧丘系:脊髓后索中的薄束和楔束上行至脊髓,分别止于薄束核和楔束核。薄束核和楔束核发出的纤维,呈弓形走向延髓中央管的腹侧,并左右交叉,称为内侧丘系交叉,交叉后的纤维折向上行,组成内侧丘系,止于背侧丘脑。

3) 脊髓丘脑束:也称脊髓丘系,由脊髓上行到脑干,走在内侧丘系的背外侧,上行至背侧丘脑。

4) 三叉丘脑束:又称三叉丘系,三叉神经脑桥核和脊束核发出的纤维,越至对侧,转而上行组成三叉丘脑束。

(3) 网状结构:位于脑干的中央部,与中枢神经系的各部有广泛联系。网状结构的特点:①多突触联系,进化上比较古老;②联系广泛,接受所有的感觉系统的信息,发出纤维与中枢神经系统的各个部分联系;③功能复杂,对运动的调控及各种内脏活动的调节,并涉及睡眠觉醒的周期。

3. 脑干各部的结构特点

(1) 延髓的结构特点:与脊髓相比,结构上有四个较大的变化:①皮质脊髓束纤维在延髓下端形成锥体交叉;②薄、楔束核发出纤维形成内侧丘系交叉,上行为内侧丘系;③下橄榄核出现,橄榄小脑纤维与脊髓小脑后束等组成小脑下脚;④延髓上部中央管敞开成为第四脑室;在室底灰质和网状结构内,分布着第 Ⅸ～Ⅻ 对脑神经核以及第Ⅷ对脑神经核的一部分和三叉神经脊束。

(2) 脑桥的结构特点:①脑桥基底部由锥体束、皮质脑桥束、脑桥核与脑桥小脑纤维构成;②脑桥被盖部由室底灰质与网状结构组成。被盖部含有第 Ⅴ～Ⅷ 对脑神经的核以及与其连属的纤维束(如斜方体与外侧丘系、内侧纵束、展神经根、面神经根、等),此外还含有脊髓丘系、内侧丘系、顶盖脊髓束、红核脊髓束等上、下行的纤维束;③脑桥上部室底侧方有蓝斑核;其外侧有小脑上脚,它们已沉入被盖并开始交

叉;室顶上髓帆内有滑车神经根交叉穿出。

(3) 中脑的结构特点:①中央灰质的腹侧部有第 Ⅲ、Ⅳ 对脑神经的核;②顶盖部下丘核连外侧丘系,连下丘臂;上丘灰质发纤维交叉下行成顶盖脊髓束;③大脑脚底有锥体束和皮质脑桥束;脚底后方是中脑被盖,内有小脑上脚交叉和红核。在被盖的腹外侧部有内侧丘系、脊髓丘系、外侧丘系等上行束。

4. 脑干的功能 脑干的功能与脊髓相似,也有反射与传导两种功能。脑干内有多个反射的低级中枢,脑桥内有角膜反射中枢,中脑内有瞳孔反射中枢,延髓内有调节呼吸运动和心血管活动的"生命中枢"。

(二) 小脑

1. 小脑的位置和外形 小脑(cerebellum)位于颅后窝内,在大脑半球枕叶的下方,脑桥与延髓的后方。小脑借 3 对脚与脑干相连;即小脑上脚与中脑相连;小脑中脚与脑桥相连;小脑下脚与延髓相连。小脑脚由出入小脑的纤维束组成。

小脑在外形上,可分中间的小脑蚓和两侧的小脑半球(图 8-2-7)。小脑上面平坦,小脑半球下面凸隆,两半球下面靠近小脑蚓的椭圆形隆起,称为小脑扁桃体,它紧靠枕骨大孔,其腹侧邻近延髓,当颅内压增高时,小脑扁桃体可被挤入枕骨大孔内,压迫延髓而危及生命,临床上称为小脑扁桃体疝或枕骨大孔疝。小脑半球和蚓部表面由许多横行的浅沟,分割成许多薄的小脑叶片。

2. 小脑的内部结构 小脑表面的一层灰质,称小脑皮质。皮质深面的白质称为髓质。髓质内埋有 4 对灰质块,称为小脑核,其中最大者为齿状核(图 8-2-8)。

3. 小脑的分叶和分区

(1) 小脑的分叶:小脑表面有两条深沟,原裂是指小脑上面前 1/3 与后 2/3 交界处的深沟;后外侧裂是位于小脑下面,绒球和绒球脚与小脑扁桃体之间的沟。以这二裂为界,小脑可分为 3 叶。①前叶:原裂以前的半球和小脑蚓。②后叶:原裂和后外侧裂之后的大部分小脑。③绒球小结叶:包括小脑半球上的绒球和小脑蚓的小结,向后以后外侧裂为界。

(2) 小脑的功能分区:①古小脑即绒球小结叶,在进化上该部出现最早,主要与前庭神经核和前庭神经相联系,故又称为前庭小脑,其具有调节肌紧张和身体平衡等的作用;②旧小脑由小脑蚓和半球中间部组成,主要接受来自脊髓的信息,又称脊髓小脑,其具有调节运动中的肢体远端肌的张力和运动协调;③新小脑半球外侧部,进化上出现最晚,与大脑皮质的发展有关,又称为大脑小脑,它的作用是调节大脑对肢体精确运动的起始、计划和协调。

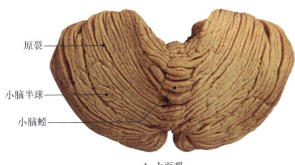

原裂

小脑半球

小脑蚓

A. 上面观

蚓垂

小脑扁桃体

蚓锥体

小脑半球

B. 下面观

小脑蚓

小结

小脑中脚

绒球

小脑扁桃体

C. 前面观

图 8-2-7　小脑的外形

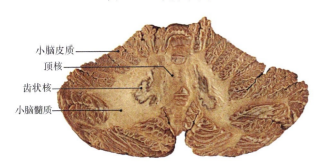

小脑皮质

顶核

齿状核

小脑髓质

图 8-2-8　小脑横断面

（三）间脑

间脑（diencephalon）位于中脑的前上方，大部分被大脑半球所掩盖。间脑中间有一矢状裂隙，称**第三脑室**，它向下通中脑水管，向上经室间孔与侧脑室相通。间脑的主要部分是背侧丘脑和下丘脑等。

1. 背侧丘脑　又称丘脑，是位于间脑的背侧的一对卵圆形的灰质团块。背侧丘脑被"Y"形的白质板分为前核群、内侧核群和外侧核群三部。其中外侧核群的腹侧部分称腹后核。众多的背侧丘脑核团，可归纳为 3 类，分别是非特异性核团，联络性核团和特异性中继核团。全身各部的躯体感觉冲动，都需在此

中继，才能传至大脑皮质。

背侧丘脑后端的外下方有两对隆起，位于内侧的称**内侧膝状体**，与听觉冲动传导有关；位于外侧的称**外侧膝状体**，与视觉冲动传导有关。

背侧丘脑的功能：一方面是皮质下感觉的最后中继站，并可能感知粗略的痛觉。当背侧丘脑受损时，可引起感觉功能障碍和痛觉过敏、自发性疼痛等症状，另一方面，通过腹中间核和腹前核，将大脑皮质与小脑，纹状体，黑质联为一体，实现对躯体运动的调节。

2. 下丘脑　位于背侧丘脑的前下方，构成第三脑室的底和侧壁下份。在脑底面，下丘脑的范围从前至后为**视交叉**、**灰结节**、**乳头体**（图 8-2-9）。灰结节向下方伸出一细蒂，称为漏斗。漏斗下端连垂体。垂体属内分泌腺。

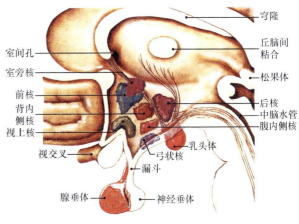

室间孔

室旁核

前核

背内

侧核

视上核

视交叉

腺垂体

穹隆

丘脑间粘合

松果体

后核

中脑水管

腹内侧核

乳头体

弓状核

漏斗

神经垂体

图 8-2-9　下丘脑

下丘脑的纤维联系较复杂，与脑干和脊髓、背侧丘脑、垂体及边缘系统等有纤维联系。下丘脑的功能同样复杂，主要有以下功能：

下丘脑是神经内分泌中心，通过下丘脑与垂体之间的联系，将神经调节与体液调节整合在一起，下丘脑是皮质下调节内脏活动的高级中枢，参与对体温、摄食、生殖、水盐平衡和内分泌活动等的调节，涉及的功能极为广泛。下丘脑除通过神经通路接受有关信息外，还可直接通过血液接受有关信息（如体温，血液成分的变化等）。下丘脑还与边缘系统有密切联系，从而参与情绪行为的调节，如发怒和防御反应等；下丘脑的视交叉上核与人类昼夜节律有关，具有调节机体昼夜节律的功能。

（四）端脑

端脑又称**大脑**（cerebrum），由左、右大脑半球构成。人类大脑半球高度发展掩盖了间脑、中脑以及小脑的上面。左右半球之间的裂隙为**大脑纵裂**，裂底有连接两半球的白质板，称为**胼胝体**。两侧大脑半球后部与小脑之间的横裂，称**大脑横裂**。

1. 大脑半球的外形和主要沟回　大脑半球可分为上外侧面、内侧面和下面。大脑半球表面凸凹不

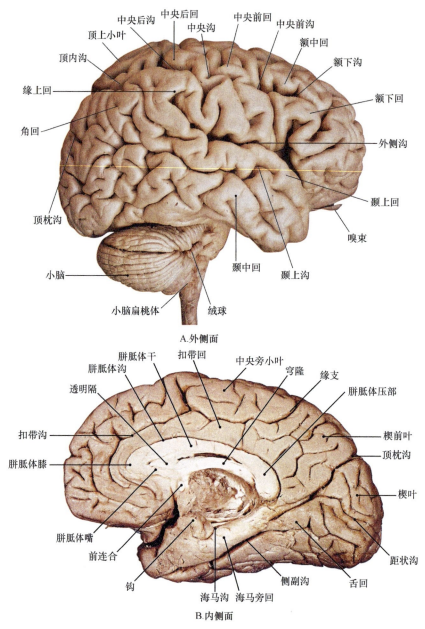

A.外侧面

B.内侧面

图 8-2-10 大脑半球的外形

平,有许多浅、深的沟,沟与沟之间的隆起,称为**大脑回**。大脑半球被三条较重要的沟分为五个分叶。三条沟是中央沟、外侧沟和顶枕沟。五个叶是额叶、顶叶、枕叶、颞叶和岛叶,其中岛叶在外侧沟的深处。

大脑半球内侧面、外侧面的主要沟回见下图(图8-2-10)。

2. 大脑半球的内部结构 大脑半球表面的灰质,称为大脑皮质,皮质的深面为白质,又称大脑髓质。白质内埋有灰质团块,称**基底核**。半球内还有左右对称的腔隙,称**侧脑室**。

(1)大脑皮质的功能定位:根据临床的观察和实验研究证明,人的大脑皮质有许多不同的功能区,又称中枢(图8-2-11)。

1)躯体运动中枢:是随意运动的最高中枢,位于中央前回和中央旁小叶前部,管理对侧躯体的骨骼肌运动。

2)躯体感觉中枢:位于中央后回及中央旁小叶后部,此区接受对侧半身的感觉冲动。

3)视觉中枢:在枕叶内侧面距状沟两侧,一侧视觉中枢接受同侧视网膜颞侧半和对侧视网膜鼻侧半的传入冲动。

4)听觉中枢:位于颞叶的颞横回。每侧听觉中枢都接受来自两耳的听觉冲动。因此,一侧听觉中枢受损,不会引起全聋。

5)语言中枢:是人类大脑皮质所特有的,通常只存于一侧半球,一般认为习惯用右手的人的语言中枢

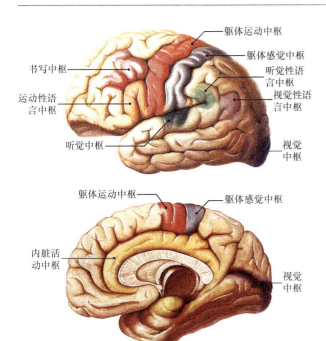

图 8-2-11 大脑皮质功能区

在左侧半球,因此将这种管理语言和劳动技巧的半球,称为优势半球,优势半球内有说话、听话、书写和阅读四种语言中枢。听觉性语言中枢位于缘上回,视觉性语言中枢位于角回,书写中枢位于额中回的后部,运动性语言中枢位于额下回的后部。

(2)基底核:是位于大脑底部白质内的灰质核团,包括尾状核、豆状核和杏仁体等。尾状核与豆状核合称纹状体。豆状核分为内侧的苍白球(旧纹状体)和外侧部的壳,壳和尾状核合称为新纹状体(图8-2-12)。

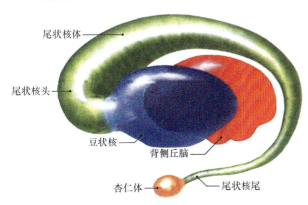

图 8-2-12 基底核和内囊

1)纹状体:包括尾状核和豆状核。两核前端借灰质条索互相连接,外观呈条纹状,故将两者合称为纹状体。尾状核位于背侧丘脑的外侧,成"C"形围绕豆状核和背侧丘脑,延伸至侧脑室前角,中央部和下角的壁旁,分头、体、尾三部。豆状核位于岛叶深部,背侧丘脑的外侧,在水平切面和冠状切面上均呈尖向内侧的楔形,且被两个白质薄板分为三部,外侧部最

大,称壳,内侧的两部分合称为苍白球在种系发生上,尾状核和壳属于较新的结构,故合称新纹状体。苍白球为较旧的结构,称旧纹状体,纹状体是控制运动的高级中枢,在调节身体运动过程中发挥着重要的作用,是椎体外系的主要组成部分。

2)屏状核:为岛叶与豆状核之间的薄层灰质,其范围与壳相当,功能不详。屏状核与壳之间的薄层白质为外囊,与岛叶皮质之间的白质为最外囊。

3)杏仁体:位于侧脑室下角前端的上方,海马旁回钩的深面,与尾状核的末端相连,为边缘系统的组成部分。接受来自嗅脑、间脑和新皮质的纤维,发出纤维至间脑、额叶皮质和脑干。在功能上与行为、内分泌和内脏活动的调节有关。

(3)大脑白质:又称大脑髓质,由大量的神经纤维构成,主要包括连接左右大脑半球皮质的连合纤维,如胼胝体;连接同侧半球皮质的联络纤维;以及连接大脑皮质与皮质下结构的投射纤维。其中内囊属于投射纤维,位于尾状核、豆状核和背侧丘脑之间(图8-2-12)。在大脑半球的水平切面上呈"><"形,分内囊前肢、内囊膝和内囊后肢三部分,有皮质脑干束、皮质脊髓束、丘脑皮质束和视辐射等通过。内囊损伤后,会出现对侧躯体运动、感觉障碍及双眼对侧视野偏盲,临床称三偏综合征。

(4)边缘系统:由边缘叶加上与它联系密切的皮质及皮质下结构(如杏仁体、下丘脑、上丘脑、背侧丘脑前核和中脑背盖)等共同组成。该系统在进化上属脑的古老部分,其神经联系十分复杂,如杏仁体与嗅脑、大脑皮质、隔核、背侧丘脑和下丘脑的丰富的纤维联系,可参与内脏及分泌活动的调节和情绪活动。通过海马旁回→海马结构→乳头体→丘脑前核→扣带回→海马旁回形成的海马环路(Papez环路),参与和情感、学习及记忆有关的高级神经活动。

三、脑和脊髓的被膜、血管及脑脊液循环

脑和脊髓的外面包有三层被膜,由外向内依次为硬膜、蛛网膜和软膜。硬膜厚而坚韧。蛛网膜薄而透明、紧邻硬膜。软膜富有血管和神经,紧贴在脑和脊髓的表面并伸入其沟裂内。蛛网膜与软膜之间有许多小纤维束相连。脑和脊髓的三层被膜在枕骨大孔处互相移行。蛛网膜与软膜之间的腔隙,叫蛛网膜下隙(腔),腔隙内含有脑脊液。

(一)脊髓的被膜(图8-2-13)

1.硬脊膜 呈管状包被脊髓。它与椎管内面的骨膜之间有硬膜外隙,内含静脉丛、淋巴管、疏松结缔组织和脂肪。脊神经根通过此腔。临床上的硬膜外麻醉就是将药物注入此隙,以阻滞脊神经的传导。

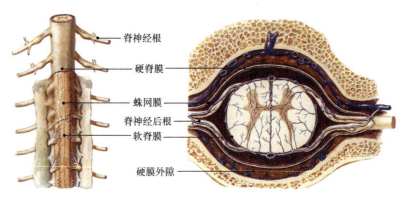

图 8-2-13　脊髓的被膜

2. 脊髓蛛网膜　向上移行于脑蛛网膜。蛛网膜与软膜之间的腔隙为蛛网膜下隙，其下端至第 2 骶椎水平特别宽阔，称为终池，池内有马尾与终丝。临床上常在此处作腰椎穿刺，抽取脑脊液或注入药物。

3. 软脊膜　薄而富有血管，紧贴于脊髓表面，并深入脊髓的沟裂中。此膜在脊髓下端延续为终丝。在脊神经前、后根之间，软脊膜于脊髓两侧向外突出，形成 19～21 对齿状突起，经过蛛网膜下隙，顶着蛛网膜附着于硬脊膜内面，称为齿状韧带。齿状韧带几乎占脊髓全长，对脊髓起着悬系作用。第一齿状韧带在第一颈神经的上方，最末一个恰在第一腰椎神经的下方，故齿状韧带还可作为椎管内手术的标志。

（二）脑的被膜

1. 硬脑膜　由两层膜紧密结合而成，其外层相当于颅骨内骨膜。硬脑膜与颅盖骨连接疏松，此处骨折出血时易形成硬膜外血肿。硬脑膜与颅底则紧密结合，颅底骨折硬脑膜与蛛网膜易同时损伤。内层有的地方离开外层折叠成板状突起，伸入脑的裂隙中，伸入大脑两半球之间的突起呈矢状位，形如镰刀状，称为大脑镰。伸入大、小脑之间的突起呈水平位，称为小脑幕。硬脑膜内、外两层分离处，形成硬脑膜窦（图 8-2-14），主要的硬脑膜窦有上矢状窦、横窦、乙状窦、窦汇和海绵窦，其中海绵窦接受眼静脉，向后注入横窦或乙状窦。由于面部静脉与眼静脉交通，眼静脉向后又通海绵窦，所以面部感染时，有可能波及海绵窦，引起海绵窦的炎症和血栓的形成。

2. 脑蛛网膜　脑蛛网膜下隙内有许多小纤维束，呈网状连接着蛛网膜与软脑膜。在有的地方蛛网膜下隙扩大，称为蛛网膜下池。其中最宽阔者为小脑延髓池位于小脑与延髓之间。临床上可在此处抽取脑脊液。脑蛛网膜在上矢状窦两旁，形成许多颗粒状小突起，突入上矢状窦内，称为蛛网膜粒（图 8-2-15），蛛网膜下隙内的脑脊液经过蛛网膜粒渗入上矢状窦内。

3. 软脑膜　在脑室的一定部位，软脑膜上的血

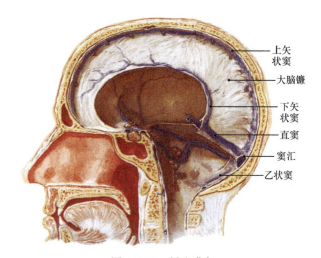

图 8-2-14　硬脑膜窦

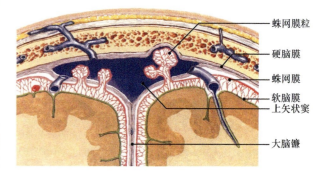

图 8-2-15　蛛网膜粒

管形成的毛细血管丛，与室管膜上皮（脑室壁上的上皮）共同突向脑室，形成脉络丛，脑脊液由此产生。

（三）脑的血管

脑是人体内代谢最旺盛的器官，血液供应十分丰富，人的脑重仅占体重的 2%。但脑的耗氧量却占全身总耗氧量的 20%，脑血流量约占心脏每搏输出量的 1/6，因此脑细胞对缺血、缺氧非常敏感，脑血流量减少或中断可导致脑神经细胞的缺氧性坏死，造成严重的神经精神障碍。脑血流阻断 5 秒钟即可引起意识丧失，阻断 5 分钟可导致脑细胞的不可逆损害。脑血管病为现今人类死亡率最高的疾病之一。以下我们

着重介绍脑的动脉。

脑的动脉来源于颈内动脉和椎动脉。以顶枕裂为界,大脑半球的前 2/3 和间脑前部由颈内动脉分支供血,大脑半球后 1/3 及间脑后部、脑干、小脑由椎动脉供血,故可将大脑的动脉归纳为颈内动脉系和椎-基底动脉系。此两系动脉在大脑的分支可分为皮质支和中央支,皮质支营养大脑皮质及其深面的髓质,中央支供应基底核、内囊及间脑。

1. 颈内动脉 起自颈总动脉,自颈部向上至颅底,经颞骨岩部的颈动脉管进入颅内,紧贴海绵窦的内侧壁向前上走行,至后床突处转向前,然后至前床突的内侧又向上后弯转并穿出海绵窦而分支,故颈内动脉按其行程可分为 4 段:颈部、岩部、海绵窦部和前床突上部,其中海绵窦部和前床突上部合称虹吸部,常呈"U"形或"V"形,弯曲,是脑动脉硬化的好发部位,颈内动脉的主要分支有大脑前动脉、大脑中动脉、脉络丛前动脉、眼动脉及后交通动脉。其中当动脉硬化和高血压时大脑中动脉的分支容易破裂,因此又有"出血动脉"之称。而大脑中动脉粗大,供血约占大脑半球的 80%,其皮质支供应许多重要中枢,如躯体运动中枢、躯体感觉中枢和语言中枢,而中央支又供应内囊等处,一旦栓塞或破裂,都可造成严重的功能障碍。

2. 椎动脉 起自锁骨下动脉,穿第 6 至第 1 颈椎横突孔,经枕骨大孔进入颅腔。沿延髓腹侧上行,在脑桥与延髓交界处合成一条基底动脉,基底动脉沿脑桥基底沟上行,至脑桥上缘分为左右大脑后动脉两大终支。

3. 大脑动脉环(Willis 环) 由前交通动脉、两侧大脑前动脉起始段、两侧颈内动脉末端、两侧后交通动脉和两侧大脑后动脉起始段共同组成,位于脑底下方,蝶鞍上方,环绕视交叉、灰结节及乳头体周围,此环使两侧颈内动脉与椎-基底动脉系相交通。在正常情况下大脑动脉环内的血液不相混合,而是作为一种代偿的潜在装置。当构成此环的某一动脉血流减少或被阻断时,可在一定程度上通过大脑动脉环使血液重新分配和代偿,以维持脑的营养供应和机能活动。

据统计国人约有 48% 的动脉环发育不全或异常,异常的动脉环易出现动脉瘤,前交通动脉和大脑前动脉的连接处是动脉瘤的好发部位。

(四)脑脊液及其循环途径

脑脊液是无色透明的液体,充满于脑和脊髓周围的蛛网膜下隙中,有保护脑和脊髓免受外力振荡的作用,并维持颅内压。此外,脑脊液还可供给脑和脊髓的营养物质和运走其代谢产物。

脑脊液的循环途径:左右侧脑室脉络丛产生的脑脊液→室间孔→第三脑室(与第三脑室脉络丛产生的

脑脊液一起)→中脑水管→第四脑室(与第四脑室脉络丛产生的脑脊液一起)→第四脑室正中孔和两外侧孔→蛛网膜下隙→蛛网膜粒→硬脑膜窦(图 8-2-16)。

正常情况下脑脊液的产生和吸收是平衡的。成人的脑脊液的总量约 125ml,如果脑脊液循环受阻。可引起脑积水、颅内压升高。

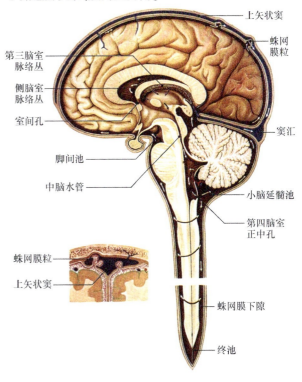

图 8-2-16 脑脊液循环途径

第三节 周围神经系统

学习目标

1. 掌握脊神经的数目、组成及纤维成分;臂丛、腰丛、骶丛的组成和位置;膈神经、尺神经、正中神经、桡神经、腋神经、股神经、坐骨神经的位置及分布。

2. 熟悉胸神经前支分布的节段性;颈丛的组成和位置。

3. 了解颈丛皮支、脊神经后支、髂腹下神经、髂腹股沟神经、臀上神经、臀下神经和闭孔神经的分布。

4. 掌握脑神经的数目、名称及总的纤维成分;三叉神经、面神经、迷走神经和舌下神经的主要分布及其一般功能。

5. 了解嗅神经、滑车神经、展神经、前庭蜗神经和舌咽神经的主要分布及一般功能。

6. 掌握自主神经的区分、分布及功能;交感和副交感神经低级中枢的位置。

7. 熟悉内脏运动神经与躯体运动神经的区别;交感与副交感神经的区别;交感干的组成和位置。

8. 了解内脏感觉和躯体感觉的区别和牵涉痛的概念。

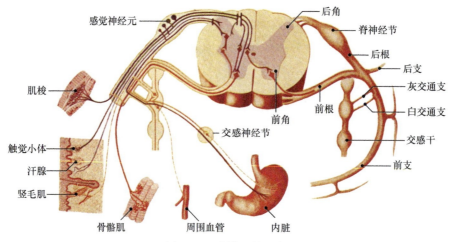

图 8-3-1　脊神经的组成

周围神经系统由分布于躯体各处的神经、神经节、神经丛和神经终末装置等构成。周围神经系统向中枢神经系统传递来自躯体和内脏的各种感觉信号，同时将来自中枢的运动信号传送至躯体的各种效应器，从而引发躯体和内脏的运动。可以根据周围神经与中枢的联系部位将其划分为脑神经和脊神经两大部分。脑神经(cranial nerves)是指与脑连接的周围神经，主要分布于头面部；脊神经(spinal nerves)则是与脊髓相连接的神经，主要分布于躯干和四肢。另外，周围神经中的不同纤维成分分布于身体的不同结构部分，如大部分神经纤维分布于躯干和四肢的骨骼肌及皮肤，还有部分纤维分布于内脏、心血管和腺体。因此又可以根据分布部位的不同将周围神经分为躯体神经(somatic nerves)和内脏神经(visceral nerves)两大部分。尽管两种不同的分类方法将周围神经分成了四个部分，但是四个部分并不是完全独立的，而是相互重叠的。为了叙述和学习上的方便，将周围神经分为 3 个部分，即脊神经、脑神经和内脏神经。

一、脊　神　经

脊神经(spinal nerve)共 31 对，即颈神经 8 对；胸神经 12 对；腰神经 5 对；骶神经 5 对；尾神经 1 对。每对脊神经都是由前根和后根在椎间孔处合并而成。脊神经的前根是运动性的，脊神经的后根是感觉性的，所以脊神经是混合性的。

脊神经出椎间孔后分前、后两支，其中前支粗大，除胸神经前支保持明显的节段性，其余的前支分别交织成颈丛、臂丛、腰丛和骶丛(图 8-3-1)。

(一) 颈丛

颈丛由第 1～4 颈神经的前支组成，位于胸锁乳突肌上部的深面，发出皮支和肌支。

1. 皮支　均在胸锁乳突肌后缘中点附近穿出，

行向各方，其穿出部位是颈部皮肤浸润麻醉的一个阻滞点(图 8-3-2)。

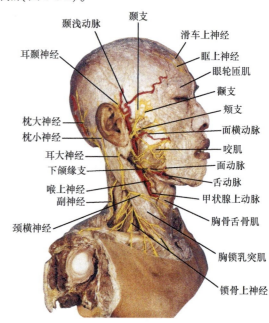

图 8-3-2　颈丛的皮支

2. 肌支　主要是膈神经。膈神经是颈丛中最重要的分支，为混合性神经，膈神经的运动纤维支配膈肌；感觉纤维主要分布到胸膜和心包。右侧膈神经的感觉纤维还分布到肝和胆囊表面的腹膜等处。

一侧膈神经损伤表现为同侧半膈肌瘫痪，腹式呼吸减弱或消失，严重时可有窒息感。但因副膈神经的存在(中国人出现率为 48%)，它在不同高度加入膈神经，当膈神经高位损伤，膈肌可不全瘫痪。膈神经受刺激时可产生呃逆。

(二) 臂丛

臂丛由第 5～8 颈神经前支和第 1 胸神经前支大部分组成(图 8-3-3)。经颈根部、锁骨下动脉的上方、

锁骨之后进入腋窝。围绕腋动脉形成内侧束、外侧束和后束。其主要分支有:

1. 尺神经 发自内侧束,沿肱二头肌内侧沟随肱动脉下降,经肱骨内上髁后方的尺神经沟进入前臂,在前臂与尺动脉伴行至手掌(图8-3-4)。其肌支支配前臂的尺侧腕屈肌和指深屈肌的尺侧半,手肌内侧大部。皮支分布于手掌尺侧1/3区及尺侧一个半指的皮肤;手背面,分布到手背尺侧1/2区及尺侧二个半指的皮肤。

损伤后主要表现为屈腕能力减弱(屈腕、屈指肌瘫痪),拇指不能内收(拇收肌瘫痪),各指不能互相并拢,第4、5指的掌指关节过伸而指间关节屈曲(骨间肌、第3、4蚓状肌瘫痪)形似鹰爪,故称"爪形手"(图8-3-5)。小鱼际肌萎缩平坦。尺神经与正中神经合并损伤时,由于小鱼际肌和鱼际肌、骨间肌、蚓状肌均萎缩,手掌更显平坦,类似"猿手"(图8-3-6)。

2. 正中神经 发自内侧束和外侧束,在臂部沿肱二头肌内侧沟伴肱动脉下行至肘窝,在前臂中线于浅、深屈肌之间下降至手掌。其肌支支配尺神经支配以外的前臂肌前群和手肌。皮支分布于手掌桡侧2/3区和桡侧三个半指掌侧面的皮肤;手背面,及这三个半指背面末两节的皮肤。

损伤后主要表现有:运动障碍表现为前臂不能旋前(旋前肌瘫痪),屈腕能力减弱,拇、示指不能屈曲(屈腕屈指肌瘫痪),拇指不能对掌,鱼际肌萎缩(鱼际肌瘫痪);感觉障碍以桡侧三指远节最明显(图8-3-7)。

3. 肌皮神经 发自外侧束,支配肱二头肌,其末端分布于前臂外侧皮肤。

4. 桡神经 臂丛最大的分支,起自后束,在肱三头肌深面紧贴肱骨体中部后面沿桡神经沟向下外行,在肱骨外上髁前方分为浅支和深支。在臂部发出肌支支配肱三头肌;桡神经深支主要为肌支支配前臂所

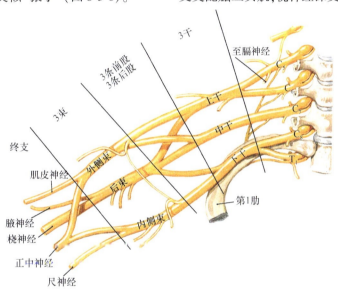

图 8-3-3 臂丛的组成

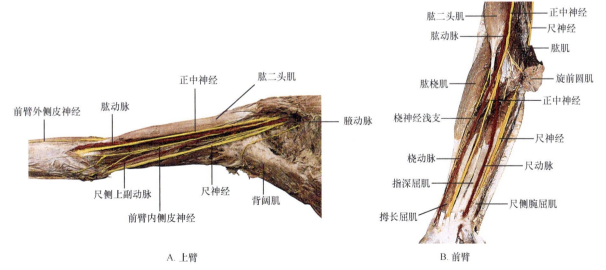

A. 上臂

B. 前臂

图 8-3-4 上肢的神经

有的伸肌。桡神经浅支位皮支分布于手背桡侧半和桡侧两个半指近节背面的皮肤(图 8-3-7)。

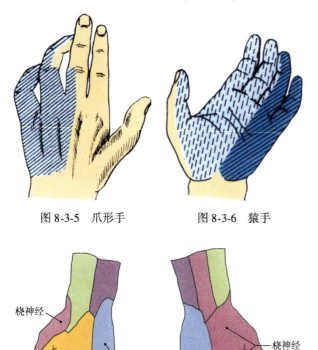

图 8-3-5　爪形手　　　图 8-3-6　猿手

图 8-3-7　手皮肤神经分布

桡神经本干损伤时,主要表现为不能伸腕、伸指,呈"垂腕"姿态。感觉障碍以手背第 1、2 掌骨之间的皮肤最明显(图 8-3-8)。

5. 腋神经　起自后束,主要分支到三角肌。

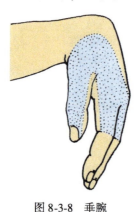

图 8-3-8　垂腕

（三）胸神经前支

胸神经共 12 对。除第 1 对的大部分和第 12 对的小部分分别参加臂丛和腰丛外,其余皆不成丛。第 1 至第 11 对胸神经前支,各自位于相应的肋间隙内,

称肋间神经。第 12 对胸神经前支位于第 12 肋的下方,故称肋下神经(图 8-3-9)。

胸神经前支在胸、腹壁皮肤有明显的节段性。如乳头平面由第 4 胸神经的前支分布,剑突平面、肋弓平面和脐平面分别由第 6、第 8 和第 10 胸神经前支分布。因此,临床可根据感觉障碍的平面,推断脊髓损伤的节段。

（四）腰丛

腰丛由第 12 胸神经前支的一部分,第 1～3 腰神经前支和第 4 腰神经前支一部分组成,位于腰大肌的深面(图 8-3-10)。其主要分支有:

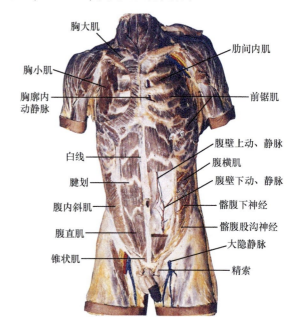

图 8-3-9　胸腹部皮神经

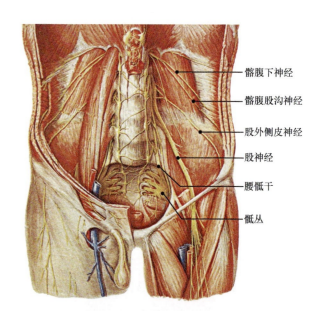

图 8-3-10　腰丛和骶丛的组成

1. 股神经　为腰丛中最大的分支,开始在腰大

肌与髂肌之间下行，经腹股沟韧带深面入股三角，位于股动脉的外侧。分支支配大腿前面的肌和皮肤。股神经中有一最长的皮支，称隐神经，与大隐静脉伴行，向下分布于小腿内侧面及足内侧缘的皮肤。

损伤后的主要表现为不能伸小腿，膝跳反射消失，大腿前面和小腿内侧面等处皮肤感觉障碍。

2. 闭孔神经 从腰大肌内侧缘走出，沿小骨盆腔侧壁向前下行，穿闭孔到大腿内侧。分布于大腿内侧群肌和大腿内侧面皮肤。

（五）骶丛

骶丛由第4腰神经前支一部分，第5腰神经前支和全部骶、尾神经前支组成。位于骨盆腔内，在梨状肌前面，其主要分支有坐骨神经。

坐骨神经（sciatic nerve）是全身最粗大的神经，经梨状肌下孔出骨盆，在臀大肌深面，经过大转子与坐骨结节之间到大腿后面，在腘窝上角分为胫神经和腓总神经。坐骨神经干的体表投影为自坐骨结节与大转子之间的中点稍内侧到股骨内、外侧髁之间的中点，其上2/3为坐骨神经干，其分支支配大腿肌后群。

胫神经损伤为运动障碍为足内翻力弱，不能跖屈，不能以足尖站立。由于小腿前外侧群肌过度牵拉，致使足呈背屈、外翻位，出现"钩状足"畸形。感觉障碍区以足底面皮肤明显；腓总神经在绕经腓骨颈处位置表浅，最易受损伤，受损伤后，足不能背屈，趾不能伸，足下垂且内翻，成"马蹄内翻足"畸形。行走呈"跨阈步态"。感觉障碍主要在小腿外侧面和足背较为明显。

二、脑　神　经

脑神经（cranial nerve）共12对，其排列顺序是以它们出入脑的部位前后次序而定：即 I 嗅神经，II 视神经，III 动眼神经，IV 滑车神经，V 三叉神经，VI 展神经，VII 面神经，VIII 前庭蜗神经，IX 舌咽神经，X 迷走神经，XI 副神经，XII 舌下神经。脑神经主要分布于头面部，部分还分布到胸、腹腔的脏器、颈、背部（表8-3-1）。

12对脑神经中有10对脑神经和脑干相连。其中最后4对脑神经和延髓相连；中间4对脑神经和脑桥相连，第3、4对脑神经和中脑相连（图8-3-11）。

（一）嗅神经

嗅神经为内脏感觉神经。由鼻腔黏膜嗅部内嗅细胞的中枢突集聚而成，终于嗅球（图8-3-12）。其功能为传导嗅觉冲动。

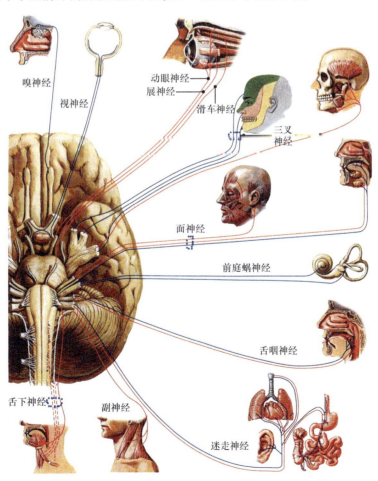

图8-3-11　脑神经示意图

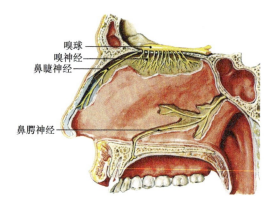

图 8-3-12 嗅神经

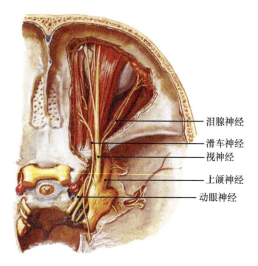

图 8-3-13 眶内神经(上面观)

颅前窝骨折伤及筛板时,可损伤嗅丝和脑膜,造成嗅觉障碍,脑脊液可经脑膜破损处的裂隙流入鼻腔,形成脑脊液鼻漏。

(二) 视神经

视神经为躯体感觉神经。由视网膜的节细胞的轴突组成,与对侧视神经交叉形成视交叉,交叉以后的纤维形成视束,再经视束连于间脑(图 8-3-13)。其功能为传导视觉冲动。

由于视神经是在胚胎发育过程中间脑前部向前突出形成视器的一部分,故视神经外面包有与 3 层脑膜分别相延续的 3 层被膜(即视神经鞘),脑蛛网膜下隙通至视神经周围,直至视神经盘处。因此,颅内压升高时,可导致视神经盘水肿。

(三) 动眼神经

动眼神经含躯体运动和内脏运动(副交感)两种纤维。躯体运动纤维发自中脑的动眼神经核;副交感纤维发自动眼神经副核。躯体运动纤维支配提上睑肌、上直肌、下直肌、内直肌和下斜肌。副交感神经纤维支配瞳孔括约肌和睫状肌(图 8-3-14)。

一侧动眼神经损伤,出现上述所支配的肌瘫痪:眼睑下垂、眼外斜视、瞳孔开大、瞳孔对光反射消失。

(四) 滑车神经

滑车神经为躯体运动神经。起自中脑内的滑车神经核,经眶上裂入眶内。支配上斜肌。

滑车神经损伤主要表现为上斜肌丧失功能,患者不能使眼球转向外下方,俯视时出现轻度内斜视和复视。

(五) 三叉神经

三叉神经为混合神经,含有躯体感觉纤维和躯体运动纤维。三叉神经连于脑桥,在离脑桥不远处,连有三叉神经节,周围突出三叉神经节分为眼神经、上颌神经和下颌神经 3 支(图 8-3-15)。躯体运动纤维支配咀嚼肌。

当一侧三叉神经周围性完全损伤时,出现的感觉障碍为同侧面部皮肤及口腔、鼻腔黏膜感觉丧失,角

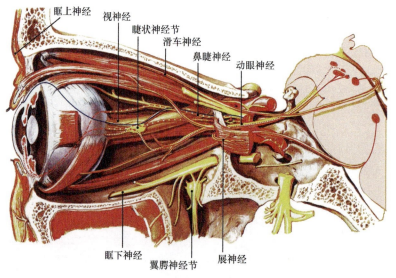

图 8-3-14 眶内神经(侧面观)

膜反射消失;运动障碍为患侧咀嚼肌瘫痪,张口时下颌偏向患侧,闭口时患侧咬合无力。临床常见的三叉神经痛可波及整个三叉神经或某一分支的分布范围,可发生在三叉神经任何一支,疼痛部位和范围与受累的三叉神经或某支分布区域一致。

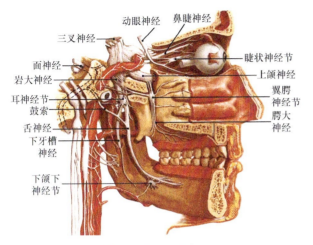

图 8-3-15 三叉神经

（六）展神经

展神经为躯体运动神经。自脑桥展神经核发出,经眶上裂入眶。支配外直肌(图 8-3-18)。

展神经损伤后可致外直肌瘫痪,患侧眼球不能转向外侧,产生内斜视。

（七）面神经

面神经属混合性神经。含躯体运动、内脏运动(副交感神经)及内脏感觉纤维。躯体运动纤维分支支配面部表情肌,副交感纤维分布于泪腺、下颌下腺和舌下腺,内脏感觉纤维分布于舌前 2/3 的味蕾,管理味觉(图 8-3-16)。

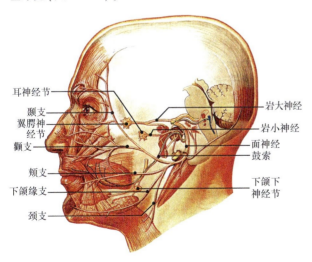

图 8-3-16 面神经

一侧面神经损伤后,该侧面肌瘫痪:患侧额纹消失,不能闭眼,鼻唇沟变浅;发笑时,健侧口角向上斜,

说话时唾液可从患侧口角流出;患侧角膜反射消失(图 8-3-17)。

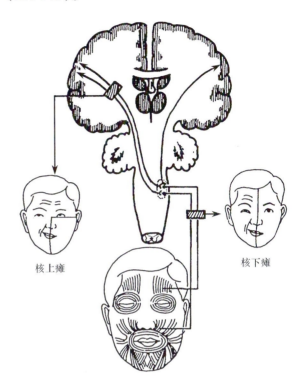

核上瘫　　　　核下瘫

图 8-3-17 面神经瘫

（八）前庭蜗(位听)神经

前庭蜗(位听)神经为躯体感觉神经,分为前庭神经和蜗神经(图 8-3-18)。前庭神经分布于内耳的球囊斑、椭圆囊斑和壶腹嵴;蜗神经分布于内耳的螺旋器。

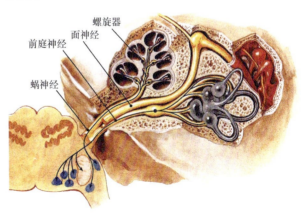

图 8-3-18 前庭蜗神经

（九）舌咽神经

舌咽神经为混合性神经,含有内脏感觉、躯体运动、内脏运动和躯体感觉纤维。内脏感觉纤维胞体分布于咽和舌后 1/3 的黏膜,管理味觉和一般感觉;躯体运动纤维分布于咽肌;内脏运动纤维支配腮腺分泌;内脏感觉纤维布于舌后 1/3 的黏膜和味蕾(图 8-3-19)。

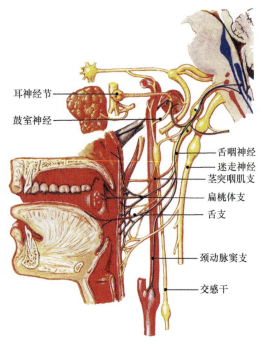

图 8-3-19 舌咽神经

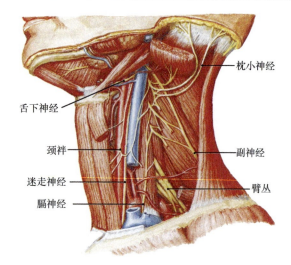

图 8-3-20 舌下、迷走和副神经

（十）迷走神经

迷走神经为混合性神经，由内脏运动（副交感）、躯体运动、内脏感觉和躯体感觉四种纤维组成。内脏运动和内脏感觉纤维分布于胸、腹腔的器官，管理其运动和感觉；躯体运动纤维支配软腭和咽喉肌；躯体感觉纤维布于硬脑膜、耳郭和外耳道（图 8-3-20）。

迷走神经的各种成分自延髓外侧出脑，经颈脉孔出颅，在颈部走在颈内、颈总动脉与颈内静脉之间的后方，经胸廓上口入胸腔，经肺根后面沿食管下降。两侧干分支组成食管丛，在食管下端，左侧迷走神经延续为前干，右侧延续为迷走神经后干，两干随食管经膈的食管裂孔入腹腔。

迷走神经主干损伤所致内脏活动障碍的主要表现为脉速、心悸、恶心、呕吐、呼吸深慢和窒息等。由于咽喉感觉障碍和肌肉瘫痪，可出现声音嘶哑、语言和吞咽困难，腭垂偏向患侧等症状。

（十一）副神经

副神经为躯体运动神经，起自副神经核，分布于胸锁乳突肌和斜方肌。

此神经受损时，患侧肩下垂，面不能转向对侧。

（十二）舌下神经

舌下神经为躯体运动神经，起自延髓的舌下神经核，支配舌肌。

一侧舌下神经损伤，患侧舌肌瘫痪萎缩，伸舌时，舌尖偏向患侧（图 8-3-21）。

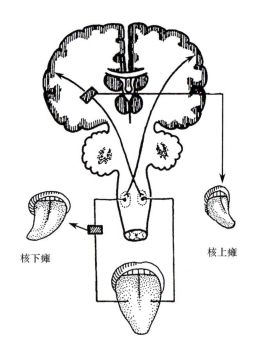

图 8-3-21 舌下神经瘫

三、自主神经

自主神经主要分布到内脏、心血管和腺体，又称内脏神经或植物神经。分为内脏运动神经和内脏感觉神经。

（一）内脏运动神经

1. 内脏运动神经和躯体运动神经的区别

（1）躯体运动神经支配骨骼肌、管理随意运动；内脏运动神经支配平滑肌、心肌和腺体、管理不随意运动。

（2）躯体运动神经自脑干和脊髓的中枢发出后达骨骼肌，不换神经元，而内脏运动神经自脑干和脊髓的中枢发出后，要在周围的内脏神经节交换神经

表 8-3-1　脑神经简表

顺序及名称	成分	起核	终核	分布	损伤症状
Ⅰ 嗅神经	特殊内脏感觉		嗅球	鼻腔嗅黏膜	嗅觉障碍
Ⅱ 视神经	特殊躯体感觉		外侧膝状体	眼球视网膜	视觉障碍
Ⅲ 动眼神经	躯体运动	动眼神经核		上、下、内直肌、下斜肌、上睑提肌	眼外斜视、上睑下垂
	一般内脏运动（副交感）	动眼神经副核		瞳孔括约肌、睫状肌	对光及调节反射消失
Ⅳ 滑车神经	躯体运动	滑车神经核		上斜肌	眼不能外下斜视
Ⅴ 三叉神经	一般躯体感觉		三叉神经脊束核,三叉神经脑桥核,三叉神经中脑核	头面部皮肤、口腔、鼻腔黏膜、牙及牙龈、眼球、硬脑膜	感觉障碍
	特殊内脏运动	三叉神经运动束核		咀嚼肌、鼓膜张肌、腭帆张肌	咀嚼肌瘫痪
Ⅵ 展神经	躯体运动	展神经核		外直肌	眼内斜视
Ⅶ 面神经	一般躯体感觉		三叉神经脊束核	耳部皮肤	感觉障碍
	特殊内脏运动	面神经核		面部表情肌、颈阔肌、茎突舌骨肌、二腹肌后腹	额纹消失、眼不能闭合、口角歪向健侧、鼻唇内变浅
	一般内脏运动	上泌涎核		泪腺、下颌下腺、舌下腺及鼻腔和腭的腺体	分泌障碍
	特殊内脏感觉		孤束核	舌前 2/3 味蕾	味觉障碍
Ⅷ 前庭蜗神经	特殊躯体感觉		前庭神经核群	平衡器的半规管壶腹嵴球囊斑和椭圆囊斑	眩晕、眼球震颤等
	特殊躯体感觉		蜗神经核	耳蜗螺旋器	听力障碍
Ⅸ 舌咽神经	特殊内脏运动	疑核		茎突咽肌	
	一般内脏运动（副交感）	下泌涎核		腮腺	分泌障碍
	一般内脏感觉		孤束核	咽、鼓室、咽鼓管、软腭、舌后 1/3 黏膜、颈动脉窦、颈动脉小球	
	特殊内脏感觉一般躯体感觉		孤束核上部,三叉神经脊束核	舌后 1/3 味蕾,耳后皮肤	舌后 1/3 味觉丧失
Ⅹ 迷走神经	一般内脏运动（副交感）	迷走神经背核		胸腹腔内脏平滑肌、心肌、腺体	心动过速、内脏活动障碍
	特殊内脏运动	疑核		咽喉肌	发音困难、声音嘶哑、发呛、吞咽障碍
	一般内脏感觉		孤束核	胸腹腔脏器、咽喉黏膜	
	一般躯体感觉		三叉神经脊束核	硬脑膜、耳郭及外耳道皮肤	
Ⅺ 副神经	特殊内脏运动	疑核（延髓部）、副神经核（脊髓部）		咽喉肌、胸锁乳突肌、斜方肌	一侧胸锁乳突肌瘫痪,头无力转向对侧;斜方肌瘫痪,肩下垂,提肩无力
Ⅻ 舌下神经	躯体运动	舌下神经核		舌内肌和部分舌外肌	舌肌瘫痪、萎缩、伸舌时舌尖偏向患侧

元,再由节内神经元发出纤维到达效应器,因此内脏运动神经从脑干和脊髓的中枢到支配的器官有两个神经元。第一个神经元为**节前神经元**,其细胞体在中枢内,它发出的轴突称为**节前纤维**;第二个神经元为**节后神经元**,其细胞体在内脏神经节,它发出的轴突称为**节后纤维**。

（3）在功能上,躯体运动神经受意志支配,而内脏运动神经在一定程度上不受意志的直接控制。

2. 内脏运动神经的分类及区别

（1）内脏运动神经的分类

1）交感神经:其低级中枢位于脊髓 $T_1 \sim L_3$ 节段的侧角内。节前纤维即侧角细胞发出的轴突。与交感神经相连的神经节为**交感神经节**,节内的神经元即节后神经元,轴突即节后纤维。交感神经节可分为椎旁节和椎前节,椎前节位于脊柱的前方,椎旁节位于脊柱两旁,借节间支连成**交感干**(图8-3-22)。

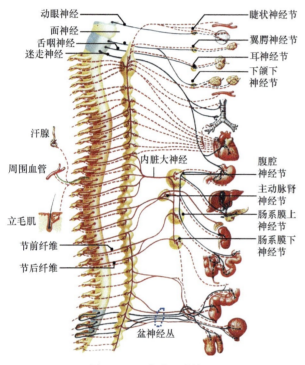

图8-3-22　内脏运动神经

2）副交感神经:其低级中枢在脑干副交感神经核和脊髓骶部第2~4节段的骶副交感核。副交感神经节位于器官的附近或器官壁内,因而有器官旁节和器官内节之称。

（2）交感神经与副交感神经的主要区别

内脏运动神经包括交感神经和副交感神经,多数器官常同时接受这两种纤维的双重支配。但在来源、形态结构、分布范围和功能上,交感与副交感神经又不完全相同,现概述如下。

1）低级中枢不同:交感神经低级中枢由脊髓胸、腰部灰质的中间带外侧核组成;副交感神经的低级中枢则由脑干和脊髓骶部的副交感核组成。

2）周围部神经节的位置不同:交感神经节包括椎旁节和椎前节,位于脊柱两旁和脊柱前方;副交感神经节为器官旁节和器官内节,位于所支配的器官附近或器官壁内。因此副交感神经节前纤维比交感神经长,而其节后纤维则较短。

3）节前神经元与节后神经元的比例不同:一个交感节前神经元的轴突可与许多节后神经元组成突触,而一个副交感节前神经元的轴突则与较少的节后神经元组成突触。所以交感神经的作用范围较广泛,而副交感神经则较局限。

4）分布范围不同:交感神经除分布至头颈部、胸、腹腔脏器外,尚遍及全身血管、腺体、竖毛肌等,故其分布范围较广。而副交感神经,一般认为大部分血管、汗腺、竖毛肌、肾上腺髓质不受其支配,故其分布不如交感神经广泛。

5）对同一器官所起的作用不同:交感与副交感神经对同一器官的作用即是互相拮抗又是互相统一的。

交感和副交感神经的活动,是在脑的较高级中枢,特别是在大脑边缘叶和下丘脑的调控下进行的。例如,当机体运动加强时,交感神经兴奋,而副交感神经受到抑制,此时心跳加快、血压升高、支气管扩张、瞳孔开大、消化活动受抑制,这些现象表明,机体的代谢加强,能量消耗加快,以适应环境的剧烈变化。反之,机体处于安静或睡眠状态时,副交感神经兴奋,而交感神经却受到抑制,出现心跳减慢、血压下降、支气管收缩、瞳孔缩小、消化活动增强等现象,以利于体力的恢复和能量的储存。

（二）内脏感觉神经

内脏器官除有交感和副交感神经支配外,还有感觉神经分布。内脏感觉神经和躯体感觉神经虽在形态结构上大致相同,但内脏感觉与躯体感觉相比有如下特点。

（1）对于一般强度的刺激不引起主观感觉,例如正常的胃蠕动和心脏跳动不能感觉到。但在内脏进行比较强烈的活动时,即可产生内脏感觉,如胃的饥饿收缩可以引起饥饿感觉。

（2）对触觉、切割、烧灼等刺激的感受很迟钝,但对牵拉、膨胀等刺激很敏感,能引起痛觉。

（3）内脏痛是弥散的,定位不准确。

（三）牵涉痛

当某些内脏器官发生病变时,常在体表的一定区域有痛觉或感觉过敏,这种现象称**牵涉痛**。例如,心绞痛时可感到左胸前壁及左肩、左上臂内侧疼痛,肝胆疾病可引起右肩疼痛等。

（四）某些重要器官的神经支配

在系统学习神经系统的基础上,对人体一些重要器官的神经支配进行总结概括,这不仅有利于对其生理功能的领会,对临床诊断和治疗也有一定的实际意义。下面以眼和心脏的神经支配为例加以记述,其他各脏器的神经支配可参见表8-3-1。

1. 眼球

（1）感觉神经:眼球的感觉冲动沿睫状神经经眼

神经、三叉神经,进入脑干。

(2)交感神经:交感神经节前纤维起自脊髓胸1~2节段侧角,经胸交感干上升至颈上节,交换神经元后,节后纤维经颈内动脉丛、海绵丛,再穿经睫状神经节分布到瞳孔开大肌和血管,另有部分交感纤维是经睫状长神经到达瞳孔开大肌的。

(3)副交感神经:副交感神经节前纤维起自中脑动眼神经副核(E-W核),随动眼神经到达眶腔,在睫状神经节交换神经元后,节后纤维经睫状短神经分布于瞳孔括约肌和睫状体肌。

刺激支配眼球的交感神经纤维,引起瞳孔开大,虹膜血管收缩。切断这些纤维出现瞳孔缩小。损伤脊髓颈段和延髓及脑桥的外侧部,亦可产生同样结果,据认为,这是因为交感神经的中枢下行束经过上述部位。临床上所见病例除有瞳孔缩小外,还可出现眼睑下垂及同侧汗腺分泌障碍等症状(称 Horner 综合征),这是因为交感神经除支配瞳孔外,也支配眼睑平滑肌(Müller 肌)及头部汗腺的分泌。

刺激眼副交感神经纤维,瞳孔缩小,睫状肌收缩。切断这些纤维,瞳孔散大及调节视力功能障碍。临床上损伤动眼神经,除有副交感神经损伤症状外,还出现大部分眼球外肌瘫痪症状。

2. 心脏

(1)感觉神经:传导心脏痛觉纤维,沿交感神经走行(颈心上神经除外),至脊髓胸1~4或胸1~5节段。与心脏反射有关的感觉纤维,沿迷走神经走行,进入脑干。

(2)交感神经:节前纤维起自脊髓胸1~4或胸1~5节段的侧角,至颈上、中、下节和上胸节交换神经元,自节发出颈上、中、下心支及胸心支,至主动脉弓后方和下方,与来自迷走神经的副交感纤维一起构成心丛,心丛再分支分布于心脏。

(3)副交感神经:心脏的副交感节前纤维由迷走神经背核和疑核发出,沿迷走神经心支走行,在心神经节交换神经元后,分布于心脏。

刺激支配心脏的交感神经纤维,引起心动过速,冠状血管舒张。刺激迷走神经(副交感纤维),引起心动过缓,冠状血管收缩。

第四节　神经传导通路

传导通路是指高级中枢与感受器或效应器之间传导神经冲动的通路。它是由若干神经元借突触连接而成的神经元链。

由感受器经传入神经,各级中枢而至大脑皮质的神经通路称为感觉传导路或上行传导路;由大脑皮质经皮质下各级中枢、传出神经而至效应器的神经通路称为运动传导路或下行传导路。

一、感觉传导通路

躯体感觉可分为一般和特殊两类,一般躯体感觉包括深感觉(本体感觉)和浅感觉。特殊躯体感觉包括视觉、听觉和平衡觉。

(一)躯干和四肢的本体觉传导通路

本体觉又称深感觉,即肌、腱、关节等的位置觉、运动觉和震动觉。本体觉传导通路还传导皮肤的精细触觉(包括辨别皮肤两点距离和辨别物体的纹理觉)。它由三级神经元组成(图 8-4-1)。

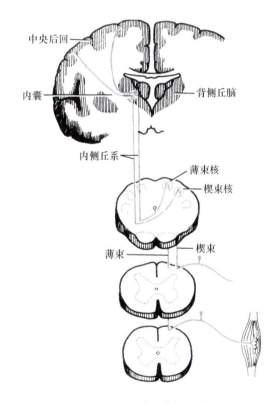

图 8-4-1　深感觉传导通路

第 1 级神经元　胞体位于脊神经节内,其周围突分布于躯干、四肢的肌、腱、关节等处的本体觉感受器和皮肤的精细触觉感受器。中枢突经后根,进入脊髓同侧的后索上行,其中来自第 4 胸节段以下的纤维在后索中形成薄束,传导躯干下部及下肢的本体觉和精细触觉;来自第 4 胸节段以上的纤维,在薄束的外侧形成楔束,传导躯干上部及上肢的本体觉和精细触觉。薄束和楔束上升到延髓,分别止于薄束核和楔束核。

第2级神经元 胞体位于薄束核和楔束核,它们发出的纤维呈弓形前行至中央管的腹侧,在中线与对侧纤维交叉,称为内侧丘系交叉,交叉后的纤维在中线两侧上行,称为内侧丘系,经过脑桥和中脑止于背侧丘脑。

第3级神经元 胞体在背侧丘脑,它们发出轴突组成丘脑皮质束,经内囊后肢投射到中央后回的上2/3和中央旁小叶的后部。

此通路若在内侧丘系交叉的下方或上方的不同部位出现损伤时,则患者在闭眼时不能确定损伤同侧(交叉下方损伤)和损伤对侧(交叉上方损伤)关节的位置和运动方向以及两点间距离。

（二）躯干和四肢的浅感觉传导路

浅感觉包括皮肤、黏膜的痛觉、温度觉、粗触觉,该传导通路由三级神经元组成(图8-4-2)。

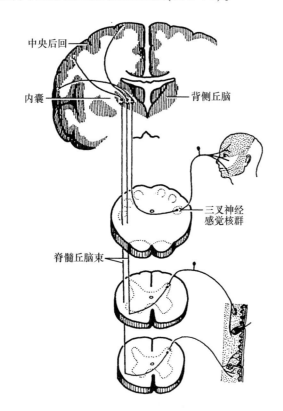

图8-4-2 浅感觉传导通路

第1级神经元 胞体位于脊神经节内,其周围突分布于躯干和四肢皮肤内的感受器;中枢突经后根进入脊髓上升1~2个节段,主要止于后角。

第2级神经元 主要是后角神经元,它们发出轴突,交叉到对侧的外侧索和前索上行,组成脊髓丘脑侧束和脊髓丘脑前束,向上止于背侧丘脑。脊髓丘脑侧束传导痛、温觉,脊髓丘脑前束传导粗触觉。

第3级神经元 胞体在背侧丘脑,它们发出的轴突形成丘脑皮质束,经内囊后肢投射到中央后回上

2/3和中央旁小叶的后部。

在脊髓内,脊髓丘脑束纤维的排列有一定的顺序:自外向内、由浅入深,依次排列着来自骶、腰、胸、颈部的纤维。因此,当脊髓内肿瘤压迫一侧脊髓丘脑束时,痛温觉障碍首先出现在身体对侧上半部(压迫来自颈、胸部的纤维)逐渐波及下半部(压迫来自腰骶部的纤维)。若受到脊髓外肿瘤压迫,则发生感觉障碍的顺序相反。

（三）头面部浅感觉传导路

第1级神经元 胞体在三叉神经节内,其周围突分布于头面部皮肤和口、鼻腔黏膜的感受器;中枢突组成三叉神经根入脑桥。

第2级神经元 胞体在三叉神经脊束核和脑桥核内,它们发出轴突交叉至对侧,组成三叉丘脑束(三叉丘系),伴随内侧丘系上升,止于背侧丘脑。

第3级神经元 胞体在背侧丘脑。它们发出轴突参与丘脑皮质束,经内囊后肢,投射到中央后回下部。

在此通路中,若三叉丘系以上受损,则导致对侧头面部痛温觉和触压觉障碍;若三叉丘系以下受损,则同侧头面部痛温觉和触压觉发生障碍。

（四）视觉传导通路和瞳孔对光反射

1. 视觉传导通路 视网膜的视锥细胞和视杆细胞为感光细胞→双极细胞→神经节细胞→节细胞的轴突在神经盘处集合形成视神经→经视神经管入颅腔→视交叉→视束(在视交叉处视神经纤维作不全交叉,来自两眼视网膜鼻侧半的纤维交叉,来自颞侧半的纤维不交叉。视束纤维绕过大脑脚,多数纤维止于外侧膝状体)→外侧膝状体细胞→视辐射(经内囊后脚)→枕叶距状沟上、下的皮质(视觉中枢)(图8-4-3)。

当视觉传导通路的不同部位受损时,可引起不同的视野缺损;①一侧视神经损伤可致该侧眼视野全盲;②视交叉中交叉纤维损伤可致双眼视野颞侧半偏盲;③一侧视交叉外侧部的不交叉纤维损伤,则患侧视野的鼻侧半偏盲;④一侧视束及以后的部位(视辐射、视区皮质)受损,可致双眼病灶对侧视野同向性偏盲(如右侧受损则右眼视野鼻侧半和左眼视野颞侧半偏盲)。

2. 瞳孔对光反射通路 光照一侧瞳孔,引起两眼瞳孔缩小的反应称为瞳孔对光反射。光照一侧的反应称直接对光反射,未照射侧的反应称间接对光反射。瞳孔对光反射的通路如下:视网膜→视神经→视交叉→两侧视束→上丘臂→顶盖前区→两侧动眼神经副核→动眼神经→睫状神经节→节后纤维→瞳孔括约肌收缩→两侧瞳孔缩小。

瞳孔对光反射在临床上有重要意义,反射消失,

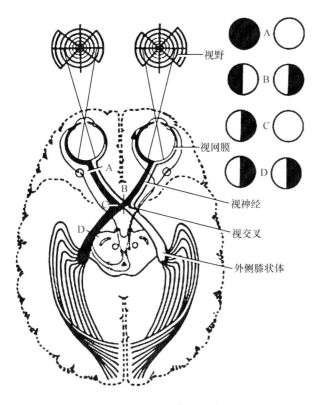

图 8-4-3 视觉传导通路

可能预示病危。但视神经或动眼神经受损,也能引起瞳孔对光反射的变化。例如,一侧视神经受损时,信息传入中断,光照患侧瞳孔,两侧瞳孔均不反应;但光照健侧瞳孔,则两眼对光反射均存在(此即患侧直接对光反射消失,间接对光反射存在)。又如,一侧动眼神经受损时,由于信息传出中断,无论光照哪一侧瞳孔,患侧对光反射都消失(患侧直接及间接对光反射消失),但健侧直接和间接对光反射存在。

二、运动传导通路

运动传导通路是指从大脑皮质至躯体运动效应器的神经联系,由上运动神经元和下运动神经元两级神经元组成。上运动神经元为自大脑皮质至脑神经运动核和脊髓前角的传出神经元。下运动神经元为脑神经运动核和脊髓前角的神经细胞,它们的胞体和轴突构成传导运动冲动的最后公路。躯体运动传导通路主要为锥体系和锥体外系。内脏运动的传导通路见内脏神经系统。

(一)锥体系

锥体系的上运动神经元由位于中央前回和中央旁小叶前部的巨型锥体细胞(Betz 细胞)和其他类型的锥体细胞以及位于额、顶叶部分区域的锥体细胞组成。上述神经元的轴突共同组成锥体束,其中,下行至脊髓的纤维束称皮质脊髓束(图 8-4-4);止于脑干脑神经运动核的纤维束称皮质核束。

1. 皮质脊髓束 由中央前回上、中部和中央旁小叶前半部等处皮质的锥体细胞轴突集中而成,下行经内囊后肢的前部、大脑脚底中 3/5 的外侧部和脑桥基底部至延髓锥体。在锥体下端,约 75%~90% 的纤维交叉至对侧,形成锥体交叉。交叉后的纤维继续于对侧脊髓侧索内下行,称皮质脊髓侧束,此束沿途发出侧支,逐节终止于前角细胞(可达骶节),支配四肢肌。在延髓锥体,皮质脊髓束小部分未交叉的纤维在同侧脊髓前索内下行,称皮质脊髓前束,该束仅达上胸节,并经白质前连合逐节交叉至对侧终止于前角细胞,支配躯干和四肢骨骼肌的运动。皮质脊髓前束中有一部分纤维始终不交叉而止于同侧脊髓前角细胞,主要支配躯干肌。所以,躯干肌是受两侧大脑皮质支配的,一侧皮质脊髓束在锥体交叉前受损,主要引起对侧肢体瘫痪,躯干肌运动不受明显影响;在锥体交叉后受损,主要引起同侧肢体瘫痪。

2. 皮质核束 主要由中央前回下部的锥体细胞的轴突集合而成,下行经内囊膝部至大脑脚底中 3/5 的内侧部,由此向下陆续分出纤维,大部分终止于双侧脑神经运动核(动眼神经核、滑车神经核、展神经核、三叉神经运动核、面神经运动核支配面上部肌的细胞群、疑核和副神经脊髓核),支配眼外肌、咀嚼肌、面上部表情肌、胸锁乳突肌、斜方肌和咽喉肌。小部分纤维完全交叉到对侧,终止于面神经运动核支配面下部肌的细胞群和舌下神经核,支配对侧面下部表情肌和舌肌。因此,除支配面下部肌的面神经核和舌下神经核为单侧(对侧)支配外,其他脑神经运动核均接受双侧皮质核束的纤维。一侧上运动神经元受损,可产生对侧眼裂以下的面肌和对侧舌肌瘫痪,表现为病灶对侧鼻唇沟消失,口角低垂并向病灶侧偏斜,流涎,不能作鼓腮、露齿等动作,伸舌时舌尖偏向病灶对侧,为核上瘫。一侧面神经下运动神经元受损,可致病灶侧所有面肌瘫痪,表现为额横纹消失,眼不能闭,口角下垂,鼻唇沟消失等;一侧舌下神经下运动神经元受损,可致病灶侧全部舌肌瘫痪,表现为伸舌时舌尖偏向病灶侧,为核下瘫。

锥体系的任何部位损伤都可引起其支配区的随意运动障碍,即瘫痪,其可分为两类。

(1)上运动神经元损伤(核上瘫):指脊髓前角细胞和脑神经运动核以上的锥体系损伤,即锥体细胞或其轴突即锥体束的损伤。表现为随意运动障碍。①肌张力增高,故称痉挛性瘫痪(硬瘫),这是由于上运动神经元对下运动神经元的抑制作用丧失的缘故(脑神经核上瘫时肌张力增高不明显),但早期肌萎缩不明显(因未失去其直接神经支配);②深反射亢进(因失去高级控制),浅反射(如腹壁反射、提睾反射等)减弱或消失(因锥体束的完整性被破坏);③出现病理反射等(如 Babinski 征,为锥体束损伤确凿证据之一),因锥体束的功能受到破坏所致。

(2)下运动神经元损伤(核下瘫):指脑神经运动核和脊髓前角细胞以下的锥体系损伤,即脑神经运动核和脊髓前角细胞以及它们的轴突(脑神经和脊神经)的损伤。表现为因失去神经直接支配所致的随意运动障碍,肌张力降低,又称弛缓性瘫痪(软瘫)。由于神经营养障碍,还导致肌萎缩。因所有反射弧均中断,故浅反射和深反射都消失,也不出现病理反射。

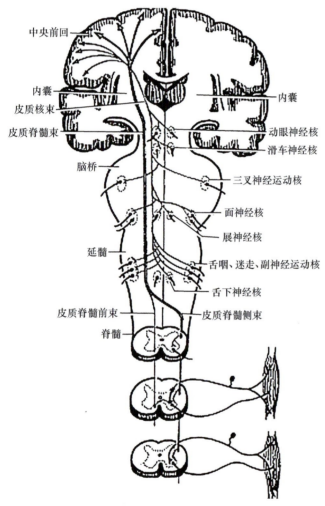

图 8-4-4 运动传导通路

(二)锥体外系

锥体外系是指锥体系以外的影响和控制躯体运动的一切传导路径,其结构十分复杂,包括大脑皮质(主要是躯体运动区和躯体感觉区)、纹状体、背侧丘脑、底丘脑、中脑顶盖、红核、黑质、脑桥核、前庭核、小脑和脑干网状结构等以及它们的纤维联系。锥体外系的纤维最后经红核脊髓、网状脊髓束等中继,下行终止于脑神经运动核和脊髓前角细胞。在种系发生上,锥体外系是较古老的结构,从鱼类开始出现,在鸟类成为控制全身运动的主要系统。但哺乳类,尤其

是人类,由于大脑皮质和锥体系的高度发达,锥体外系主要是协调锥体系的活动,二者协同完成运动功能。人类锥体外系的主要功能是调节肌张力、协调肌肉活动、维持体态姿势和习惯性动作(如走路时双臂自然协调地摆动)等。

纹状体-黑质-纹状体环路是主要的椎体外系之一,它自尾状核和壳发出纤维,止于黑质,再由黑质发出纤维返回尾状核和壳。黑质神经细胞能产生和释放多巴胺,当黑质变性后,可使纹状体内的多巴胺含量降低,与 Parkinson 病(震颤麻痹)的发生有关。

目标检测

一、名词解释

1. 神经核　2. 神经节　3. 反射　　4. 内囊　5. 纹状体
6. 神经核　7. 基底核　8. 纤维束　9. 大脑动脉环
10. 灰质　11. 交感干　12. 臂丛　13. 腰骶干

二、填空题

1. 神经系统按所在的部位,可分为_____和_____。

2. 脊髓上端在_____处与延髓相续;下端自_____处向下续终丝。

3. 与中脑相连的脑神经有_____和_____。

4. 第四脑室的沟通关系是,向上经_____与第三脑室相通;向下直接与_____相通;并借_____和_____与蛛网膜下隙相通。

5. 大脑皮质的躯体感觉区包括_____和_____。

6. 大脑皮质的视区位于_____。

7. 视觉语言中枢位于_____;运动语言中枢位于_____;书写中枢位于_____。

8. 内囊通常分为三部分:内囊的前肢位于_____和_____之间,内囊的后肢位于_____和_____之间,内囊膝位于_____的汇合处。

9. 供应脑的动脉来源于_____和_____。

10. 基底核包括_____、_____、和_____等,其中_____和_____合称纹状体。

11. 脊神经共_____对。出椎间孔后立即分为前、后支,除_____的前支外,其余各神经的前支,分别交织成丛。

12. 臂丛是由_____的前支和_____前支的大部分组成。向外侧进入腋窝后,沿_____排列。

13. 肌皮神经的肌支支配_____,皮支分布于_____和_____。

14. 腰丛的主要分支有_____、_____、_____、_____及_____等。

15. 骶丛的主要分支有_____、_____和_____等。

16. 坐骨神经是_____的分支。在_____的下缘出盆腔。在臀大肌的深面下行,经过_____与_____连线的中点。

17. 脑神经共_____对。按各对脑神经所含有的纤维成分可分为_____、_____和_____。
18. 交感神经的低级中枢位于_____。副交感神经的低级中枢位于_____。
19. 膈神经起自_____丛，其运动纤维支配_____肌。
20. 面部的浅感觉由_____传导，支配咀嚼肌的神经是_____，支配表情肌的神经是_____。
21. 运动眼球的神经有_____、_____和_____。
22. 分布于舌的神经有_____、_____、_____和_____，其中_____神经支配舌肌。

三、单项选择题

1. 脊髓(　　)
   A. 成人从枕骨大孔延伸到第 2 腰椎下缘
   B. 在胸段大部分有侧角
   C. 有 31 个节段
   D. 背侧有一条深的后正中裂
   E. 在新生儿下端平齐第 1 腰椎下缘

2. 成人脊髓下端平齐(　　)
   A. 第 1 骶椎水平　　　　B. 第 2 腰椎下缘水平
   C. 第 3 腰椎与第 4 腰椎之间　D. 第 1 腰椎下缘水平
   E. 第 1 骶椎下缘水平

3. 脊髓的副交感神经低级中枢位于(　　)
   A. 全部骶节中　　　　B. 骶 1 ~ 3 节中
   C. 胸部与上腰部脊髓侧角　D. 腰 2 ~ 4 节中
   E. 骶 2 ~ 4 节中

4. 脊髓丘脑侧束(　　)
   A. 起始细胞在脊神经节内
   B. 主要有不交叉的纤维组成
   C. 终止于丘脑腹后外侧核
   D. 位于脊髓小脑前束的外侧
   E. 发纤维至小脑

5. 自中脑脚间窝穿出的脑神经是(　　)
   A. 滑车神经　　　　B. 动眼神经
   C. 三叉神经　　　　D. 面神经
   E. 展神经

6. 视交叉属于(　　)
   A. 丘脑　　　　B. 中脑
   C. 下丘脑　　　　D. 端脑
   E. 脑桥

7. 视觉语言中枢位于(　　)
   A. 缘上回　　　　B. 角回
   C. 颞横回　　　　D. 距状沟的两侧
   E. 额下回的后部

8. 穿过内囊膝的投射纤维主要是(　　)
   A. 丘脑至大脑皮质的感觉纤维
   B. 皮质核束
   C. 皮质脊髓束
   D. 皮质脊髓前束
   E. 视辐射

9. 与听觉有关的是(　　)
   A. 外侧膝状体　　　　B. 内侧膝状体
   C. 松果体　　　　D. 乳头体
   E. 垂体

10. 以分泌加压素为主的神经核是(　　)
    A. 视上核　　　　B. 室旁核
    C. 腹后核　　　　D. 红核
    E. 乳头体

11. 第三脑室位于(　　)
    A. 两侧丘脑之间　　　　B. 两侧下丘脑之间
    C. 两侧丘脑和下丘脑之间　D. 两侧间脑和大脑之间
    E. 延髓、脑桥和小脑之间

12. 不属于下丘脑的结构是(　　)
    A. 视交叉　　　　B. 灰结节
    C. 漏斗　　　　D. 乳头体
    E. 外侧膝状体

13. 视觉中枢位于(　　)
    A. 中央后回　　　　B. 中央前回
    C. 颞横回　　　　D. 距状沟周围的皮质
    E. 扣带回

14. 听觉中枢位于(　　)
    A. 缘上回　　　　B. 角回
    C. 颞横回　　　　D. 颞上回
    E. 颞中回

15. 脑脊液产生的结构是(　　)
    A. 颈内静脉　　　　B. 颈内动脉
    C. 脉络丛　　　　D. 上矢状窦
    E. 窦汇

16. 躯干和四肢的深感觉及精细触觉传导路的第三级神经元位于(　　)
    A. 脊神经节　　　　D. 楔束核
    C. 薄束核　　　　D. 脊髓后角
    E. 丘脑腹后外侧核

17. 旧纹状体包括的结构是(　　)
    A. 杏仁体　　　　B. 内侧膝状体
    C. 豆状核的壳　　　　D. 苍白球
    E. 尾状核

18. 运动性语言中枢位于(　　)
    A. 左侧大脑半球的角回
    B. 左侧大脑半球的额下回的后部
    C. 左侧大脑半球额中回后部
    D. 左侧大脑半球额上回后部
    E. 以上都不正确

19. 臂丛的组成是(　　)
    A. 第 1 ~ 4 颈神经的前支
    B. 第 5 ~ 8 颈神经的前支
    C. 第 5 ~ 8 颈神经的前支和第 1 胸神经前支的全部
    D. 第 5 ~ 8 颈神经的前支和第 1 胸神经前支的部分
    E. 以上都不正确

20. 肱骨中段骨折最易遭受损伤的神经是(　　)
    A. 尺神经　　　　B. 桡神经

C. 正中神经   D. 肌皮神经

E. 腋神经

21. 滑车神经支配( )

A. 上直肌   B. 下直肌

C. 提上睑肌   D. 上斜肌

E. 下斜肌

22. 左侧内囊膝部损伤导致( )

A. 左侧半身瘫痪   B. 对侧半身瘫痪

C. 左侧感觉障碍   D. 两眼视野同侧偏盲

E. 对侧头面部睑裂以下骨骼肌瘫痪

23. 支配咀嚼肌的神经是( )

A. 上颌神经   B. 下颌神经

C. 舌下神经   D. 舌咽神经

E. 面神经

24. 支配三角肌的神经是( )

A. 肌皮神经   B. 桡神经

C. 尺神经   D. 腋神经

E. 肩胛下神经

25. 动眼神经受损可引起( )

A. 角膜反射消失   B. 瞳孔散大

C. 眼球不能转向外侧   D. 眼睑不能闭合

E. 以上都对

26. 支配股四头肌的神经是( )

A. 股神经   B. 生殖股神经

C. 闭孔神经   D. 髂腹股沟神经

E. 坐骨神经

27. 足下垂内翻的病人,可能损伤的神经是( )

A. 坐骨神经   B. 胫神经

C. 股神经   D. 腓总神经

E. 闭孔神经

28. "猿手"是哪一神经损伤后的体征( )

A. 尺神经   B. 桡神经

C. 正中神经   D. 腋神经

E. 肌皮神经

29. 腕关节不能伸,呈垂腕状态,可能损伤的神经是( )

A. 尺神经   B. 腋神经

C. 桡神经   D. 正中神经

E. 肌皮神经

30. 下列哪些表现是动眼神经损伤所致( )

A. 眼球内斜   B. 不能闭眼

C. 眼睑下垂   D. 瞳孔缩小

E. 以上都正确

31. 与脐平齐的胸神经是( )

A. T_4 B. T_6

C. T_8 D. T_{10}

E. T_{12}

32. 支配舌肌运动的神经( )

A. 舌神经   B. 面神经

C. 舌下神经   D. 舌咽神经

E. 上颌神经

四、简答题

1. 简述 12 对脑神经的名称和性质。

2. 有一病人,右侧肢体瘫痪,右侧感觉障碍,双眼视野右侧半同向性偏盲,其病灶在何处?为什么?

3. 脊髓半离断损伤平面以下有何机能障碍?为什么?

4. 大脑半球分哪几个叶?

5. 内囊位于何处?由什么结构构成?内囊分为几部分?各部分有何纤维束通过?

6. 简述脑脊液产生的部位及循环途径。

7. 分析视觉传导路中一侧视神经损伤、视交叉中央部损伤、一侧视交叉外侧部损伤、一侧视束或视觉中枢损伤后出现的视野缺损。

8. 根据尺神经、桡神经和腋神经的行程及分布,分析以上各神经最易受损的部位及损伤后运动障碍的主要临床表现。

9. 简述坐骨神经的体表投影,坐骨神经的主要分支及其行程和损伤后的临床表现。

10. 分布于舌的神经有哪些?各有何功能?

11. 简述交感神经与副交感神经的区别。

第九章 感 觉 器

感觉器（sensory organs）是机体感受刺激的装置，由感受器及其附属结构组成。根据感受器的特化程度可分为两类：①一般感受器，分布于全身各部，如触、压、痛、温度、肌、腱、关节、内脏和心血管的感受器。②特殊感受器，只分布在头部，包括嗅、味、视、听和平衡的感受器。

第一节 视 器

学习目标

1. 掌握眼球壁的结构，折光系统的组成。
2. 熟悉泪道的组成，了解眼副器的组成。

视器（visual organ）由眼球和眼副器两部分组成。眼球具有屈光成像和将光的刺激转换为神经冲动的作用。眼副器位于眼球周围或附近，包括眼睑、结膜、泪器、眼球外肌、眶筋膜和眶脂体等。

一、眼 球

眼球（eyeball）位于眶内，包括眼球壁和眼球内容物两部分（图9-1-1）。

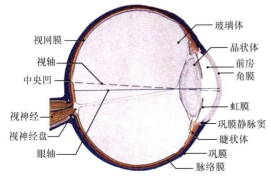

图9-1-1 眼球的构造

（一）眼球壁

眼球壁由外向内可分为三层结构：

1. 外膜 又称纤维膜，由纤维结缔组织组成，可分为角膜和巩膜两部分。前1/6为角膜（cornea），致密透明，曲度较大，有屈光作用，其内无血管但有丰富的感觉神经末梢，感觉敏锐；后5/6为巩膜（sclera），不透明，乳白色，在巩膜与角膜交界处，深部有一环行

的巩膜静脉窦。

2. 中膜 又称血管膜，在外膜的内面，含丰富的血管、神经和色素，呈棕黑色，从前往后依次为虹膜（iris）、睫状体（ciliary）和脉络膜（choroid）。

虹膜位于角膜后方，冠状位呈圆盘形，中央有圆形的瞳孔（pupil）。虹膜把角膜和玻璃体之间的腔隙分成眼前房和眼后房，二者借瞳孔相通。前房内，虹膜和角膜交界处构成虹膜角膜角（又称前房角）。虹膜内有两种不同方向排列的平滑肌：环绕瞳孔周围的瞳孔括约肌（sphincter pupillae）和放射状排列的瞳孔开大肌（dilater pupillae），它们分别缩小和开大瞳孔。在弱光下或看远方时，瞳孔开大；在强光下或看近物时，瞳孔缩小。

睫状体前接虹膜，后续脉络膜，其前部表面呈放射状的突起为睫状突。由睫状突发出睫状小带与晶状体相连。睫状体内有平滑肌称睫状肌，该肌的收缩与舒张可使睫状小带松弛与紧张，从而调节晶状体的曲度。

脉络膜位于中膜后2/3，后方有视神经穿过。外与巩膜疏松结合，内面紧贴视网膜的色素层。其功能是输送营养物质并吸收眼内分散的光线。

3. 内膜 又称视网膜，在中膜的内面，于视神经的起始处有白色圆形隆起，称视神经盘（optic disc）。此处无感光细胞，故称盲点。在视神经盘的颞侧稍下方有一黄色区域称黄斑（macula lutea），其中央有一凹陷称中央凹（fovea centralis），是感光最敏锐的部位。这些结构在活体用眼底镜检查时可见。

视网膜的结构分两层，外层为色素上皮层；内层为神经部，由三层细胞组成，由外向内依次为感光细胞、双极细胞和节细胞。感光细胞又分为视锥细胞和视杆细胞。视锥细胞有感受强光和辨色能力，视杆细胞仅有感受弱光的能力。感光细胞与双极细胞发生突触联系，双极细胞再与节细胞联系，节细胞的轴突构成视神经穿出眼球（图9-1-2）。

（二）眼球的内容物

眼球的内容物包括房水、晶状体和玻璃体（图9-1-3）。这些结构和角膜一样透明而无血管分布，具有屈光作用，称为眼的屈光系统。

1. 房水（aqueous humor） 为无色透明的液体，

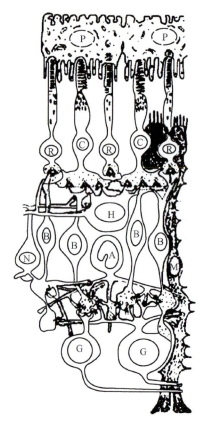

图 9-1-2　视网膜的结构

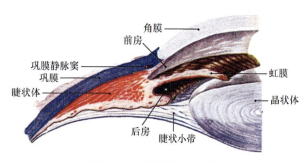

图 9-1-3　晶状体和睫状体

充满眼房。由睫状体产生后自眼后房经瞳孔入眼前房,然后由虹膜角膜角入巩膜静脉窦,最后汇入眼静脉。房水除有屈光作用外还有营养角膜和晶状体以及维持眼内压的作用。当房水回流受阻时,可致眼内压增高,引起眼痛、头痛、视力受损,临床称之为青光眼。

2. **晶状体**(lens)　紧靠虹膜后方,以睫状小带与睫状体相连,呈双凸透镜状,无色透明,有弹性,不含血管和神经。若因疾病或创伤而变浑浊,称为白内障。

3. **玻璃体**(vitreous body)　是无色透明的胶状物质,充满于晶状体和视网膜之间,除有屈光作用之外,尚有支撑视网膜的作用。若玻璃体发生浑浊,可影响视力。若支撑作用减弱,可导致视网膜剥离。

二、眼 副 器

眼副器包括眼睑、结膜、泪器、眼球外肌以及眶内的筋膜和脂肪等,对眼球起保护、运动和支持作用。

(一) 眼睑

眼睑(eyelids)是位于眼球前方保护眼球的屏障,分上睑和下睑。上、下睑之间的裂隙为睑裂。睑裂的内、外端分别称内眦和外眦。上、下睑的内侧端各有一个小突起,突起的顶部有一小孔,叫泪点,是泪小管的起始处。

上、下睑部都有前、后两面。前面为皮肤,后面为结膜。二者之间有皮下组织、肌层和睑板。前后两面移行部叫睑缘(图 9-1-4)。睑缘有睫毛,其根部有睫毛腺,此腺的急性炎症称睑腺炎,又称麦粒肿。眼睑皮下组织疏松,易产生水肿。

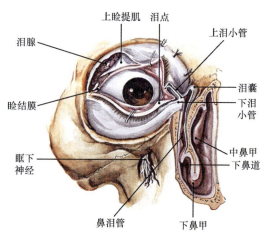

图 9-1-4　眼睑和泪器

(二) 结膜

结膜(conjunctiva)是一层薄而透明的黏膜,覆盖在眼睑的后面和眼球的前面,富有血管。紧贴与眼睑后面者为睑结膜,覆盖于眼球前面者为球结膜,睑结膜与球结膜互相移行处形成结膜上穹和结膜下穹(图 9-1-5)。

(三) 泪器

泪器由泪腺和泪道组成。**泪腺**(lacrimal gland)位于眶上壁外侧部,有 10 ~ 20 条排泄小管开口于结膜上穹的外侧部。泪腺可分泌泪液。泪道包括泪小管、泪囊和鼻泪管。其中鼻泪管为膜性管道,其末端开口于下鼻道的外侧壁。

(四) 眼球外肌

眼球外肌共七条,包括六条运动眼球的肌和一条提上睑的肌,均为骨骼肌(图 9-1-6)。上睑提肌的功能为提上睑,由动眼神经支配。运动眼球的肌包括上、下、内、外四条直肌和上、下两条斜肌。上直肌使瞳孔转向上内方,下直肌使瞳孔转向下内方,内直肌

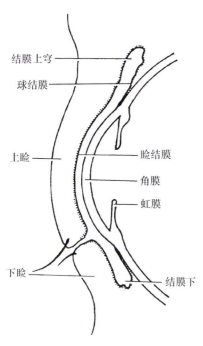

图 9-1-5　结膜

使瞳孔转向内侧,外直肌使瞳孔转向外侧,上斜肌使瞳孔转向下外方,下斜肌使瞳孔转向上外方。眼球的正常运动即由这六条肌协同完成。

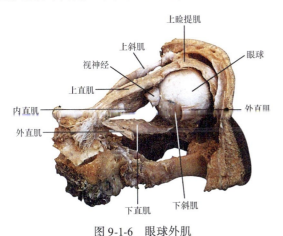

图 9-1-6　眼球外肌

第二节　前 庭 蜗 器

📖 **学习目标**

1. 熟悉内、外耳的形态结构特点,了解中耳的组成。
2. 掌握位觉感受器和听觉感受器的名称。

前庭蜗器(vestibulocochlear organ)又称耳,包括外耳、中耳和内耳三部分(图 9-2-1)。外耳和中耳是传导声波的装置,内耳是接受声波和位觉刺激的感受器。

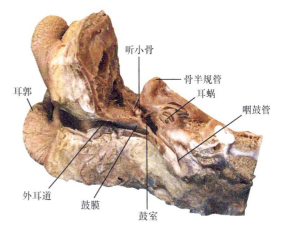

图 9-2-1　前庭蜗器

一、外　　耳

外耳(external ear)包括耳郭、外耳道和鼓膜。

(一) 耳郭

耳郭(auricle)位于头部两侧,凸面向后,凹面朝向前外。耳郭的上方大部以弹性软骨为支架,外覆皮肤,皮下组织少,血管丰富;下方无软骨,仅含结缔组织和脂肪,为耳垂,是临床常用的采血部位(图 9-2-2)。

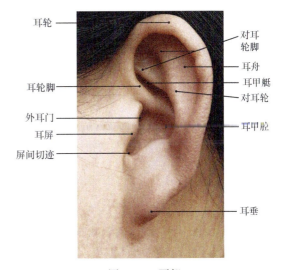

图 9-2-2　耳郭

(二) 外耳道

外耳道(external acoustic meatus)是自外耳门至鼓膜的管道。其外 1/3 为软骨部,内 2/3 为骨部。外耳道略呈"S"形,从外向内,先斜向后上,再斜向前下。作外耳道检查或外耳道清洁、外耳道冲洗以及滴耳时,向后上方牵拉耳郭,即可拉直外耳道,利于观察和操作。婴儿外耳道骨部和软骨部发育未完全,外耳道短而狭窄,其鼓膜的位置近水平,故检查鼓膜时,须将耳郭向后下方牵拉。

外耳道的皮肤与软骨部附着紧密,故炎性肿胀时疼痛剧烈。外耳道的皮肤含有耵聍腺,能分泌耵聍,如凝结成块阻塞外耳道,则称耵聍栓塞,可妨碍听力。

（三）鼓膜

鼓膜(tympanic membrane)位于鼓室和外耳道之间,为椭圆形半透明薄膜,与外耳道底约成45°角。其中心向内凹陷为鼓膜脐,是锤骨柄末端附着处。鼓膜上1/4的三角形区为松弛部,下3/4为紧张部,其前下方有一三角形反光区称光锥(图9-2-3)。

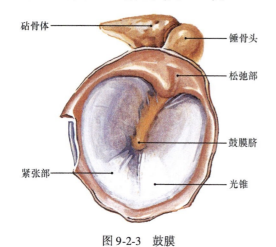

图9-2-3　鼓膜

二、中　耳

中耳(middle ear)位于外耳和内耳之间。包括鼓室、咽鼓管、乳突窦和乳突小房。中耳是传导声波的主要部分,极为重要。

（一）鼓室

鼓室(tympanic cavity)是颞骨岩部内含气的不规则小腔,内有三块听小骨,由外向内依次为锤骨、砧骨和镫骨(图9-2-4)。三骨相互连接,连于鼓膜和前庭窗之间。

（二）咽鼓管

咽鼓管(auditory tube)连通咽腔和鼓室,使鼓室和外界的大气压相等,以便鼓膜振动。咽鼓管咽口平

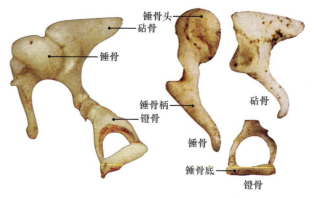

图9-2-4　听小骨

时封闭,当吞咽或尽力张口时,咽口张开,空气进入鼓室。幼儿的咽鼓管较成人短而平,管腔也较大,故咽部感染易经咽鼓管侵入鼓室。

（三）乳突窦和乳突小房

乳突窦和乳突小房是鼓室向后的延伸,其内都衬以黏膜,且与鼓室的黏膜相连续(图9-2-5)。

三、内　耳

内耳(internal ear)是前庭蜗器的主要部分,由骨迷路和膜迷路组成,位于鼓室和内耳道底之间。骨迷路由致密骨质围成,膜迷路套在骨迷路,二者之间的间隙充满外淋巴。膜迷路为一封闭的管道系统,其内充满内淋巴。内、外淋巴互不相通。位、听感受器即位于膜迷路内。

（一）骨迷路

骨迷路由后外向前内分别由骨半规管、前庭和耳蜗组成(图9-2-6)。

1. 骨半规管　为三个C字形的互成直角排列的小管,分别称为前、后、外骨半规管。每个半规管都有两骨脚,其中一个膨大为壶腹。

2. 前庭　是连于骨半规管和耳蜗之间的椭圆形空腔,内藏膜迷路的椭圆囊和球囊。

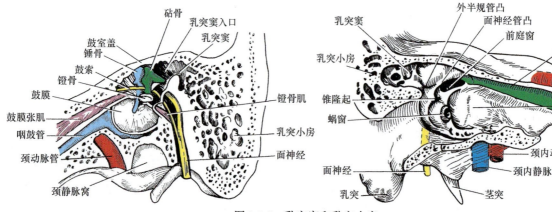

图9-2-5　乳突窦和乳突小房

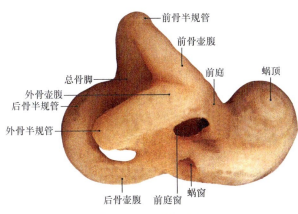

图 9-2-6　骨迷路(右侧)

3. **耳蜗**　由蜗螺旋管(骨蜗管)环绕其中央的蜗轴约两圈半形成。自蜗轴发出的骨螺旋板突入蜗螺旋管,此板未达蜗螺旋管的对侧壁,其空缺处由膜迷路填补(图 9-2-7)。

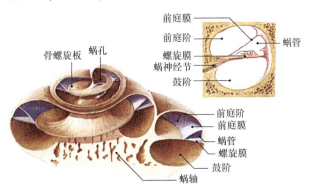

图 9-2-7　耳蜗(纵切面)

（一）膜迷路

膜迷路为套于骨迷路内的封闭的膜性管道,由膜半规管、椭圆囊与球囊、蜗管组成(图 9-2-8)。

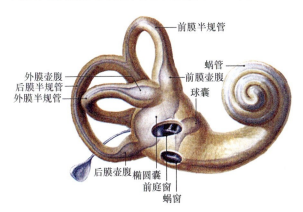

图 9-2-8　膜迷路与骨迷路

1. **膜半规管**　位于骨半规管内,在骨壶腹内的部分膨大为膜壶腹,壁上有隆起的壶腹嵴,为位置觉感受器,能感受旋转变速运动的刺激。

2. **椭圆囊和球囊**　位于前庭内,两囊内均有向

囊内突起的结构,分别称为椭圆囊斑和球囊斑,它们亦为位置觉感受器,能感受头部空间位置及直线变速运动的刺激。

3. **蜗管**　套在蜗螺旋管内,其横切面呈三角形(图 9-2-7)。其中,下壁由骨螺旋板和螺旋膜组成,螺旋膜上有**螺旋器**(又称 Corti 器),是听觉感受器。

第三节　皮　　　肤

📖 学习目标

1. 掌握皮肤的组成和层次结构特点。
2. 熟悉表皮的分层和角化,了解真皮和皮下组织的结构。

皮肤(skin)覆盖全身表面,由表皮和真皮组成(图 9-3-1)。借皮下组织与深部的组织相连。皮肤内有毛、指(趾)甲、皮脂腺和汗腺,它们是皮肤的附属器。皮肤能阻挡异物和病原体侵入,防止体内组织液丢失和调节体温,还可感受痛、温、压、触觉等。

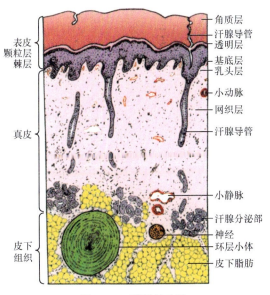

图 9-3-1　手指的皮肤

一、表　　　皮

表皮(epidermis)是皮肤的浅层,由角化的复层扁平上皮构成。人体各部位的表皮厚薄不等,一般厚0.07~0.12mm,手掌和足跖处最厚,达 0.8~1.5mm。

由基底到表面可分为五层。①**基底层**:附着于基膜上,为一层矮柱状或立方形细胞,称基底细胞。基底细胞是未分化的幼稚细胞,有活跃的分裂能力。新生的细胞向浅层移动,分化成表皮其余几层的细胞。②**棘层**:在基底层上方,由 4~10 层多边形细胞组成。

③颗粒层:由3~5层较扁的梭形细胞组成,位于棘层上方,胞核和细胞器已退化。④透明层:位于颗粒层上方,由几层更扁的梭形细胞组成,胞核与细胞器已消失。⑤角质层:为表皮的表层,由多层扁平的角化细胞组成,无胞核和细胞器,胞质中充满角蛋白丝。靠近表面的细胞间连接不牢,逐渐脱落,即为日常所称的皮屑。

二、真 皮

真皮(dermis)位于表皮下面,由致密结缔组织组成,与表皮牢固相连。真皮深部与皮下组织接连,但两者之间没有清楚的界限。真皮分为两层。①乳头层:为紧邻表皮的薄层结缔组织。乳头层毛细血管丰富,有许多游离神经末梢,在手指等触觉灵敏的部位常有触觉小体。②网织层:在乳头层下方,由致密结缔组织组成,有较大的韧性和弹性。此层内有许多血管、淋巴管和神经,毛囊、皮脂腺和汗腺也多存在于此层,常见环层小体。

三、皮肤的附属器

皮肤的附属器包括毛发、皮脂腺、汗腺和指(趾)甲等(图9-3-2)。

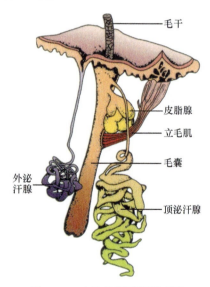

毛干
皮脂腺
立毛肌
毛囊
外泌汗腺
顶泌汗腺

图9-3-2　皮肤的附属器模式图

除手掌和足跖等部位外,人体大部分皮肤都长有毛发。伸在皮肤外面的毛称毛干,长在皮肤内的称毛根。毛根包在由上皮和结缔组织组成的毛囊内。毛根和毛囊的下端合为一体,成为膨大的毛球。毛球的上皮细胞是毛发和毛囊的生长点。

皮脂腺为泡状腺,由一个或几个囊状的腺泡与一个共同的导管构成。开口于毛囊上段或皮肤表面。皮脂腺分泌的皮脂有滋润皮肤和杀菌作用。

汗腺为单管状腺,位于真皮深层和皮下组织中。导管开口于皮肤表面的汗孔。腺细胞分泌的汗液除含有水分外,还含有钠、钾、氯、乳酸盐和尿素等。汗液分泌是身体散热的主要方式,对调节体温有重要作用。

指(趾)甲由甲体以及它周围的组织组成。甲体是长在指(趾)末节背面的外露部分,为坚硬透明的长方形角质板。甲体下面的组织称甲床,甲体的近端埋在皮肤内,称甲根。甲体两侧嵌在皮肤所成的甲襞内。甲根周围为复层扁平上皮,其基底层细胞分裂活跃,为甲母质,是甲体的生长区。指(趾)甲受损或拔除后,如甲母质保留,甲仍能再生。

四、皮肤与皮内注射

(一)概述

皮肤覆盖于体表,其面积成人约1.7 m²,直接与外界接触,具有丰富的感觉纤维和感受器,并有毛囊、汗腺、皮脂腺等附属结构。皮肤的厚度在全身各部并不一致,一般躯体前面和肢体屈侧面的皮肤比躯体背侧及四肢伸侧的皮肤要薄些,背部两肩胛骨之间、手掌、足跟等部位皮肤最厚,眼睑皮肤最薄。皮肤是一个重要的器官,具有保护、吸收、分泌、排泄、感觉、调节体温和参与物质代谢等功能。

(二)皮内注射

皮内注射多用于某些药物或生物制品的敏感试验。是将药液注入表皮层内,所以可透过表皮清晰可见到注射针尖。皮内注射药量极小,注射成功后,往往见局部皮肤呈"枯皮"状小丘。由于真皮乳头层中具有丰富的神经末梢,故在皮内注射时疼痛较明显。

皮内注射多选用皮肤较薄的部位,如前臂屈侧近侧腕横纹上方2.0~3.0 cm处,股内侧面,此处皮肤易于暴露、观察。注射过浅,往往形成皮肤划痕,药液不能注射皮内;过深易注入皮下,达不到皮内注射的目的与效果。故应掌握好进针的深度与角度是皮内注射的基本要点。

五、皮下组织与皮下注射

(一)皮下组织结构

皮肤深面为皮下组织,即浅筋膜,主要是由大量的脂肪组织和疏松结缔组织构成。皮肤的真皮层向皮下组织内伸出许多胶原纤维束,使皮肤与皮下组织牢固结合。皮下组织内的结缔组织是疏松组织,其厚度因部位不同而异。皮下组织内含有皮下血管、神经、毛囊及皮脂腺等。皮下组织中还含有脂肪组织,在腹部、臀部脂肪组织较厚,而在眼睑等处则较少,在头部、背部、手掌和足底等处皮下组织中纤维排列成束,在真皮中与深筋膜之间形成强韧的结缔组织索,限制皮肤的过度移动。

（二）皮下注射

皮下注射是将药物注入皮下组织内。因皮下组织较疏松,药物弥散快,吸收较快。

皮下注射穿刺部位应避开炎性肿块、疤痕等部位进行,针刺入皮下后,也应避免穿入或刺破皮下血管。皮下注射目前临床多在预防接种中使用,多选择在臂外侧三角肌尖附着部、大腿外侧,是因易暴露、固定,儿童不惧怕。

皮下注射应注意:

（1）因皮内有丰富的神经末梢分布,为减少疼痛,进针与拔针动作应迅速;

（2）浅筋膜内有丰富的浅静脉,防止药液注入血管内,故刺入后应回吸无回血后方可注入药液;

（3）注射不宜过浅,防注入表皮内;过深有注入肌内之可能。注射时,一只手将三角肌附着部位皮肤绷紧,注射器针与皮肤呈 30°～40°角的夹角斜行刺入,深度一般以针杆长度的 2/3 为适宜。

目 标 检 测

一、名词解释

1. 感觉器　2. 瞳孔　3. 黄斑　4. 视神经盘　5. 咽鼓管
6. 螺旋器

二、填空题

1. 眼球壁的外膜又称_____,前 1/6 为_____,后 5/6 为_____。两者交界处深面有一环行的_____。

2. 眼球血管膜从前向后的名称是_____、_____、_____。

3. 眼球壁由三层膜构成,由外向内依次为_____、_____和_____。

4. 眼内容物包括_____、_____和_____。

5. 眼副器包括_____、_____、_____、_____和_____等结构,有保护、运动和支持眼球的作用。

6. 眼内肌有_____、_____和_____,眼外肌有_____、_____、_____、_____、_____和_____。

7. 使瞳孔转向外下方的眼外肌是_____,它由_____神经支配。

8. 使瞳孔缩小的肌是_____,由_____神经支配。

9. 使瞳孔开大的肌是_____,由_____神经支配。

10. 视近物时睫状肌_____,睫状小带_____,晶状体变_____。

11. 视网膜视部有三层神经细胞,从外向内分别是_____、_____和_____。视神经是由_____轴突在视神经盘处汇集而成。

12. 眼球的屈光系统由前向后依次为_____、_____、_____和_____。

13. 青光眼是由于_____循环受阻,导致_____升高所造成的。

14. 外耳道外 1/3 为_____部,内 2/3 为_____部,成人作外耳道检查时需将耳郭拉向_____方,即可拉直外耳道。

15. 鼓膜中心部向内陷凹称_____,内面有_____附着,鼓膜上 1/4 为_____部,下 3/4 为_____部。活体鼓膜前下部有一三角形反光区称_____。

16. 内耳可分成_____、_____两部,二者之间间隙内充满_____。

17. 骨迷路包括_____、_____、_____三部分。

18. 膜迷路可分为_____、_____、_____和_____四部。

19. 位置觉感受器包括_____、_____和_____,听觉感受器为_____。

20. 中耳由_____、_____、_____和_____构成。

三、单项选择题

1. 视器包括（　　）
   A. 眼球壁和附属结构　　B. 眼球壁和屈光装置
   C. 眼球及其附属结构　　D. 眼球及其屈光装置
   E. 眼球及其眼睑

2. 眼球（　　）
   A. 壁仅由巩膜、脉络膜、视网膜构成
   B. 折光系统包括角膜、房水、晶状体和玻璃体
   C. 视神经盘是感光最敏锐的部位
   D. 房水由虹膜分泌形成
   E. 角膜中央一圆孔称瞳孔

3. 眼前房是指（　　）
   A. 角膜与玻璃体之间腔隙　B. 角膜与虹膜之间腔隙
   C. 虹膜与晶状体之间腔隙　D. 虹膜与玻璃体之间腔隙
   E. 角膜与晶状体之间腔隙

4. 上直肌收缩时,瞳孔转向（　　）
   A. 上内方　　　　　　　B. 下内方
   C. 上外方　　　　　　　D. 下外方
   E. 外侧

5. 泪道包括（　　）
   A. 鼻泪管、泪小管
   B. 泪小管、泪囊
   C. 泪小管、泪囊、鼻泪管
   D. 泪点、泪小管、泪囊、鼻泪管
   E. 泪腺、结膜囊、泪小管、泪囊、鼻泪管

6. 眼前房与后房的分界是（　　）
   A. 睫状体　　　　　　　B. 虹膜
   C. 脉络丛　　　　　　　D. 晶状体
   E. 玻璃体

7. 属于听觉感受器的是（　　）
   A. 椭圆囊斑　　　　　　B. 球囊斑
   C. 壶腹嵴　　　　　　　D. 螺旋器
   E. 咽鼓管

四、简答题

1. 简述眼球结构。
2. 简述声波入耳的传导途径。

第十章　内分泌系统

内分泌系统（endocrine system）包括全身各部的内分泌腺、内分泌组织和内分泌细胞，是神经系统以外的另一个重要调节系统。其中，内分泌腺是人体内一些无输出导管的腺体，如甲状腺、肾上腺等。内分泌组织是指分散在其他组织器官中的内分泌细胞团，如胎盘、胰岛等。胃肠道、肺、脑、肝、心和肾等器官中散在有内分泌细胞。

内分泌系统的功能是分泌激素并对机体的新陈代谢、生长发育、生殖活动等进行体液调节。

☞考点：内分泌系统的组成

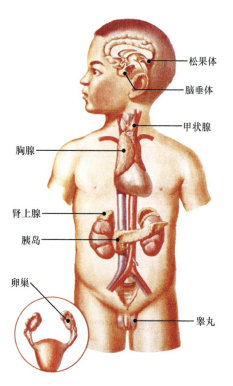

图 10-1　人体的内分泌腺

第一节　甲状腺和甲状旁腺

📖 学习目标

1. 掌握甲状腺的位置和形态，了解其微细结构。
2. 了解甲状旁腺的位置及形态。

一、甲　状　腺

案例分析

患者，男性，65 岁，因昏倒路旁被送到医院就诊。经医院检查发现老人颈部有一巨大的甲状腺肿块压迫呼吸道，造成呼吸道阻塞，引发窒息。经过医生手术切除病灶后，患者恢复自主呼吸。

问题：

甲状腺肿大为何会引起呼吸困难？

（一）形态和位置

甲状腺（thyroid gland）位于颈前部，呈"H"形，由左、右两个侧叶及中间的甲状腺峡组成，由甲状腺峡上有时可伸出锥状叶。甲状腺侧叶呈锥体形，贴附在喉和气管上段的前外侧面，上端达甲状软骨中部，下端达第 6 气管软骨环高度，甲状腺峡连接左右两侧叶，位于第 2～4 气管软骨的前面（图 10-1-1）。甲状腺柔软，血液供应丰富，呈棕红色。甲状腺借结缔组织固定于喉和气管壁上，因此吞咽时甲状腺可随喉上、下移动。甲状腺过度肿大时，可压迫喉和气管而发生呼吸困难。

☞考点：甲状腺的位置及其形态特点

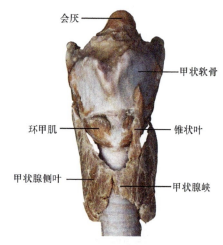

图 10-1-1　甲状腺的形态和位置

（二）甲状腺的微细结构

甲状腺表面包有结缔组织膜，被膜伸入腺实质，将甲状腺分成许多甲状腺小叶，每个小叶内含有 20～

40 个甲状腺滤泡,滤泡之间有少量的结缔组织、丰富的毛细血管和一些滤泡旁细胞(图 10-1-2)。

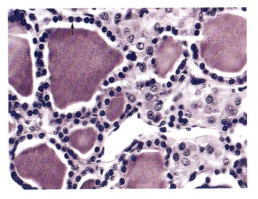

图 10-1-2 甲状腺的微细结构

1. 甲状腺滤泡 甲状腺滤泡呈圆形、椭圆形或不规则形,主要由单层立方的滤泡上皮细胞组成,滤泡腔内充满均质状的嗜酸性胶质,是滤泡上皮细胞的分泌物,即甲状腺球蛋白,它与甲状腺激素的合成与分泌有关。

2. 滤泡旁细胞 滤泡旁细胞数量少,位于滤泡上皮细胞之间或滤泡之间的结缔组织内。在 HE 染色的切片上,胞体比滤泡上皮细胞大,呈卵圆形或多边形,胞质染色淡,又称**亮细胞**。滤泡旁细胞可分泌降钙素。

二、甲状旁腺

甲状旁腺(parathyroid glands)是卵圆形小体,形似黄豆,呈黄棕色,通常有上、下两对,位于甲状腺两侧叶的后面,有时可埋入甲状腺组织内(图 10-1-3)。甲状旁腺分泌甲状旁腺素,主要功能为调节钙、磷代谢。

☞考点:甲状旁腺的位置

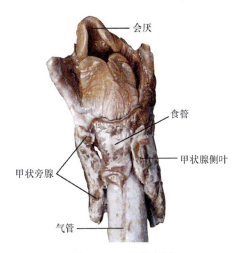

图 10-1-3 甲状旁腺

第二节 肾 上 腺

📖 学习目标

1. 掌握肾上腺的位置和形态。
2. 熟悉肾上腺的微细结构。

一、肾上腺的位置和形态

肾上腺(suprarenal glands)呈黄褐色,位于肾上端的内上方,与肾共同包在肾筋膜内,左右各一,右侧呈三角形,左侧近似半月形。

二、肾上腺的微细结构

肾上腺表面包有结缔组织被膜,少量结缔组织伴随血管和神经伸入实质内。肾上腺实质由周围的皮质和中央的髓质构成(图 10-2-1)。

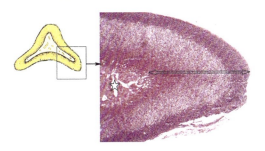

图 10-2-1 肾上腺

(一)皮质

根据细胞的排列形式不同,由浅入深可将皮质分为 3 个带。

1. 球状带 位于被膜下方,较薄,约占皮质的 15%。细胞排列成球状,胞体较小,呈矮柱状或多边形,核小,染色深,胞质呈嗜酸性,内含少量脂滴。球状带细胞分泌盐皮质激素,主要是醛固酮。

2. 束状带 位于球状带的深面,是皮质中最厚的部分,约占皮质的 78%。细胞较大,呈多边形,排列成单行或双行细胞索,胞核较大,圆形,着色浅,胞质内含有大量脂滴。束状带细胞分泌糖皮质激素。

3. 网状带 位于皮质的最深面,与髓质交界,约占 7%。细胞排列成条索状,并互相吻合成网。网状带细胞较小,核小着色深,胞质呈嗜酸性,主要分泌雄激素、少量雌激素和糖皮质激素。

(二)髓质

位于肾上腺中央,约占 10% ~ 20%,主要由排列成网状的髓质细胞构成。髓质细胞体积较大,呈圆形或多边形,胞质染色淡,核大而圆,核仁明显。经铬盐固定的标本,细胞内可见棕黄色颗粒即嗜铬颗粒,故髓质细胞又称嗜铬细胞,可分泌肾上腺素和去甲肾上腺素。

☞考点:肾上腺实质的构成;肾上腺皮质细胞的分类;
肾上腺皮质和髓质分泌的激素类型

第三节 垂 体

📖 学习目标

1. 掌握垂体的位置和形态。
2. 熟悉垂体的微细结构。

📖 案例分析

患者,女,31 岁。被人用木棍打伤额顶部。入院检查:额顶部可见 4.0cm×4.5cm 皮下血肿。CT 片示:双额极脑挫裂伤,颅底骨折。入院治疗 20d 后伤者精神萎靡、嗜睡、尿多(4000ml/24h),比重 1.002。血钠 119mmol/L,血压 96/42mmHg。诊断:脑外伤后迟发性尿崩症伴低血钠症。给予垂体后叶素、氢化可的松治疗好转。内分泌检查提示下丘脑垂体功能明显减退。

问题:

为何脑外伤后会导致尿崩症?与何种器官分泌的何种激素有关?

一、垂体的形态和位置

垂体(hypophysis)为椭圆形小体,灰红色,体积很

小,重量不足 1g,位于颅中窝蝶骨体上的垂体窝内,上借漏斗与下丘脑相连,前方与视交叉相邻(图 10-3-1)。它是人体内最复杂的内分泌腺,对人体的生命活动十分重要。

二、垂体的微细结构

根据垂体的发生和结构特点,可分为两部分。

(一)腺垂体

腺垂体是垂体的主要部分,约占垂体 75%,主要由三种细胞组成。

1. 嗜酸性细胞 数量较多,胞体大,细胞呈圆形或卵圆形。核圆形,位于细胞的中央,胞质内充满粗大的嗜酸性颗粒,可以分泌生长激素(GH)和催乳素(PRL)。

2. 嗜碱性细胞 细胞数量较少,大小不一,细胞呈椭圆形或多边形。胞质内含有嗜碱性颗粒,可以分泌促甲状腺激素(TSH)、促肾上腺激素(ACTH)和促性腺激素(包括卵泡刺激素 FSH 和黄体生成素 LH)。

3. 嫌色细胞 数量多,体积小,胞质着色浅,细胞界限不清。其功能目前尚不清楚。

(二)神经垂体

神经垂体主要由无髓神经纤维和神经胶质细胞构成,其间含有丰富的毛细血管,无内分泌功能。无髓神经纤维是下丘脑核团(视上核、室旁核)分泌神经元的轴突会合于正中隆起内,形成下丘脑垂体束,下丘脑神经核团具有内分泌功能,视上核和室旁核可分别分泌血管加压素(又称抗利尿激素 ADH)和催产素

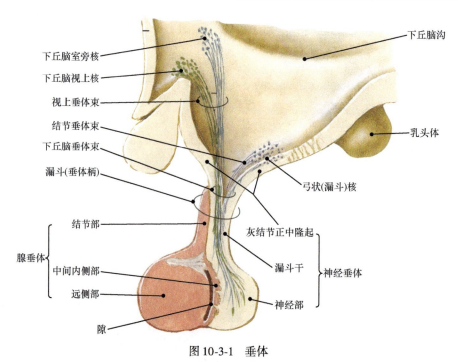

图 10-3-1 垂体

（又称缩宫素 OXT），经轴浆运输至神经垂体储存，待需要时释放入血液。

　　☞考点：垂体分为哪两个部分？腺垂体分泌哪些激素？神经垂体储存哪些激素？

目标检测

一、名词解释
1. 内分泌腺　2. 内分泌组织

二、填空题
1. 内分泌系统由_____、_____、_____组成。
2. 甲状腺呈_____形，分为左、右两个_____和_____，从峡上有时可伸出_____。
3. 甲状腺可分泌_____，甲状旁腺分泌_____。
4. 左肾上腺近似_____形，右肾上腺呈_____形。
5. 肾上腺皮质由浅至深依次为_____、_____、_____，分别合成和分泌_____、_____、_____。
6. 肾上腺髓质可分泌_____和_____。

三、单项选择题
1. 属于内分泌腺的是（　　）
　　A. 前庭大腺　　　　　　B. 垂体
　　C. 前列腺　　　　　　　D. 胰腺
　　E. 甲状腺
2. 下列不属于内分泌腺的腺体是（　　）
　　A. 松果体　　　　　　　B. 前列腺
　　C. 甲状腺　　　　　　　D. 肾上腺
　　E. 垂体
3. 甲状腺（　　）
　　A. 由峡和两个锥状叶组成

　　B. 质地较硬
　　C. 下端达第 6 气管软骨环
　　D. 甲状腺峡位于 3～5 气管软骨前面
　　E. 不易移动
4. 甲状旁腺（　　）
　　A. 位于甲状腺侧叶前面　　B. 位于甲状腺侧叶后面
　　C. 为一对小球状结构　　　D. 可调节铁代谢
　　E. 分泌甲状腺激素
5. 关于肾上腺的描述哪项错误（　　）
　　A. 左、右各一　　　　　　B. 左侧的近似半月形
　　C. 右侧的呈三角形　　　　D. 分泌盐皮质激素
　　E. 分泌促肾上腺皮质激素
6. 糖皮质激素由哪个内分泌器官分泌（　　）
　　A. 胰腺　　　　　　　　B. 睾丸
　　C. 卵巢　　　　　　　　D. 肾上腺
　　E. 甲状腺
7. 垂体（　　）
　　A. 位于颅前窝的垂体窝内
　　B. 分为前、中、后叶
　　C. 产生的激素可影响甲状腺、肾上腺和性腺的分泌活动
　　D. 分泌胰岛素
　　E. 为有导管腺
8. 能分泌促甲状腺激素的结构是（　　）
　　A. 神经垂体　　　　　　B. 腺垂体
　　C. 胸腺　　　　　　　　D. 甲状腺
　　E. 甲状旁腺

四、简答题
1. 简述内分泌系统的组成。
2. 简述甲状腺的形态和位置。
3. 简述肾上腺皮质细胞的特点及分泌的激素种类。

第十一章　胚胎学概述

学习目标

1. 熟悉胚胎发育的分期及围生期的概念。
2. 掌握受精、卵裂、胚泡、桑葚胚、植入的概念。
3. 掌握绒毛膜、羊膜和胎盘的结构。
4. 了解胎儿血液循环的途径及胎盘屏障的概念。

胚胎学(embryology)是研究个体发生和生长及其发育规律的科学,其研究内容包括生殖细胞的形成、受精、胚胎发育、胚胎与母体的关系、先天畸形等。

胚胎在母体内的发育从受精开始到分娩经历 38 周(约 266 天)。通常将人胚胎的发育过程分为三个时期:①胚前期,从受精卵到第 2 周末二胚层胚盘出现。②胚期,从第 3 周至第 8 周末。此期末胚胎的各器官、系统与外形发育初具人形。③胎期,从第 9 周至出生,此期胎儿逐渐长大,各器官、系统的结构逐渐成形,功能逐渐完善。近年来为了加强胎儿与母体的保健和护理,促进优生优育,减少初生儿的死亡,从第 28 周至出生后 1 周的时期称为**围生期**(perinatal stage)。

一、生殖细胞

生殖细胞又称配子,包括精子和卵子,均为单倍体细胞,即仅有 23 条染色体,其中 1 条是性染色体。

(一)精子的发生与成熟

每个初级精母细胞,经两次成熟分裂形成 4 个精子,每个精子含有 23 条染色体,其中 22 条为常染色体,1 条为性染色体,它们具有定向运动的能力和使卵子受精的潜力,但是尚无释放顶体酶、穿过卵子周围的放射冠和透明带的能力。这是由于精子头的外表面被一层来自精液的糖蛋白覆盖,阻止顶体酶的释放。精子通过女性生殖管道时,特别是在输卵管运行的过程中,该糖蛋白被去除,从而使精子获得了使卵子受精的能力,此现象称精子的获能。精子在女性生殖管道内的受精能力一般可维持 1 天。

(二)卵子的成熟

卵子的发生与精子类似,也需经过两次成熟分裂,染色体数和 DNA 含量比正常体细胞减少一半。卵子的第二次成熟分裂要在受精时才能完成,若卵未受精,则排卵后 12～24 小时即退化。

二、受　　精

精子与卵子结合形成受精卵的过程称为**受精**(fertilization)。受精一般发生在排卵后 12 小时之内,地点多在输卵管壶腹部。

(一)受精过程

获能精子穿过放射冠与透明带与卵子接触,两者细胞膜融合,精子全部进入卵细胞内,随即透明带结构发生变化,阻止其他精子进入,保证人卵正常的单卵受精。同时卵子完成第二次减数分裂,此时精子和卵子的细胞核分别称为雄原核和雌原核。两原核相互靠近并融合,形成受精卵(图 11-1)。

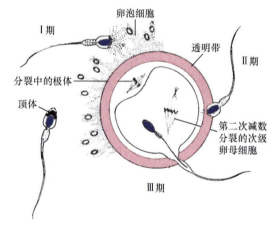

图 11-1　受精过程

(二)受精的意义

1. 标志着新个体生命的开始　精子与卵子结合形成受精卵,受精卵逐步发育成一个新个体。

2. 决定性别　含 X 染色体的精子与卵子结合,受精卵的核型为 46,XX,胚胎为女性;含 Y 染色体的精子与卵子结合,受精卵的核型为 46,XY,胚胎为男性。

3. 具备双亲的遗传性　精子与卵子的结合,染色体恢复成 23 对,分别来自父母双方,因此具有双亲的遗传物质。

三、卵裂和胚泡的形成

受精卵由输卵管向子宫运行中,不断进行细胞分裂的过程称为**卵裂**(图 11-2)。卵裂形成的细胞称为卵裂球。受精后第 3 天形成了一个 12～16 个卵裂球组成的实心细胞团,形似桑葚,故称桑葚胚(morula)。

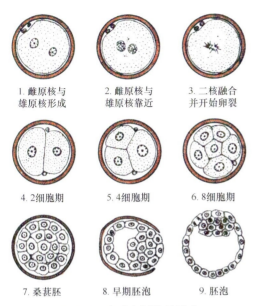

1. 雌原核与雄原核形成　　2. 雌原核与雄原核靠近　　3. 二核融合并开始卵裂

4. 2细胞期　　5. 4细胞期　　6. 8细胞期

7. 桑葚胚　　8. 早期胚泡　　9. 胚泡

图 11-2　卵裂和胚泡的形成

桑葚胚的细胞在子宫腔内继续分裂,吸收外周的液体,第 5 天时形成囊泡状的胚泡。胚泡由三部分构成。①内细胞团:为附着在胚泡腔一侧的滋养层内面的一团细胞。②滋养层:是围成胚泡腔的一层细胞,覆盖在内细胞团外面的滋养层称为极端滋养层。③胚泡腔:由滋养层细胞围成的腔,内含液体。随着胚泡的形成,透明带变薄逐渐消失。

四、植入和蜕膜

(一)植入

胚泡埋入子宫内膜的过程称为植入(implantation),又称着床,开始于受精后的第 5～6 天,到第 11～12 天完成。

1. 植入的过程　胚泡植入时,极端滋养层首先与子宫内膜接触,并产生蛋白水解酶将接触处的子宫内膜溶解,胚泡沿着缺口逐渐埋入子宫内膜。胚泡全部植入子宫内膜后,缺口修复,植入完成(图 11-3)。此时子宫内膜处于分泌期,能为早期胚胎的发育提供丰富的营养物质。

2. 植入的部位　胚泡植入的部位即将来发育为胎盘的位置,通常植入的部位在子宫底或子宫体上部(图 11-4)。若胚泡在子宫颈附近植入,则胎盘将覆盖子宫内口,称前置胎盘,在妊娠后期或分娩时,能导致胎儿娩出困难,引起严重出血,甚至出现胎儿死亡。胚泡在子宫以外的部位植入称为异位妊娠。异位妊娠多发生于输卵管,由于局部组织不能适应胎儿的生长发育,多引起胚胎早期死亡或组织破裂,造成大出血。

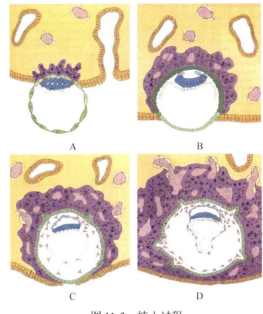

A　　B

C　　D

图 11-3　植入过程

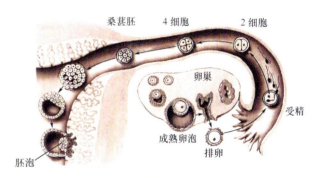

图 11-4　排卵、受精、卵裂和植入的位置

3. 植入的条件　胚泡的植入是在神经内分泌的调节下进行的,需具备以下条件:①雌激素和孕激素的协同作用,使子宫内膜维持在分泌期;②胚泡适时进入子宫腔,透明带及时消失;③正常的子宫内环境。如果母体的内分泌紊乱或受药物干扰,胚泡不能适时到达子宫腔,或子宫内膜有炎症或有避孕环等异物,均可阻碍胚泡的植入。

(二)蜕膜

妊娠的子宫内膜功能层在分娩时将脱落,所以称为蜕膜(decidua)。根据蜕膜与胚胎之间的关系,可将蜕膜分为 3 部分:位于胚胎深部的,称底蜕膜;覆盖胚胎子宫腔面的,称包蜕膜;其余部分称壁蜕膜(图 11-5)。随着胚胎的生长发育,包蜕膜逐渐向子宫腔突起,子宫腔逐渐变窄。3 个月后包蜕膜与壁蜕膜相贴,并互相融合,子宫腔消失。

五、三胚层的形成和分化

(一)三胚层的形成

1. 二胚层的形成　胚泡的内细胞团增殖分化,

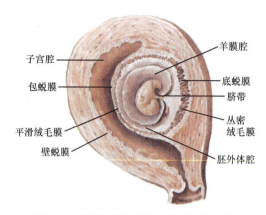

图 11-5 胎膜、蜕膜和胚盘的形成与变化

逐渐形成两层细胞。靠近胚泡腔的一层为内胚层。内胚层与极端滋养层之间的称外胚层。内、外胚层紧密相贴，形成一个圆盘状的结构，称**胚盘**(图 11-6)。胚盘是胎儿发生的原基，其外胚层面为背侧，内胚层面为腹侧。在内、外胚层形成的同时，外胚层的背侧出现一腔，称羊膜腔(图 11-4)。羊膜腔由羊膜上皮围成。在内胚层的腹侧，出现一囊，称卵黄囊。

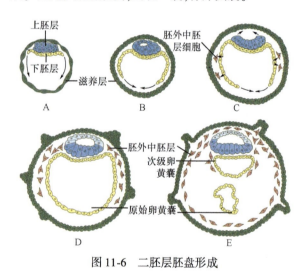

图 11-6 二胚层胚盘形成

2. 三胚层的形成 第 3 周初，胚盘外胚层细胞迅速增生，由胚盘两侧向尾端中线迁移，集中形成一条细胞索，称为**原条**。原条的细胞继续增生，在内、外胚层间向胚盘左右及头、尾端扩展(图 11-7)，于是在内、外胚层间形成一层新细胞层，即中胚层(图 11-8)。胚盘有原条的一端为胚盘的尾侧，另一端为头侧。原条的头端细胞增殖较快，形成结节状的原结，原结的细胞在内、外胚层之间向胚盘头端延伸，形成一条细胞索，称脊索。原条和脊索为胚胎早期的中轴结构。在脊索的头侧和原条的尾侧，只有内、外胚层而无中胚层，分别称口咽膜和泄殖腔膜。

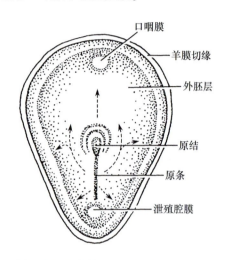

图 11-7 胚盘外胚层细胞的迁移示意图

(二) 三胚层的分化

三胚层的细胞经过分化和增殖，形成了人体的各种细胞和组织，各种组织构成了人体的器官。

1. 内胚层的分化 内胚层卷曲成管状，称为原肠，是最原始的消化系统。分别发育成咽、食管、胃及十二指肠、升结肠、横结肠、降结肠、乙状结肠和直肠及腺体等。

2. 外胚层的分化 发育为脑的各个部分、脊髓、脑室和脊髓中央管。位于胚体外表的外胚层分化为表皮及其附属结构、牙釉质、角膜、腺垂体等。若外胚层发育异常，可形成无脑儿和脊髓裂等。

3. 中胚层的分化 中胚层可发育为椎骨、肌肉、真皮、心包腔、胸膜腔、腹膜腔、泌尿生殖系统、肌肉、骨骼、结缔组织等。

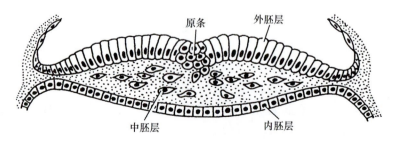

图 11-8 胚盘横切(示中胚层的发生)

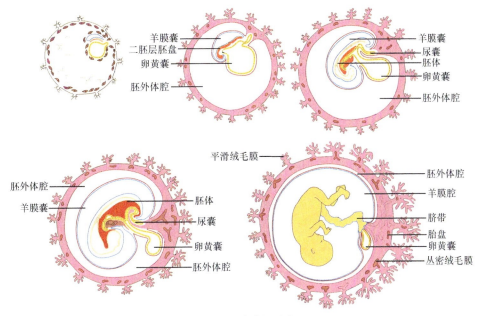

图 11-9　胎膜的形成

六、胎　　膜

胎膜(fetal membrane)是胎儿的附属结构,包括绒毛膜、羊膜、卵黄膜、尿囊和脐带等(图 11-9),对胚胎具有保护和进行物质交换功能。胎儿娩出时,胎膜即与胎儿脱离。

(一)绒毛膜

绒毛膜(chorion)由胚外中胚层和滋养层共同发育而成,滋养层细胞向周围生长出许多指状突起,称绒毛(图 11-10)。底蜕膜一侧绒毛生长旺盛,称丛密绒毛膜,参与胎盘的构成。包蜕膜一侧的绒毛因营养不良而退化为平滑绒毛膜。绒毛膜的主要功能是从母体的子宫吸收营养物质,供给胚胎生长发育,并排出胚胎的代谢产物。

在绒毛膜发育过程中,如果绒毛表面的滋养层细胞过度增生,绒毛变成囊泡状,绒毛中轴间质水肿,血管消失,形成葡萄状的水泡样结构,称葡萄胎;如果滋养层细胞恶性变则为绒毛膜上皮癌。

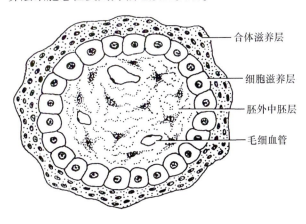

图 11-10　早期绒毛的断面

◢◢◢ 案例分析

　　患者,女,27 岁。因腹痛,阴道流血,排除葡萄水泡样物半小时入院。检体子宫软,孕 15 走大小(实际孕 12 周)。B 超示子宫增大,无妊娠囊,宫腔内充满大小不等的回声区。实验室检测 hCG 示:1102kU/L。临床诊断:葡萄胎。

问题:

　　1. 诊断依据是什么?

　　2. 分析形成的原因。

(二)羊膜

羊膜(amnion)是包围胚体外的一层胎膜,薄而透明,无血管,由羊膜上皮与胚外中胚层组成。羊膜腔内充满羊水,羊水是由羊膜上皮细胞的分泌物和胚胎的排泄物组成,为淡黄的液体。羊膜和羊水在胚胎发育中起重要的保护作用。胎儿浸浴在羊水中,可防止胎儿肢体粘连;能缓冲外力对胎儿的振动和压迫;分娩时还有扩张宫颈和冲洗产道的作用。穿刺吸取羊水进行细胞染色体检查或测定羊水中某些物质的含量,可早期诊断某些先天性疾病。

(三)卵黄囊

卵黄囊顶壁的内胚层向腹侧包卷形成原肠,其余留在胚外。当卵黄囊被包入脐带后,卵黄蒂于第 6 周闭锁,卵黄囊退化消失。

(四)尿囊

尿囊是从卵黄囊尾侧向体蒂内伸出的一个盲管,其根部参与膀胱顶部的形成,其余部分退化并卷入脐带内。

(五)脐带

脐带(umbilical cord)是胚体与胎盘之间相连接

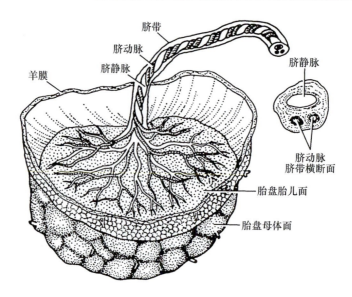

图 11-11 胎盘整体观

的条索状结构,长约 40~60cm,是胎儿与胎盘间物质运输的通道,由羊膜将体蒂、尿囊与卵黄囊等结构包绕而成。后来脐带内的尿囊与卵黄囊等结构先后退化,其内只有一对脐动脉、一条脐静脉和结缔组织。

七、胎 盘

(一)胎盘的结构

胎盘(placenta)由胎儿的丛密绒毛膜和母体子宫的底蜕膜共同构成,呈圆盘状,直径为 15~20cm,分胎儿部和母体部两部分(图 11-11)。前者被覆羊膜,表面光滑,可见血管以脐带为中心呈放射状排列。后者为丛密绒毛膜,绒毛间隙内充满母体血液。母体部较粗糙,由底蜕膜构成,肉眼可见 15~20 个胎盘小叶。主要结构有胎盘隔和绒毛间隙。子宫动脉和静脉穿过蜕膜开口于绒毛间隙。

(二)胎盘的血液循环和胎盘屏障

胎盘内有母体和胎儿两套血液循环,两者的血液在各自的封闭管道内循环,互不混合,但可进行物质交换(表 11-1)。

> **案例分析**
>
> 患者,女,28 岁。阴道流血 1 小时入院。检体子宫软,无压痛,孕 29 走大小。B 超示胎体位置高于胎盘,胎盘组织完全覆盖宫颈内口。临床诊断:前置胎盘。
>
> 问题:
>
> 1. 诊断依据是什么?
>
> 2. 请分析其形成原因?

母体血与胎儿血不相混合,其间隔着数层结构,即:①绒毛内毛细血管内皮及基膜;②绒毛表面的滋养层细胞及基膜;③两层基膜之间的结缔组织。这三层结构合称为**胎盘屏障**(placental barrier)。胎盘屏障能阻止母体血液中的大分子物质进入胎儿体内,但对抗体、大多数药物、部分病毒和螺旋体,如风疹、麻疹和脑炎病毒,以及梅毒螺旋体等无屏障作用。

(三)胎盘的功能

1. 物质交换 选择性物质交换是胎盘的主要功能。胎儿通过胎盘从母体血中获得营养物质和氧,并

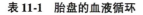

表 11-1 胎盘的血液循环

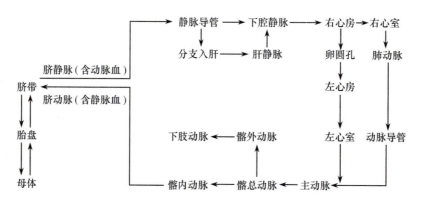

将胎儿血液中的 CO_2 及其他代谢废物排入母体血液，再由母体排出体外。

2. 内分泌功能　胎盘的合体滋养层能分泌多种激素，维持妊娠。主要激素有绒毛膜促性腺激素（HCG）、绒毛膜促乳腺生长激素（HCS）、孕激素和雌激素等。

八、孪生和多胎

（一）孪生

又称双胎，有双卵孪生和单卵孪生两种类型：前者是指卵巢一次排出两个卵子分别受精后发育为两个胎儿。它们有各自的胎膜和胎盘，性别相同或不同，相貌和生理特性的差异如同一般的同胞兄妹。后者是指一个受精卵发育为两个胚胎（图11-12），此种孪生儿的遗传基因完全相同，两个个体间可以互相进行组织和器官移植而不引起免疫排斥反应。

（二）多胎

一次分娩出两个以上新生儿为多胎，多胎的发生可来自一个受精卵，称单卵多胎，也可来自多个受精卵，称多卵多胎。

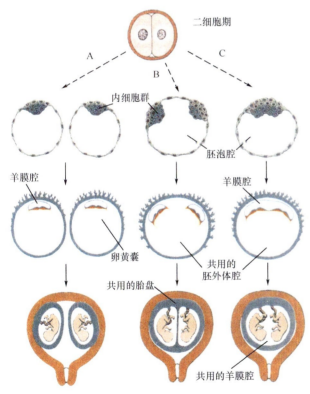

图 11-12　三种类型的单卵双胎形成示意图

目标检测

一、名词解释

1. 受精　2. 卵裂　3. 植入　4. 胎盘　5. 桑椹胚

二、填空题

1. 受精产生于排卵后 _____ 小时之内，地点多在 _____。

2. 受精后第 _____ 开始植入，植入时受精卵已发育至 _____ 阶段，约第一次 _____ 天植入完成。

3. 蜕膜分为 _____、_____ 和 _____ 三部分。

4. 三胚层时指 _____、_____ 和 _____。

5. 脑、脊髓来源于 _____。

6. 单卵双胎的两个胎儿 _____ 相同，_____ 相似。

7. 足月胎儿脐带长约 _____ cm，一端连于 _____，另一端连于 _____。

8. 胎膜包括 _____、_____、_____、_____ 和 _____。

三、单项选择题

1. 人体胚胎发生开始于（　　）
　　A. 受精　　　　　　　　　　B. 卵裂
　　C. 胚泡形成　　　　　　　　D. 植入
　　E. 以上均不是

2. 胚胎初具人形的时间是受精后的（　　）
　　A. 1 周末　　　　　　　　　B. 2 周末
　　C. 4 周末　　　　　　　　　D. 8 周末
　　E. 10 周末

3. 一个初级精母细胞可以形成几个精子（　　）
　　A. 1 个　　　　　　　　　　B. 2 个
　　C. 4 个　　　　　　　　　　D. 8 个
　　E. 10 个

4. 卵细胞第二次减数分裂完成的时间是（　　）
　　A. 排卵前　　　　　　　　　B. 受精时
　　C. 排卵前　　　　　　　　　D. 排卵后 12 小时以内
　　E. 排卵后 24 小时以内

5. 植入是指下列何结构埋入子宫内膜的过程（　　）
　　A. 胚胎　　　　　　　　　　B. 胚泡
　　C. 受精卵　　　　　　　　　D. 桑椹胚
　　E. 以上均不是

6. 神经管是由下列何结构衍生而来的（　　）
　　A. 中胚层　　　　　　　　　B. 内胚层
　　C. 外胚层　　　　　　　　　D. 侧中胚层
　　E. 间介中胚层

7. 分化成泌尿生殖系的是（　　）
　　A. 胚外中胚层　　　　　　　B. 间介中胚层
　　C. 体节　　　　　　　　　　D. 内胚层
　　E. 外胚层

人体形态学实验指导

实验一 基本组织

【实验材料】 显微镜,显微投影仪,单层柱状上皮、复层扁平上皮切片,疏松结缔组织铺片,血涂片,骨骼肌组织、心肌组织切片。

【实验要求及内容】

1. 单层柱状上皮(小肠)

观察要点:位于小肠壁最内层,紧贴腔面,由一层柱状细胞构成,高倍镜下,细胞呈柱状,核椭圆、位居细胞基底部。柱状细胞之间还夹杂着杯状细胞,染色较淡,核呈三角形或扁平状,染色深,位于细胞基底部。

2. 复层扁平上皮(食管)

观察要点:位于食管壁最内层,紧贴腔面,由数层细胞构成。高倍镜下,其表层细胞呈扁平鳞片形,核呈卵圆形;中间有数层体积较大的多边形细胞,核呈圆形;基底层为一层矮柱状细胞或立方形细胞,核呈椭圆形,整个一层染色较深。

3. 疏松结缔组织铺片

观察要点:低倍镜下,可见纤维纵横交错,排列疏松。浅粉色成带状为胶原纤维束,紫蓝色的细丝为弹性纤维。纤维之间分布有许多细胞。高倍镜下,主要辨认三种细胞:成纤维细胞数量较多,胞体大、外形不规则,胞质弱嗜碱性,染色很浅不易看出。胞核椭圆形,核仁清楚。浆细胞椭圆形,胞质嗜碱性,核小而圆,多位于细胞一侧,染色质致密,多位于核膜内侧,成辐射状排列。巨噬细胞呈圆形或不规则,胞质内可见被它吞噬的蓝色色素颗粒,核小而圆,染色深。

4. 血涂片

观察要点:低倍镜下,可见许多无核、粉红色的细胞,均为红细胞,此外还可看见少量核呈紫蓝色的白细胞。高倍镜下,红细胞数目最多,呈圆盘状,无核,中央染色浅,周边染色深。白细胞中较容易找到的是中性粒细胞和淋巴细胞。前者为圆形,细胞核一般为分叶状,2~5个叶,胞质染色浅;后者大、小不等,核大、圆形,染成深蓝紫色,胞质较少,围于核周。血小板在血细胞之间,常成群存在,形态较小而不规则,其周围胞质透明,略呈淡蓝色。

5. 骨骼肌组织

观察要点:低倍镜下,可见骨骼肌纤维平行密集排列成束,束间有疏松结缔组织。高倍镜下,纵断的骨骼肌纤维呈带状,并有多个椭圆形细胞核分布在每个肌细胞膜内侧。仔细观察,可见每条肌纤维清楚地显现出明暗相间的横纹。

6. 心肌组织

观察要点:低倍镜下,可见心肌纤维呈短柱状,有分支,互相连接、吻合成网。高倍镜下,可见心肌纤维有横纹,但不如骨骼肌明显。每间隔一定距离还可见染色较深的阶梯状纵线,此即闰盘。核圆,1~2个,位于细胞中央,核周围染色较浅。心肌纤维之间为疏松结缔组织,血管丰富。

实验二 组织的损伤与修复 肿瘤

【实验材料】 显微镜,显微投影仪,肝细胞水肿、肝细胞脂肪变性、肉芽组织、子宫平滑肌瘤病理切片,肾压迫性萎缩、脂肪肝、纤维瘤、乳腺癌标本。

【实验要求及内容】

1. 肝细胞水肿

观察要点:光镜下,多数水肿的肝细胞体积增大,染色变浅,胞浆内出现红染的颗粒状物。少数细胞更加肿大,胞质变得疏松、淡染,甚至可达正常体积3倍以上,圆而透亮,称气球样变。

2. 肝细胞脂肪变性

观察要点:光镜下,病变的肝细胞内出现大小不等的空泡,多见于核的周围,较密集散布于整个胞浆中,严重时可融合为一个大空泡,将细胞核挤向胞膜下,状似脂肪细胞。

3. 肉芽组织

观察要点:镜下,可见大量扩张的毛细血管,向创面垂直生长,并在顶端呈弓状吻合。在毛细血管周围有许多新生的成纤维细胞,此外常有大量渗出液及炎性细胞(巨噬细胞、中性粒细胞、淋巴细胞)。

4. 子宫平滑肌瘤

观察要点:瘤细胞与正常平滑肌细胞较相似,但排列紊乱,失去原有的排列层次,纵横交错呈编织状甚至旋涡状。

5. 肾压迫性萎缩

观察要点:肉眼观,肾外形变形,肾盂及肾盏明显扩张成囊状,肾实质受压萎缩变薄,甚至如纸一般。

6. 脂肪肝

观察要点:肉眼观,病变肝脏体积增大,包膜紧张,表面平滑,切面边缘外翻,颜色变黄,触之有明显油腻感。

7. 纤维瘤

观察要点:标本为手术切除的肿瘤。肿瘤为扁球形,外面有包膜包绕,切面灰红色(新鲜为灰白色,固定长久变淡红色),质地硬实,编织状,无出血坏死。

8. 乳腺癌

观察要点:标本为乳腺一部分,表面见乳头下陷,乳晕肿胀呈褐黑色、橘皮样。切面上,乳头下方有一灰白色肿块,周围无包膜,呈条索状(树根状)向黄色的脂肪组织内浸润。

实验三 躯干骨 颅骨

【实验材料】 多媒体课件,脊柱、胸廓、整颅标本,胸骨、肋骨、各部椎骨、骶骨标本或模型,挂图。

【实验要求及内容】

1. 对照脊柱、胸廓、整颅标本,说出其组成。

观察要点:成人脊柱由 24 块分离椎骨(颈椎 7 块、胸椎 12 块、腰椎 5 块)、1 块骶骨和 1 块尾骨,借椎间盘、韧带和关节紧密连结而成。胸廓由 12 块胸椎、1 块胸骨和 12 对肋借关节和韧带连结而成。颅由 8 块脑颅骨和 15 块面颅骨组成。

2. 对照颈椎、胸椎、腰椎、骶骨、胸骨、肋骨标本或模型,指出其形态特点及主要结构。

观察要点:①各部椎骨的主要特征:颈椎体小棘分叉,横突有孔通上下;胸椎棘突长而斜,两处肋凹构关节;腰椎体大形似肾,棘突板状水平伸。②骶骨:略呈三角形,底位于上方,骶岬,骶管,骶角,骶前、后孔。③胸骨:是一块扁骨,自上而下分为胸骨柄、胸骨体和剑突三部分,柄、体相接处形成突向前方的横行隆起,称胸骨角。④肋骨:为细长弓状的扁骨,其前端扁平接肋软骨,后端膨大称肋头,外侧稍细部为肋颈,肋颈外侧稍隆起部称肋结节。

3. 对照挂图,辨认椎骨间的连结。

观察要点:①椎间盘:位于上下两个椎体之间。②韧带:包括前纵韧带、后纵韧带、黄韧带、棘间韧带、棘上韧带("三长两短")。③椎间关节。

实验四 四 肢 骨

【实验材料】 多媒体课件,上、下肢骨标本,挂图、人体骨架。

【实验要求及内容】

1. 对照标本和挂图,辨认各骨的名称、位置、外形特点及主要结构。

观察要点:①锁骨。②肩胛骨:位于背部外上方,

是三角形的扁骨,有两面、三角和三缘。肩峰、喙突、关节盂、肩胛岗。③肱骨:位于臂部,是典型的长骨,分为一体和两端。肱骨头、大结节、小结节肱骨小头、肱骨滑车、三角肌粗隆、桡神经沟。④桡骨:位于前臂外侧部,分为一体两端。桡骨头、桡骨尺切迹、桡骨茎突。⑤尺骨:位于前臂的内侧部,分为一体两端。滑车切迹、尺骨鹰嘴、冠突、尺骨头、尺骨茎突。⑥手骨:分为腕骨、掌骨及指骨。⑦髋骨:包括髂骨、坐骨和耻骨三部分。髋臼、闭孔、髂嵴、髂前上棘、弓状线、髂窝、坐骨结节、坐骨棘、坐骨大、小切迹、耻骨结节、耻骨梳。⑧股骨:位于大腿部,可分为一体两端。股骨头、股骨颈、大转子、小转子、内侧髁、外侧髁、粗线、臀肌粗隆。⑨髌骨。⑩胫骨:位于小腿内侧部,可分为一体和两端。内侧髁、外侧髁、内踝,胫骨前缘、胫骨粗隆。⑪腓骨:位于小腿的外侧,可分为一体和两端。腓骨头、腓骨颈、外踝。⑫足骨:可分为跗骨、距骨及趾骨。

2. 对照标本和挂图,辨认各主要关节的组成及结构特点。

观察要点:①肩关节:由肩胛骨的关节盂和肱骨头构成。肱骨头大,关节盂浅小,关节囊薄而松弛,除前下部外,其余各部均有肌腱纤维加强。②肘关节:包括肱尺关节、肱桡关节和桡尺近侧关节 3 个关节。③桡腕关节:由桡骨下面和尺骨下方的关节盘和手舟骨、月骨、三角骨的近侧面共同构成,关节囊松弛。④骨盆:由骶骨、尾骨及左、右髋骨借关节和韧带连结而成。骨盆由骶骨岬、弓状线、耻骨梳和耻骨联合上缘连成的界线分为上方的大骨盆和下方的小骨盆。⑤髋关节:由股骨头与髋臼构成,髋臼周缘有髋臼唇加深髋臼的深度,可容纳股骨头的2/3。关节囊坚韧,股骨颈前面全部在关节囊内,但股骨颈后面的外1/3在囊外,关节囊后下部较薄弱,囊内有股骨头韧带。⑥膝关节:由股骨内、外侧髁和胫骨内、外侧髁和髌骨共同构成。关节囊薄而松弛,韧带发达,在关节囊内有前、后交叉韧带和内、外侧半月板,半月板加深了关节窝的深度。⑦踝关节:由胫、腓骨下端的关节面与距骨上部的关节面构成,其关节囊前、后壁较薄,两侧有韧带增强。

实验五 肌总论 头颈肌

【实验材料】 多媒体课件,尸体,挂图。

【实验要求及内容】

1. 对照图片,辨认肌的形态特点和构造。

2. 在尸体或挂图上辨认下列肌的位置和形态特点。

观察要点:①眼轮匝肌和口轮匝肌:分别位于眼裂和口裂的周围,肌纤维呈环行排列。②枕额肌:覆

于颅盖外面。阔而薄,由成对的枕腹和额腹以及中间的帽状腱膜组成。③咬肌:呈长方形,起自颧弓,向后下止于下颌角的外面。④颞肌:呈扇形,起自颞窝骨面,肌束向下会聚,通过颧弓的内侧,止于下颌骨的冠突。⑤**胸锁乳突肌**:斜列于颈部两侧,起自胸骨柄前面和锁骨的胸骨端,肌束斜向后上方,止于颞骨乳突。

实验六　躯　干　肌

【实验材料】　多媒体课件,尸体,挂图,模型。

【实验要求及内容】

在尸体、挂图或模型上,辨认下列肌的名称、位置、形态特点及主要结构。

观察要点:①**斜方肌**:位于项部和背上部的浅层,为三角形的阔肌,两侧相合成斜方形。②**背阔肌**:位于背下部和胸侧部,为全身最大的阔肌。③**竖脊肌**:为背肌中最长、最大的肌,纵列于躯干的背面,脊柱两侧的沟内。④**胸大肌**:位置表浅,覆盖胸廓前壁的大部,呈扇形,宽而厚。⑤胸小肌:位于胸大肌深面,呈三角形。⑥前锯肌:位于胸廓侧面,其肌腹呈锯齿状。⑦肋间肌:参与构成胸壁,在肋间隙内,主要包括肋间内、外肌。⑧膈:分隔胸腔与腹腔,为一块向上膨隆的扁肌,其周围为由肌束构成,中央部为腱膜,称中心腱。膈有 3 个裂孔:在脊柱前方的为主动脉裂孔,主动脉裂孔左前方为食管裂孔,食管裂孔右前方的中心腱内是腔静脉孔。⑨**腹外斜肌**:位于腹前外侧壁浅层,为一宽阔扁肌,其腱膜向内侧参与腹直肌鞘前层的构成,腱膜的下缘卷曲增厚连于髂前上棘与耻骨结节之间,形成**腹股沟韧带**。在耻骨结节外上方,腱膜形成一小三角形裂隙,称为**腹股沟管浅环**(皮下环)。⑩**腹内斜肌**:位于腹外斜肌深面,其腱膜也参与形成腹直肌鞘。⑪**腹横肌**:位于腹内斜肌深面,其腱膜参与构成腹直肌鞘后层。⑫**腹直肌**:位于腹前壁正中线的两旁,居腹直肌鞘中,为上宽下窄的带形肌。肌的全长被 3~4 条横行的**腱划**分成多个肌腹。⑬腰方肌:位于腹后壁,呈长方形,腰椎两侧,其后方有竖脊肌。⑭**腹直肌鞘**:包裹腹直肌,分为前、后两层,前层完整,由腹外斜肌腱膜与腹内斜肌腱膜的前层愈合而成;后层不完整,由腹内斜肌腱膜后层与腹横肌腱膜愈合而成。⑮白线:位于腹前壁正中线上,由两侧腹直肌鞘的纤维交织而成。⑯**腹股沟管**:位于腹前外侧壁的下部,腹股沟韧带内侧半的上方,长约 4.5cm。男性有精索通过,女性有子宫圆韧带通过。管的内口称腹股沟管深环(腹环),在腹股沟韧带中点上方约 1.5cm 处,为腹横筋膜向外的突口;管的外口即腹股沟管浅环(皮下环)。

实验七　四　肢　肌

【实验材料】　多媒体课件,尸体,挂图,模型。

【实验要求及内容】

1. 在尸体、挂图或模型上,辨认下列肌的位置、形态及起止点。

观察要点:①**三角肌**:呈三角形,位于肩部,由前向后起于锁骨外侧 1/3、肩峰、肩胛岗外侧 1/3,肌束向下集中止于肱骨的三角肌粗隆。②**肱二头肌**:位于臂前部,呈梭形。长头以长腱起自肩胛骨关节盂的上方,短头在内侧,起自肩胛骨喙突,两头会合成一肌腹,向下止于桡骨粗隆。③**肱三头肌**:在臂后,有三个头,即长头、内侧头、外侧头。长头起自肩胛骨关节盂的下方;外侧头起自肱骨后面桡神经沟的外上方;内侧头起自桡神经沟的内下方,三头合为一个肌腹,以扁腱止于尺骨鹰嘴。④**臀大肌**:位于臀部皮下,大而肥厚,起于髂骨外面和骶、尾骨的后面,肌束斜向下外,止于股骨的臀肌粗隆和髂胫束。⑤**股四头肌**:是全身中体积最大的肌,有 4 个头,分别称为股直肌、股内侧肌、股外侧肌和股中间肌。四个头向下形成一个腱,包绕髌骨的前面和两侧缘,向下延续为髌韧带,止于胫骨粗隆。⑥缝匠肌:是全身中最长的肌,呈扁带状,起自髂前上棘,经大腿前面,转向内下侧,止于胫骨上端的内侧面。⑦**小腿三头肌**:位于小腿后面的浅层,由浅层的腓肠肌和深层的比目鱼肌组成。腓肠肌的内、外侧头分别起自股骨内、外侧髁;比目鱼肌起自胫腓骨上端的后面。三个头会合,在小腿的上部形成膨隆的小腿肚,向下续为跟腱,止于跟骨结节。

2. 观察人体肌肉注射部位。

观察要点:

(1) 三角肌注射:选择**肩峰下 2~3 横指处**为注射部位。注射针依次经过皮肤、浅筋膜、深筋膜至三角肌内。注射时,针头勿向前内斜刺,以免伤及腋窝内的血管及臂丛神经;在三角肌后区注射时,也勿向后下偏斜,以免损伤桡神经。

(2) 臀大肌注射:该注射区的定位方法有两种。①十字法:**从臀裂顶点向外划一水平横线,再通过髂嵴最高点向下作一垂线,两线十字交叉,将臀区分为四区。臀部外上 1/4 区为臀肌注射最佳部位。**②连线法:**将髂前上棘至尾骨作一连线,将此线分为三等分,其外上 1/3 为注射部位。**注射针穿经皮肤、浅筋膜、臀肌筋膜至臀大肌。坐骨神经的体表投影为自大转子尖至坐骨结节中点向下至腘窝,注射时注意避免损伤。

实验八　心　脏

【实验材料】　多媒体课件,心脏模型、标本、挂图。

【实验要求及内容】

1. 对照图片,描述心脏的位置。

2. 对照模型,指出心脏的一尖、一底、两面、三缘和四条沟。

观察要点:一尖即心尖,朝向左前下方,在左侧第5肋间隙与左锁骨中线交点内侧1～2cm处可扪及心尖搏动。一底即心底,朝向右后上方。两面为胸肋面(前面)和膈面(下面)。三缘为右缘、左缘和下缘。四条沟为冠状沟、前室间沟、后室间沟和房间沟。

3. 在模型上指出各心腔内的主要结构。

观察要点:①右心房:右心耳、梳状肌、上下腔静脉口、冠状窦口、右房室口、卵圆窝。②右心室:右房室瓣(三尖瓣)、乳头肌、腱索、肺动脉口、肺动脉瓣。③左心房:左心耳、左房室口、肺静脉口。④左心室:左房室瓣(二尖瓣)、腱索、乳头肌、主动脉瓣、室间隔膜部。

4. 对照图片,指出心传导系统和心包的组成。

观察要点:心的传导系统包括窦房结、房室结、房室束及其分支。窦房结位于上腔静脉与右心房交界处的心外膜深面,房室结位于冠状窦口前上方的心内膜深面,房室束由房室结发出,在室间隔内下降,至肌部的上缘,分为左、右束支。

心包分纤维性心包和浆膜性心包两部分。纤维性心包是坚韧的结缔组织囊,伸缩性很小。浆膜性心包位于纤维性心包内,分脏、壁两层,脏层即心外膜,壁层衬于纤维性心包的内面。

5. 在模型上指出左、右冠状动脉及其主要分支。

观察要点:左冠状动脉起自主动脉根部的左后壁,向左前方行至冠状沟,分为前室间支和旋支。前室间支沿前室间沟下行,旋支沿冠状沟向左行至心的膈面。右冠状动脉起自主动脉根部的前壁,沿冠状沟向右下绕过心的右缘至心的膈面,发出后室间支,下行于后室间沟内。

6. 总结心肺复苏的主要步骤并观察胸外心脏按压的位置。

观察要点:胸外心脏按压的部位位于胸骨中、下1/3 交界处,可用中、示指触及肋下缘,向上滑动到剑突,再向上移动两横指。按压深度以胸骨下陷4～5cm为宜。

注意事项:

(1)头颈部损伤患者禁用仰面抬颈法开放气道。避免损伤脊髓颈段。

(2)胸外心脏按压的部位应准确,过高可伤及大血管;偏离胸骨可能引起肋骨骨折;过低可伤及腹部脏器或引起胃内容物反流。确保按压力垂直作用于患者胸骨。

(3)胸外心脏按压的压力应适当,过重易造成

损伤;过轻起不到应有作用。为小儿按压,用一手掌即可,若为婴幼儿,则用拇指或2～3个手指即可。

实验九 心脏微细结构及心脏疾病

【实验材料】 显微投影仪,显微镜,心脏壁切片。风湿性心肌炎切片,风湿性心内膜炎、风湿性心外膜炎(绒毛心)、高血压心脏病和心肌梗死的大体标本或图片。

【实验要求及内容】

1. 在显微镜下辨别心脏壁的层次结构。

观察要点:心脏壁由内向外依次分为心内膜、心肌和心外膜三层。心内膜为被覆于心肌内面的光滑薄膜,心瓣膜即由心内膜折叠而成。心内膜由内向外分为内皮、内皮下层和心内膜下层三层。心肌层由心肌细胞构成,是心壁最厚的一层。心外膜是被覆在心肌表面的一层光滑的薄膜,为浆膜性心包的脏层。

2. 在显微镜下能够说出风湿性心肌炎的病变特点。

观察要点:镜下,主要表现为在心肌间质、小动脉近旁形成风湿小体。小体大小不一,多呈梭形,其中心部为纤维素样坏死灶,周围有各种细胞成分,包括风湿细胞、淋巴细胞、单核细胞、浆细胞、成纤维细胞等。风湿细胞体积胖大,胞浆丰富,核大呈空泡状,染色质集中于核的中央,使核的横切面状似枭眼,纵切面如毛虫。后期,小体发生纤维化,形成梭形小瘢痕。

3. 对照大体标本或图片,能够辨认风湿性心内膜炎、风湿性心外膜炎(绒毛心)、高血压心脏病和心肌梗死。

观察要点:风湿性心内膜炎时,病变主要侵犯心瓣膜,其中二尖瓣最常被累及,表现为在瓣膜闭锁缘上出现单行排列的、粟粒大小、灰白色、半透明的疣状赘生物,附着牢固,一般不易脱落。风湿性心包炎时,病变主要累及心包脏层,呈浆液性或浆液纤维素性炎症。当有大量浆液渗出时,形成心包积液。当有大量纤维蛋白渗出时,心外膜表面的纤维素因心脏的不停搏动而成绒毛状,称为绒毛心。高血压心脏病主要表现为左心室肥大。心肌梗死时,梗死灶形状不规则呈地图状,黄色或土黄色,干燥质硬,失去正常光泽,其周边出现明显充血、出血带。

实验十 人体主要动、静脉

【实验材料】 多媒体课件,心脏模型(带大血管),挂图。

【实验要求及内容】

1. 对照模型辨认肺动脉、主动脉各段、肺静脉和上、下腔静脉。

观察要点:**肺动脉**粗而短,起于右心室,向左上方斜行,在主动脉弓下方分为左、右肺动脉,经肺门入肺,在肺动脉分叉处的稍左侧与主动脉弓下缘之间有一结缔组织索,称**动脉韧带**。**主动脉**粗而长,从左心室发出,先向右上行继而弯向左后方,再沿脊柱下行,经膈的主动脉裂孔入腹腔,到第 4 腰椎体的下缘平面分为左、右**髂总动脉**。主动脉以胸骨角平面分为三段,即**升主动脉**、**主动脉弓**和**降主动脉**。**肺静脉**起于肺内毛细血管,在肺内逐级汇合,最后,左、右肺各汇成两条肺静脉,经肺门出肺,注入左心房。**上腔静脉**由左、右**头臂静脉**合成,沿升主动脉的右缘垂直下降,注入右心房。**下腔静脉**由左、右髂总静脉合成,而后在腹主动脉的右侧沿脊柱上升,穿过膈的腔静脉裂孔入胸腔,注入右心房。

2. 对照挂图辨认主动脉各段主要分支。

观察要点:升主动脉其起始部发出**左、右冠状动脉**营养心脏壁;主动脉弓的凸侧发出三个分支,自右向左依次为**头臂干**、**左颈总动脉**和**左锁骨下动脉**。头臂干粗而短,向右上斜行,到胸锁关节的后方分为**右颈总动脉**和**右锁骨下动脉**。

降主动脉在胸、腹腔内下行,以膈为界分为**胸主动脉**和**腹主动脉**。降主动脉的终末分支称左、右髂总动脉。

实验十一 静脉、动脉穿刺技术

【实验材料】 多媒体课件,挂图,模型,标本,尸体。

【实验要求及内容】

1. 总结浅静脉、深静脉穿刺的目的及常选部位。

2. 观察人体浅静脉的主要穿刺部位。

观察要点:①颈外静脉:颈外静脉的体表投影相当于**同侧下颌角与锁骨中点的连线**。临床上穿刺颈外静脉时,多在其**中、上份交界处**进行,穿经的层次依次为皮肤、皮下组织、颈阔肌和静脉血管壁。②上肢浅静脉:**头静脉、贵要静脉和肘正中静脉**为上肢主要的浅静脉,临床常选择进行药物注射和采血。手背浅静脉网则常选择进行静脉注射。穿刺时固定好皮肤和静脉,针尖斜面向上,与皮肤表面呈 $20° \sim 30°$,沿静脉近心方向刺入静脉,穿经的层次依次为皮肤、皮下组织和静脉血管壁。③下肢浅静脉:**小隐静脉**和**大隐静脉**为下肢主要的浅静脉。用做穿刺的浅静脉主要是足背静脉和大隐静脉起始段。足背浅静脉构成静脉网。小隐静脉起于足背静脉网的外侧缘,经外踝后方转至跟腱的后面上行。大隐静脉起于足背静脉网的内侧缘,该静脉经内踝前方约 1cm 处沿小腿及股内侧上升,在耻骨结节下外方 $3 \sim 4cm$ 处注入股静脉。**大隐静脉经内踝前方**位置表浅而恒定,临床常在此做

静脉切开或穿刺。

3. 观察人体深静脉的主要穿刺部位。

观察要点:①颈内静脉:体表投影在乳突尖和下颌角连线中点至胸锁关节中点的连线上。患者多取仰卧位,肩部垫枕使之仰头,头偏向左侧(因多选右侧穿刺)。穿刺部位常选择**胸锁乳突肌胸骨端的外侧缘与环状软骨向外引线的交点处**,依次穿经皮肤、浅筋膜、胸锁乳突肌、颈动脉鞘,达颈内静脉。②股静脉:股静脉伴随股动脉上行,在腹股沟韧带深面延续为髂外静脉。股静脉在腹股沟韧带下方位于股动脉内侧,位置恒定,因此常选择在**股动脉搏动最明显处的内侧 0.5cm 处为穿刺点**。穿刺时依次经过皮肤、浅筋膜达股静脉。

4. 观察人体动脉的主要穿刺部位。

观察要点:①颈总动脉:颈总动脉穿刺常选择在**胸锁乳突肌前缘中点处**,即能摸到颈总动脉搏动的部位,相当于环状软骨水平。由浅入深依次穿经皮肤、浅筋膜、颈阔肌、颈深筋膜、颈动脉鞘和颈动脉壁,进针深度约 $2 \sim 3cm$。注意穿刺点不能高于环状软骨高度,以免损伤颈动脉窦。②股动脉:股动脉穿刺常选择在**腹股沟韧带中点下方 2 ~ 3cm 处**,其位置表浅,可触及其搏动。穿刺针由浅入深依次经过皮肤、浅筋膜、阔筋膜、股鞘和股动脉壁,进针深度约 2cm。

实验十二 血管实验

【实验材料】 显微投影仪,显微镜,大动脉、中小动脉、大静脉、脂肪组织切片,主动脉粥样硬化和细、小动脉硬化的病理切片。

【实验要求及内容】

1. 在显微镜下辨认动脉、静脉、毛细血管的层次结构,能够区别动脉与静脉、大动脉与中小动脉。

观察要点:动脉管壁较厚,管腔断面呈圆形。动脉壁由内膜、中膜和外膜构成,内膜的表面由单层扁平上皮(内皮)构成光滑的腔面;外膜为结缔组织;中膜最厚,大动脉的中膜富含弹力纤维,又称弹性动脉;中、小动脉的中膜平滑肌较发达,又称肌性动脉。静脉管壁也可分为内、中、外膜,以外膜最厚,但管壁薄、平滑肌和弹力纤维均较少,管腔在断面上呈扁椭圆形。毛细血管管腔很细,管壁很薄,主要由一层内皮细胞和基膜构成。

2. 在显微镜下辨认主动脉粥样硬化(粥样斑块期)和细小动脉硬化的病变特点。

观察要点:动脉粥样硬化以动脉内膜形成**粥样斑块**为特征,镜下观,斑块表层纤维帽趋于老化,胶原纤维发生玻璃样变,深部为大量粉染的无定形坏死物质,其内可见胆固醇结晶(石蜡切片上为针状空隙),

底部和边缘可有肉芽组织增生,外周可见少许泡沫细胞和淋巴细胞浸润。细、小动脉硬化主要见于高血压病时,以管壁的玻璃样变性或纤维素样坏死为特征。

实验十三　急救止血的形态应用

【实验材料】　多媒体课件,挂图,模型,标本,尸体。

【实验要求及内容】

1. 总结急救止血的主要方法。

2. 观察手压止血的主要部位。

观察要点:①颞浅动脉:经外耳门前方上行,跨过颧弓后端至颞部皮下,分支布于腮腺、颞、顶、额部的软组织。颞浅动脉在外耳门前方位置表浅,在活体易触其搏动,当头前外侧部外伤出血,可在此处压迫止血。②面动脉:发自颈外动脉,经下颌下腺深面,于咬肌前缘绕过下颌骨的下缘至面部,然后沿口角与鼻翼外侧上行至内眦,易名为内眦动脉。面动脉在咬肌前缘绕过下颌骨下缘处位置表浅,活体可触摸其搏动。当面部外伤出血,可在此处压迫止血。③锁骨下动脉:左侧起于主动脉弓,右侧起自头臂干。锁骨下动脉从胸锁关节后方斜向外至颈根部,呈弓状经胸膜顶前方,穿斜角肌间隙,至第1肋外缘延续为腋动脉。从胸锁关节至锁骨下缘中点画一弓形线(弓的最高点距锁骨上缘1.5cm),该线为锁骨下动脉的体表投影。上肢出血时,可于锁骨中点上方的锁骨上窝处向后下方将该动脉压向第1肋进行止血。④肱动脉:由腋动脉移行而来,沿肱二头肌内侧缘下行,到肘窝深部,分为桡动脉和尺动脉。当上肢远侧部发生大出血时,可在臂中部内侧将其压向肱骨,进行止血。⑤掌浅弓和掌深弓:由桡动脉和尺动脉在手掌的终末分支互相吻合而成。掌浅弓位置浅,掌深弓位置深,它们除分支布于手掌外,发出掌侧固有动脉,沿手指掌面的两侧缘行向手指尖。当手指出血时,可在指根部两侧血管的行径部位压迫止血。⑥股动脉:由髂外动脉移行而来,在股三角内下行,至股三角下方行向背侧,进入腘窝,移行为腘动脉。在腹股沟韧带中点稍内侧的下方,股动脉位置表浅,可触及其搏动。当下肢发生大出血时,可在此向后外方把股动脉压向耻骨,进行止血。⑦足背动脉:是胫前动脉的延续,位于足背,位置表浅,在踝关节前方,内、外踝连线中点处可触及其搏动。足部出血时可在该处压迫足背动脉进行止血。

3. 观察测量血压和脉搏的主要部位。

观察要点:①测量血压常选的部位是肱动脉。因为肱动脉沿肱二头肌内侧缘下行,到肘窝深部,分为桡动脉和尺动脉。在肘窝稍上方和肱二头肌腱的内侧,肱动脉的位置表浅,可触及其搏动,是测量血压听诊部位。②测量脉搏常选的部位是桡动脉。因为桡

动脉位于前臂前部,在前臂肌前群的桡侧部下行,经腕部到达手掌分支布于前臂和手。桡动脉在腕掌侧面的上方和桡侧腕屈肌腱的外侧,位置表浅,可触及其搏动,是临床触摸和记数脉搏的常用部位。此外临床测量脉搏还可选取颞动脉、颈动脉、股动脉和足背动脉等。

实验十四　局部血液循环障碍

【实验材料】　显微投影仪,显微镜,慢性肝淤血、慢性肺淤血病理切片,肾贫血性梗死、肺出血性梗死大体标本。

【实验要求及内容】

1. 在显微镜下辨认慢性肝淤血、慢性肺淤血的病变特点。

观察要点:慢性肺淤血时,镜下观,肺泡壁毛细血管扩张、充血,肺泡腔内出现水肿液,甚至红细胞及心衰细胞。心衰细胞是肺泡腔内吞噬了红细胞的巨噬细胞,其胞体内含有不等的棕黄色或黑褐色含铁血黄素颗粒。长期肺淤血还可引起肺泡壁的纤维组织增生。

慢性肝淤血时,镜下观,肝小叶中央静脉及其附近的肝窦高度扩张充血,而该区肝细胞萎缩甚至消失,小叶周边带的肝细胞可发生不同程度的脂肪变性。长期肝淤血,小叶内和汇管区还会出现纤维结缔组织增生。

2. 说出肾贫血性梗死、肺出血性梗死的肉眼观病变特点。

观察要点:肾贫血性梗死时,梗死灶呈锥形,切面呈扇形,灰白或土黄色,较干燥,质硬,与周围正常组织分界清楚,两者交界处可见红色的充血出血带。肺出血性梗死时,梗死的肺组织呈暗红色,外形也较规则(多为锥形),与周围正常组织分界清楚。

实验十五　淋　巴　系　统

【实验材料】　淋巴结和脾的模型及组织切片,显微镜,挂图。

【实验要求及内容】

1. 对照模型,说出淋巴结和脾的形态特点。

观察要点:淋巴结为灰红色扁椭圆小体,质软。其一侧凹陷,称淋巴结门,有1~2条输出淋巴管走出,另一侧隆凸,有数条输入淋巴管进入。脾为暗红色,扁椭圆形器官,可分为膈、脏两面,上、下两缘。膈面光滑隆凸,与膈相贴。脏面凹陷,与胃底等脏器相邻,近中央处为脾门。脾的下缘钝厚,上缘较薄,有2~3个小切迹,称脾切迹。

2. 在显微镜下辨认淋巴结和脾的微细结构。

观察要点:淋巴结的表面有结缔组织构成的被

膜,其实质分为浅层的皮质和深层的髓质两部分。皮质浅层有许多淋巴小结,主要由 B 淋巴细胞构成,皮质深层是一片弥散的淋巴组织,称胸腺依赖区,主要由 T 淋巴细胞构成。髓质主要由髓索构成。髓索呈条索状,分支互相连接成网,内有 B 淋巴细胞、浆细胞和巨噬细胞等。淋巴窦是淋巴结内淋巴流经的管道。淋巴窦内有许多巨噬细胞和网状细胞,可以清除异物。

脾的表面有致密结缔组织构成的被膜,被膜伸入脾内,形成小梁。脾的实质由淋巴组织构成,分白髓和红髓两部分。白髓散在红髓内,淋巴细胞排列密集,包括动脉周围淋巴鞘和淋巴小结两部分。动脉周围淋巴鞘呈圆筒状,主要由 T 淋巴细胞围绕中央动脉而成。淋巴小结呈球状,位于动脉周围淋巴鞘的一侧,主要由 B 淋巴细胞构成。红髓由脾索和脾窦构成索状,互相连接成网,内有许多 B 淋巴细胞、网状细胞、巨噬细胞及红细胞等。脾窦位于脾索之间,是外形不规则的腔隙,窦壁附近有较多巨噬细胞。

3. 对照挂图,了解淋巴管道的组成。

实验十六 炎 症

【实验材料】 显微投影仪,显微镜,阑尾蜂窝织炎病理切片,结肠假膜性炎、肝脓肿大体标本。

【实验要求及内容】

1. 在显微镜下辨认阑尾蜂窝织炎、炎性息肉的病变特点。

观察要点:镜下可见脓性渗出物弥漫浸润于阑尾壁全层(黏膜层、黏膜下层、肌层、浆膜层),脓性渗出物的主要成分为大量中性粒细胞。

2. 说出结肠假膜性炎、肝脓肿的肉眼观病变特点。

观察要点:结肠假膜性炎时,可见结肠黏膜表面覆盖着一层灰白色、半透明的膜状物(假膜),为渗出的纤维素、白细胞和坏死的黏膜上皮混合在一起而形成。肝脓肿时,可见肝左叶或右叶有一个或多个境界清楚的淡黄色病灶,圆形或椭圆形,若破溃,脓液排出,在原发处则形成空洞。

实验十七 消 化 管

【实验材料】 多媒体课件,牙、咽、食管、胃、小肠和大肠模型,挂图,显微镜,胃、小肠组织切片,胃溃疡大体标本。

【实验要求及内容】

1. 在模型上,辨认下列器官的外形特点和重要结构。

观察要点:①牙:从外形上可分为牙冠、牙根、牙颈三部分;从剖面上看,牙主要由牙本质、釉质、牙骨质和牙髓构成。根据牙的形态和功能,可分为切牙、尖牙、前磨牙和磨牙。②咽:以软腭和会厌为界,分为鼻咽、口咽、喉咽三部分,咽鼓管咽口、咽鼓管圆枕、咽隐窝、腭扁桃体、梨状隐窝。③食管:全程有三处狭窄,分别位于食管起始处、与左支气管交叉处和穿经膈的食管裂孔处。④胃:外形上分上下两口,大小两弯和前后两壁。贲门、幽门、胃小弯、角切迹、胃大弯。分部:贲门部、胃底、胃体和幽门部。⑤小肠:可分为十二指肠、空肠和回肠三部分。十二指肠可分上部、降部、水平部和升部,十二指肠球、十二指肠大乳头、十二指肠悬韧带。⑥大肠:可分为盲肠、阑尾、结肠、直肠和肛管。盲肠内有回盲瓣;结肠可分为升结肠、横结肠、降结肠和乙状结肠四部分;直肠在矢状面上有两个弯曲即骶曲和会阴曲,其下部膨大称直肠壶腹,内有三个直肠横襞;肛管内有肛柱、肛瓣、肛窦、齿状线。

2. 观察插胃管依次经过的结构。

观察要点:病人可采取坐位、半坐卧位或右侧卧位插胃管,依次通过鼻、咽、食管进入胃内,成人插入的长度为前额发际至胸骨剑突处,或由鼻尖经耳垂至胸骨剑突处的距离,约为 45~55cm。

3. 在显微镜下辨认胃壁和小肠壁的微细结构。

观察要点:镜下,胃壁从内向外可分为四层。①黏膜层:又可分为上皮层和固有层,前者为单层柱状上皮,后者为结缔组织,内含紧密排列的大量腺体,其导管开口于黏膜表面的胃小凹。②黏膜下层:为疏松结缔组织。③肌层:较厚,由三层平滑肌构成。④外膜。小肠管壁结构同胃壁相似,其结构特点主要表现在黏膜:①环行皱襞:由黏膜层和部分黏膜下层向小肠腔面共同突起而形成。②绒毛:为黏膜层的上皮和固有层向肠腔内突出而形成的指状突起。绒毛的表面为单层柱状上皮,上皮由柱状细胞和杯状细胞构成。③微绒毛:柱状细胞的游离面在光镜下可见纹状缘,由密集排列的微绒毛构成。

4. 在大体标本上指出胃溃疡的病变特点。

观察要点:肉眼观,胃溃疡多位于胃小弯近幽门处,单个,圆形或椭圆形,直径多在 2cm 以内。溃疡边缘整齐,状如刀切,底部平坦,但可穿越黏膜下层,深达肌层甚至浆膜层。溃疡周围黏膜皱襞以溃疡为中心呈放射状排列。

实验十八 消 化 腺

【实验材料】 肝脏、胰腺模型、标本、挂图,显微镜,显微投影仪,肝、胰组织切片,急性病毒性肝炎、门脉性肝硬化病理切片。

【实验要求及内容】

1. 对照模型,描述肝脏、胰腺的形态结构特点。

观察要点:肝呈不规则的楔形,可分为上、下两面,前、后两缘。肝的前缘锐薄,后缘钝圆。肝的上面膨隆,贴于膈下,又称膈面,被镰状韧带分为大而厚的**肝右叶**和小而薄的**肝左叶**。肝的下面朝向下后方,邻接许多器官,又叫脏面,脏面有一近似"H"形的沟,中间的横沟称**肝门**,是**肝固有动脉**、**肝门静脉**、**肝左右管**、淋巴管和神经出入肝的部位。左侧纵沟前部有肝固有韧带,后部有静脉韧带;右侧纵沟前部有胆囊窝,后部为腔静脉沟,分别容纳胆囊和下腔静脉。胰全长可分为**头、体、尾**三部,胰头被十二指肠"C"字形包绕,胰体居胰中间的大部分,胰尾细小,抵达脾门附近。

2. 对照图片,认识肝外输胆管道的组成。

3. 在显微镜下辨认肝和胰的微细结构。

观察要点:镜下,肝组织由大量呈不规则多边形的块状结构,即**肝小叶**所组成,在其内部,肝细胞以**中央静脉**为中心呈单行排列,所形成的结构称**肝索**或肝板,相邻肝索之间为**肝血窦**,其内流动着血液。相邻肝小叶之间有较多的结缔组织,内有小叶间动、静脉和小叶间胆管通过,此区域称为**门管区**。胰的实质由内、外分泌部构成,前者染色较深,由腺泡和导管两部分组成,后者是散在分布的大小不等的内分泌细胞团,即**胰岛**,染色较浅。

4. 在显微镜下辨认急性病毒性肝炎和门脉性肝硬化的病变特点。

观察要点:急性病毒性肝炎在镜下主要表现为:①广泛的肝细胞变性,以胞浆疏松化和气球样变最为普遍;②坏死轻微,偶见散在的点状坏死和嗜酸性小体形成;③不同程度的炎性细胞浸润。门脉性肝硬化在镜下主要表现为:正常肝小叶结构被破坏,由**假小叶**所取代。假小叶内①肝细胞大小不一,有正常的、变性坏死的、再生的,排列紊乱呈团块状;②小叶中央静脉缺如、偏位或有两个以上;③假小叶周围的纤维间隔内有淋巴细胞浸润和小胆管增生。

5. 观察阑尾、肝、胆囊底的体表投影。

观察要点:①阑尾麦氏点的位置:阑尾多位于右髂窝内,其根部连于盲肠后壁,位置较恒定,远端游离,其根部的体表投影约在**脐与右髂前上棘连线的中、外 1/3 交点处**,此点称麦氏点(McBurney 点)。②肝的体表投影:肝大部位与右季肋区和腹上区,小部分位于左季肋区。肝的上界与膈穹隆一致,右侧相当于**右锁骨中线与第 5 肋的交点**,正中线平胸骨体下端,左侧相当于**左锁骨中线与第 5 肋间隙交点**。**肝的下界,右侧与肋弓一致,**在腹上区则可达剑突下方约 3~5cm。③胆囊底的体表投影:胆囊底的体表投影是在**右锁骨中线与右肋弓相交处**,胆囊病变时,此处常出现明显压痛。

实验十九　呼吸系统

【实验材料】　鼻腔、喉软骨、喉腔、气管及主支气管模型,显微镜,气管组织切片,慢性支气管炎病理切片,挂图双肺模型、标本、挂图,肺组织切片。

【实验要求及内容】

1. 在模型上辨认下列结构。

观察要点:①鼻腔的结构:鼻前庭,固有鼻腔,**上、中、下鼻甲**、**上、中、下鼻道**、**蝶筛隐窝**。②鼻旁窦:**蝶窦**、**额窦**、**上颌窦**、筛窦。③喉软骨及其连结:**甲状软骨**、**喉结**、环甲关节、**环状软骨**、**会厌软骨**、**杓状软骨**、环杓关节、声韧带。④喉腔的结构:喉口、**前庭襞**、**声襞**、**声门裂**、前庭裂、喉前庭、喉中间腔、声门下腔。⑤气管和主支气管:**气管**上接环状软骨,沿食管前面降入胸腔,在胸骨角平面分为左、右主支气管,其分叉处称**气管杈**,其内面有一向上凸的半月状嵴,称**气管隆嵴**。**左主支气管**较细长,走行方向接近水平位;**右主支气管**略粗短,走行方向较垂直。

2. 观察气管切开的位置并分析操作过程中的注意事项。

观察要点:作气管切开术,常在**第 3~5 气管软骨之间**进行。病人取仰卧位,肩部垫枕,使头后仰,颈前充分暴露。切开时依次经过皮肤、浅筋膜、深筋膜、气管外膜、黏膜下层、黏膜。

3. 在显微镜下辨认气管的微细结构和慢支的病变特点。

观察要点:

(1) 气管的微细结构,管壁从内向外可分为三层。依次为①黏膜层:又可分为上皮层和固有层,前者为假复层纤毛柱状上皮,后者为结缔组织,内含较多的腺体和弹性纤维。②黏膜下层:为疏松结缔组织,含较大的血管、淋巴管、神经和混合腺。③外膜:主要由**透明软骨**和平滑肌构成。

(2) 慢支的镜下特点:①黏膜上皮纤毛倒伏、粘连、脱失;上皮细胞变性、坏死脱落、鳞状上皮化生,杯状细胞增多。②黏液腺肥大、增生,分泌亢进。③管壁平滑肌、弹性纤维及软骨破坏(变性、断裂、萎缩、消失)。④管壁充血、水肿,淋巴细胞、浆细胞浸润,纤维结缔组织增生。

4. 对照图片,描述肺的位置。

5. 对照模型,指出肺的外形特点和主要结构。

观察要点:肺呈半圆锥形,左肺稍狭长,右肺略宽短。有一尖、一底、二面和三缘。肺的上端钝圆,突入颈根部,称**肺尖**,高出锁骨内侧 1/3 上方约 2~3cm。肺的下面凹陷称**肺底**,与膈相贴,故又称**膈面**。肺的外侧面与肋和肋间肌相邻,故称**肋面**。肺的内侧面朝向纵隔,其近中央处有一凹陷为**肺门**,是主支气管、肺动脉、肺静脉、淋巴管和神经等出入肺的部位,出入肺门的结构被结缔组织包绕,构成**肺根**。肺的前缘和下缘薄而锐利,左肺前缘下份有一明显的凹陷,称**心切迹**。左肺被**斜裂**分为**上、下两个大叶**,右肺被**斜裂**和**水平裂**分为**上、中、下三个大叶**。

6. 在显微镜下辨认肺的微细结构。

观察要点:镜下,可见大量肺泡和各级支气管的断面。肺泡壁薄,肺泡腔内难见任何渗出物;各种支气管的断面大小不等、形状各异,管壁厚薄不同(可分为2~3层),腔内几乎无渗出物。

7. 观察胸膜腔穿刺:穿刺的部位一般选择在**肩胛线或腋后线第7~8肋间隙**;有时也选腋中线第6~7肋间隙为穿刺点可避免损伤肺。穿经的层次依次为皮肤、浅筋膜、深筋膜和肋间外肌、肋间内肌、胸内筋膜、壁胸膜,最后进入胸膜腔。

实验二十 泌尿系统

【实验材料】 肾脏、输尿管、膀胱模型、挂图、显微镜,肾组织切片,新月体性肾小球肾炎切片。

【实验要求及内容】

1. 在模型上辨认肾脏的外形特点及剖面结构。

观察要点:①外形特点:形似蚕豆,表面光滑,分上、下两端,前、后两面,内侧、外侧两缘。**肾门、肾蒂、肾窦**。②剖面结构:肾皮质、**肾柱**、肾髓质、**肾锥体、肾乳头、肾小盏、肾大盏、肾盂**。

2. 对照图片,描述肾脏的位置及被膜。

3. 肾门的体表投影

肾区即为肾门在腹后壁的体表投影,一般**在竖脊肌外侧缘与第12肋的夹角内**,故又称肋脊角。

4. 对照模型,说出膀胱的外形特点及腔内结构。

观察要点:膀胱空虚时呈三棱锥体形,分膀胱尖、膀胱底、膀胱体、膀胱颈四部分。其各部之间无明显界限,充盈时呈卵圆形。膀胱壁内面,位于两输尿管口与尿道内口之间有一个三角形区域,称**膀胱三角**。在两输尿管口之间的横行黏膜皱襞为**输尿管间襞**,呈苍白色。

5. 在模型或图片上找出输尿管的三处狭窄。

6. 在显微镜下辨认肾组织的微细结构特点及新月体性肾小球肾炎的病变特点。

观察要点:①肾的微细结构特点:低倍镜下,可见肾组织表面被覆一层被膜,被膜下为肾皮质部分,染色较深,含大量球形结构(肾小球),皮质深层为肾髓质,染色较浅,可见肾小管各段的断面及集合管断面,肾小球较少。高倍镜下,仔细观察肾小球的形态结构特点(盘绕呈球形的毛细血管切面及一些蓝色的胞核),注意区分肾小管各段的差别。②新月体性肾小球肾炎的病变特点:镜下,可见部分肾小球内形成新

月体或环形体,主要由增生的肾小囊壁层上皮细胞所组成。

实验二十一 生殖系统

【实验材料】 多媒体课件,男、女性盆腔矢状切面模型,睾丸(带附睾)、前列腺、子宫模型,挂图,显微投影仪,睾丸、卵巢、子宫组织切片。

【实验要求及内容】

1. 对照男、女性盆腔矢状切面模型和图片,认识男、女性内生殖器的组成。

观察要点:男性内生殖器由睾丸、附睾、输精管、射精管和男性尿道和附属腺(精囊腺、前列腺、尿道球腺)组成。女性内生殖器由卵巢、输卵管、子宫、阴道和附属腺(前庭大腺)组成。

2. 对照模型,辨认睾丸(带附睾)、前列腺、子宫的形态结构特点。

观察要点:**睾丸**位于阴囊内,左右各一,呈扁椭圆形,分为上、下两端,前、后两缘,内、外两侧面。**附睾**紧贴睾丸的上端和后缘,可分为头、体、尾三部。**前列腺**呈栗子形,位于骨盆腔内,中央有尿道前列腺部穿过。可分为底、体、尖三部分,前列腺体后面正中线上有一浅沟,称**前列腺沟**。成人**子宫**呈前后略扁倒置的梨形,可分为**底、体、颈**三部,体、颈交接处略微狭窄,称**子宫狭**,子宫颈下端伸入阴道内的部分为**子宫颈阴道部**,以上的部分称阴道上部。子宫的内腔狭窄,上部是由子宫底、体围成的三角形腔隙,称**子宫腔**,其尖端朝下;下部在子宫颈内,称**子宫颈管**。

3. 对照图片,了解输精管、男性尿道和输卵管的走行及分部。

4. 对照图片,认识女性子宫的固定装置。

观察要点:维持子宫正常位置的韧带有:**子宫阔韧带**,从子宫两侧缘延伸至骨盆侧壁的双层腹膜皱襞,呈冠状位。**子宫圆韧带**,起于输卵管与子宫连接处前面的下方,在子宫阔韧带前层腹膜的覆盖下向前外侧弯行,经过腹股沟管止于阴阜和大阴唇的皮下。**子宫主韧带**,由子宫阔韧带下部两层腹膜之间的结缔组织和平滑肌纤维构成,由子宫颈连至骨盆侧壁。**骶子宫韧带**,起于子宫颈的后面,绕过直肠两侧,止于骶骨的前面。

5. 借助切片或图片,了解睾丸、卵巢、子宫壁的微细结构特点

6. 观察给男、女性导尿要注意的主要结构特点。

观察要点:男性尿道长约16~22cm,管径平均为5~7mm。全程中有三处狭窄、三个扩大和二个弯曲。三处狭窄分别是**尿道内口、膜部和尿道外口**。三个扩大分别是前列腺部、尿道球部和尿道舟状窝。二个弯曲:一为**耻骨下弯**,在耻骨联合下方,凹向前上方,此

弯恒定无变化;另一个弯曲为耻骨前弯,在耻骨联合前下方,凹向下方。

女性患者导尿要注意的主要特点:女性尿道短、宽、直。

实验二十二 中枢神经系统

【实验材料】 脊髓、全脑、小脑、脑干(带间脑)模型、标本、挂图。

【实验要求及内容】

1. 在脊髓标本上观察脊髓的位置和外形。

观察要点:脊髓位于椎管内,上端在枕骨大孔处与脑的延髓相接,成人脊髓下端平第一腰椎。脊髓外形可见颈膨大、腰膨大、脊髓圆锥、终丝,表面有前正中裂、后正中沟、前、后外侧沟及相连的脊神经根和脊神经节。

2. 在全脑模型上辨认脑的各个组成部分。

观察要点:脑位于颅腔内,可分为端脑、间脑、小脑、中脑、脑桥和延髓六个部分。通常将延髓、脑桥和中脑合称为脑干。

3. 对照脑干模型,辨认其腹、背侧面主要结构。

观察要点:①腹侧面:延髓、锥体、锥体交叉、舌下神经、副神经、迷走神经、舌咽神经、脑桥、基底沟、小脑中脚、延髓脑桥沟、三叉神经、展神经、面神经、前庭蜗神经、中脑、大脑脚、脚间窝、动眼神经。②背侧面:薄束结节、楔束结节、菱形窝、上丘、下丘、滑车神经。

4. 在小脑模型上指出其外形特点和内部结构。

观察要点:小脑在外形上,可分中间的小脑蚓和内侧的小脑半球。小脑上面平坦,小脑半球下面凸隆,两半球下面靠近小脑蚓的椭圆形隆起,称为小脑扁桃体。小脑半球和蚓部表面由许多横行的浅沟,分割成许多薄的小脑叶片。剖面上可见,小脑表面的一层灰质,称小脑皮质,皮质深面的白质称为髓质,髓质内埋有 4 对灰质块,称为小脑核,其中最大者为齿状核。

5. 在脑干或全脑模型上辨认间脑的主要结构。

观察要点:背侧丘脑、第三脑室、内侧膝状体、外侧膝状体、视交叉、灰结节、乳头体。

6. 在全脑模型上辨认端脑的外形特点和主要结构。

观察要点:大脑纵裂、大脑横裂、胼胝体,大脑半球上外侧面、内侧面和下面,中央沟、外侧沟和顶枕沟。

实验二十三 周围神经系统

【实验材料】 部分脊髓(带脊神经)模型标本,各神经丛标本。尸体,挂图。脑及脑干连脑神经标本或模型。

【实验要求及内容】

1. 对照图片,了解脊神经的数量及分部。

2. 对照模型,辨认脊神经的基本结构。

观察要点:每对脊神经都是由前根和后根在椎间孔处合并而成,在后根上有膨大的脊神经节。脊神经出椎间孔后分前、后两支,其中前支粗大,除胸神经前支保持明显的节段性,其余的前支分别交织成颈丛、臂丛、腰丛和骶丛。

3. 在尸体上找到下列脊神经,并观察其走行及分布。

观察要点:①膈神经:是颈丛中最重要的分支。②尺神经:发自臂丛内侧束,沿肱二头肌内侧沟随肱动脉下降,经肱骨内上髁后方的尺神经沟进入前臂,在前臂与尺动脉伴行至手掌。③正中神经:发自臂丛内侧束和外侧束,在臂部沿肱二头肌内侧沟伴肱动脉下行至肘窝,在前臂中线于浅、深屈肌之间下降至手掌。④肌皮神经:发自臂丛外侧束。⑤桡神经:臂丛最大的分支,起自后束,在肱三头肌深面紧贴肱骨体中部后面沿桡神经沟向下外行。⑥腋神经:起自臂丛后束,主要分支到三角肌。⑦股神经:为腰丛中最大的分支,开始在腰大肌与髂肌之间下行,经腹股沟韧带深面入股三角,位于股动脉的外侧。分支支配大腿前面的肌和皮肤。⑧坐骨神经:是全身最粗大的神经,经梨状肌下孔出骨盆,在臀大肌深面,经过大转子与坐骨结节之间到大腿后面,在腘窝上角分为胫神经和腓总神经。

4. 在模型或标本上找出十二对脑神经及连脑部位。

Ⅰ嗅神经,Ⅱ视神经,Ⅲ动眼神经,Ⅳ滑车神经,Ⅴ三叉神经,Ⅵ展神经,Ⅶ面神经,Ⅷ前庭蜗神经,Ⅸ舌咽神经,Ⅹ迷走神经,Ⅺ副神经,Ⅻ舌下神经。脑神经主要分布于头面部,部分还分布到胸、腹腔的脏器、颈、背部。12 对脑神经中有 10 对脑神经和脑干相连。其中最后 4 对脑神经和延髓相连;中间 4 对脑神经和脑桥相连,第Ⅲ、Ⅳ对脑神经和中脑相连。

实验二十四 感 觉 器

【实验材料】 眼标本及模型、耳的标本及模型、皮肤结构层次模型。

【实验要求及内容】

1. 在眼标本或模型上观察眼球壁的结构及眼内容物的组成。

观察要点:眼球壁由外向内可分为三层结构:

(1)外膜:又称纤维膜,由纤维结缔组织组成,可分为角膜和巩膜两部分。前 1/6 为角膜,致密透明,曲度较大,有屈光作用,其内无血管但有丰富的感觉神经末梢,感觉敏锐;后 5/6 为巩膜,不透明,乳白色,在巩膜与角膜交界处,深部有一环行的巩膜静脉窦。

(2)中膜:又称血管膜,在外膜的内面,含丰富的血管、神经和色素,呈棕黑色,从前往后依次为虹膜、睫状体和脉络膜。

虹膜位于角膜后方,冠状位呈圆盘形,中央有圆形的**瞳孔**。

睫状体前接虹膜,后续脉络膜,其前部表面呈放射状的突起为睫状突。由睫状突发出睫状小带与晶状体相连。睫状体内有平滑肌称睫状肌,该肌的收缩与舒张可使睫状小带松弛与紧张,从而调节晶状体的曲度。

脉络膜位于中膜后2/3,后方有视神经穿过。

(3)内膜:又称视网膜,在中膜的内面,于视神经的起始处有白色圆形隆起,称视神经盘。此处无感光细胞,故称盲点。在视神经盘的颞侧稍下方有一黄色区域称黄斑,其中央有一凹陷称中央凹,是感光最敏锐的部位。这些结构在活体用眼底镜检查时可见。

眼球的内容物包括房水、晶状体和玻璃体。这些结构和角膜一样透明而无血管分布,具有屈光作用,称为眼的屈光系统。

2. 在耳的模型或标本上观察外耳、中耳和内耳的结构。

观察要点:①外耳包括耳郭、外耳道和鼓膜。②**中耳**位于外耳和内耳之间。包括鼓室、咽鼓管、乳突窦和乳突小房。③**内耳**是前庭蜗器的主要部分,由骨迷路和膜迷路组成. 骨迷路由后外向前内分别由骨半规管、前庭和耳蜗组成,膜迷路为套于骨迷路内的封闭的膜性管道,由膜半规管、椭圆囊与球囊、蜗管组成。

3. 观察皮肤模型:皮肤的层次及皮内、皮下注射部位。

观察要点:①皮肤分表皮及真皮两层,**表皮**是皮肤的浅层,由角化的复层扁平上皮构成。包括**基底层**、**棘层**、**颗粒层**、**透明层**、**角质层五层**。**真皮**位于表皮下面,由致密结缔组织组成,分**乳头层**和**网织层**。②皮内注射:做皮内实验时选择**前臂掌侧下段**,预防接种选择**上臂三角肌下缘**,局部麻醉选择在实施局部麻醉处。注射时,应将针头斜面向上与皮肤成5°角刺

入表皮与真皮之间。③皮下注射:注射部位常选择**上臂三角肌下缘上臂外侧、腹部、后背、大腿外侧方**。注射时,应将针头斜面向上与皮肤成30° ~40°角刺入针头的2/3,将药液注入皮下组织。在此过程中,针头依次经过表皮、真皮和皮下组织。

实验二十五　内分泌系统

【实验材料】　颈前部解剖标本、腹膜后间隙的器官标本、头部正中矢状切面标本、显微镜、组织切片。

【实验要求及内容】

1. 在颈前部解剖标本观察甲状腺:**甲状腺**位于颈前部,呈"H"形,由左、右两个侧叶及中间的甲状腺峡组成,由甲状腺峡上有时可伸出锥状叶。甲状腺柔软,血液供应丰富,呈棕红色。吞咽时甲状腺可随喉上、下移动。甲状腺过度肿大时,可压迫喉和气管而发生呼吸困难。

2. 在腹膜后间隙的器官标本观察肾上腺:肾上腺呈黄褐色,位于肾上端的内上方,与肾共同包在肾筋膜内,左右各一,右侧呈三角形,左侧近似半月形。

3. 在头部正中矢状切面标本观察垂体:**垂体**为椭圆形小体,灰红色,位于颅中窝蝶骨体上的垂体窝内,上借漏斗与下丘脑相连,前方与视交叉相邻。

4. 观察甲状腺、肾上腺和垂体的微细结构:

观察要点:①甲状腺滤泡:甲状腺滤泡呈圆形、椭圆形或不规则形,主要由单层立方的滤泡上皮细胞组成,滤泡腔内充满均质状的嗜酸性胶质,滤泡旁细胞数量少,位于滤泡上皮细胞之间或滤泡之间的结缔组织内。在 HE 染色的切片上,胞体比滤泡上皮细胞大,呈卵圆形或多边形,胞质染色淡,又称**亮细胞**。②肾上腺分皮质和髓质两部分:皮质由浅入深可将皮质分为球状带、束状带和网状带,髓质位于肾上腺中央主要由髓质细胞构成。髓质细胞体积较大,呈圆形或多边形,胞质染色淡,核大而圆,核仁明显。经铬盐固定的标本,细胞内可见棕黄色颗粒即嗜铬颗粒,故髓质细胞又称嗜铬细胞。③垂体可分为腺垂体、神经垂体两部分:腺垂体主要由嗜酸性细胞、嗜碱性细胞和嫌色细胞三种细胞组成,神经垂体主要由无髓神经纤维和神经胶质细胞构成。

主要参考文献

成令忠.1995.组织学与胚胎学.北京:人民卫生出版社

崔焱.2001.护理学基础.北京:人民卫生出版社

李梦樱.2001.外科护理学.北京:人民卫生出版社

楼蓉蓉.2004.专科护理技术.北京:科学出版社

任玉波,茅幼霞.2003.病理学.北京:科学出版社

孙保存.2001.病理学.北京:人民卫生出版社

王滨,甘泉涌.2003.解剖组胚学.北京:科学出版社

王之一.2003.解剖组胚学.北京:科学出版社

吴宪国.2000.人体解剖学.北京:人民卫生出版社

夏海鸥.2001.妇产科护理学.北京:人民卫生出版社

邢贵庆.1997.解剖学及组织胚胎学.北京:人民卫生出版社

殷磊.2001.老年护理学.北京:人民卫生出版社

尤黎明.2001.内科护理学.北京:人民卫生出版社

于频.1995.系统解剖学.北京:人民卫生出版社

余剑珍.2003.基础护理技术.北京:科学出版社

张龙禄.2001.五官科护理学.北京:人民卫生出版社

张敏吉.1986.病理学.北京:人民卫生出版社

张艺文.2003.病理学.北京:科学出版社

《人体形态学》教学基本要求

一、课程性质

《人体形态学》是护理专业课程体系中的专业基础课,主要服务于后期的医学基础、护理专业和医疗临床课程,是护理职业岗位任职所必需的主要专业基本知识和技能之一。通过本课程的学习,使学生掌握人体各系统器官的名称、位置、主要形态结构,以及各系统疾病的发生、发展、转归等病理变化的基本理论知识,并针对护理实践技能操作提供应用性形态学知识,为学习其他基础医学课程和临床护理课程奠定基础。对学生职业能力培养和职业素质养成,培养适应护理临床需要的高素质技能型专门人才起重要支撑作用。

二、课程设计思路

本课程根据护理专业培养目标以提高学生的实践技能为主,充分体现"教、学、做"的有机结合。以分析专业课程需要,及就业岗位的知识、技能、能力和素质要求为依据进行课程的全面开发和设计,形成基于护理岗位需要的课程内容和教学体系。首先由本课程主讲教师、护理专业课程主讲教师及临床护理专家组成课程建设组,从分析专业课程需要和职业岗位工作过程需要入手,采取问卷调查、专家访谈等形式,认真选取满足高技能人才培养需要的课程教学内容,并根据学生认知规律和职业岗位工作要求,按照高素质技能型人才培养的需要,整合课程教学内容,形成新的课程内容体系。

1. 调研护理专业学生的就业岗位、行业现状和发展趋势;

2. 分析护理工作过程对岗位技能应用的范围、水平要求、职业标准和要求;

3. 分析行业发展,明确护理岗位和相应职业标准对学生在本课程中所需的基本技能、专业技术和综合能力;

4. 依据课程所要完成的技能要求,组织必要的理论知识和课程教学内容;

5. 根据课程中不同内容特点和技术特点,合理安排理论教学和校内课程实验,科学设计在护理实践中需要完成的课程教学内容;

6. 设计实践教学的实验环节,建设好满足实践教学各环节的实验室。

该门课程为考试课,总学时为128,其中课堂讲练64学时,实验实践64学时。

本课程的主要项目任务及建议的学时分配如下表1。

表1　主要项目任务及建议的学时分配表

序号	主项目	典型子项目任务	建议学时		学时
			单元教学讲(练)	专用周教学做一体化实训	
1	人体的微细结构及疾病概论	绪论、细胞、基本组织、细胞和组织的损伤与修复、肿瘤概论	12(6)		18
2	人体各系统的正常解剖结构、主要疾病及护理应用	运动系统、脉管系统、呼吸系统、泌尿系统、生殖系统、消化系统、神经系统、内分泌系统和感觉器	50(42)	16	108
3	人体的发生和发展	胚胎学概述	2		2

三、课程目标

本课程围绕人体结构主线,以人体各系统器官的名称、位置、主要形态结构,以及各系统疾病的发生、发展、转归等病理变化的基本理论知识,并针对护理实践技能操作提供应用性形态学知识,分阶段进行课堂教学,并选取典型项目任务开展实验教学和技能考核。要求学生熟悉人体的正常和异常结构,并具备一定的实际操作能力。

学生预期学习目标如下：

1. 能力目标 能进行正常人体主要组织切片的观察、各器官的解剖观察，并根据疾病的病理特点进行病案分析，即：

（1）能进行人体各类组织切片的观察。

（2）能进行人体各器官的解剖和观察。

（3）能进行人体各系统的解剖和观察。

（4）能准确指认人体各器官体表投影位置及体表标志。

（5）能结合形态学知识对临床主要疾病的病案进行分析。

2. 知识目标 熟悉人体各系统的器官组成、各器官的位置、形态和基本结构，即：

（1）熟悉人体细胞的基本结构。

（2）熟悉人体组织的结构、分类及分布。

（3）熟悉人体各系统器官的位置、形态及结构。

（4）熟悉疾病发生、发展、转归等病理变化特点。

（5）熟悉临床护理实践操作所需的形态学知识。

3. 素质目标 培养作为一名合格护理职业人员所具有的基本素养，即：

（1）具有较强的观察和动手操作能力。

（2）具有较强的逻辑思维和综合分析能力。

（3）具有较强的语言表达及沟通能力。

（4）具有较强的自省、人文心理素质等综合能力。

（5）具有职业道德和责任意识。

（6）具有勤劳、严谨、团结协作的精神等等。

四、课程内容和教育教学要求

课程内容选取的原则为围绕培养现代高素质技能型人才目标，针对护理职业岗位的实际工作需求和职业标准，坚持"必需为本，够用为度"的原则。课程内容改革紧跟行业发展变化，紧跟专业毕业生就业岗位。

1. 课程内容的重构和整合。针对护理专业岗位需求，我们将人体解剖学，组织学、胚胎学、病理学四门课程整合为人体形态学基础及护理应用，体现工学结合的教学理念，更加突出了护理专业的职业特点，做到课程为岗位工作需要服务，为行业发展需要服务，为人才后续发展需要服务。课程建设中，始终把课程内容的建设作为课程建设的核心，围绕培养现代高素质技能型护理人才目标，针对专业就业的行业特点和岗位群需求，以及该课程与专业其他课程之间的关系，参照国家相关职业资格标准，不断对课程内容进行调整、充实和改革。根据现代护理岗位的需要，实现人体正常结构与异常结构知识的有效衔接，拉近了护理职业教育中基础医学课程与护理临床的距离。

2. 护理职业岗位服务的对象是人，故需要对实验教学内容进行调整。即强化正常人体主要结构的观察，为使并把实践观察内容纳入操作考核中。

3. 护生的综合职业能力是指在护理岗位能力基础上的过程性能力和设计能力，较之护理专业能力更能促进护生在护理职业领域内的生涯发展，更符合护理职业教育的培养目标。因此，在学完了人体正常和异常结构后，本课程设计了与护理实践操作技能相关的形态学知识，重点突出护理职业特点，让学生尽早接触临床。

本课程教学内容如下表2。

五、实 施 建 议

1. 教材的选用和编写

（1）依据本课程标准选用和编写教材，教材应充分体现任务引领、项目导向的设计思想。

（2）教材应图文并茂，提高学生的学习兴趣。教材表达必须精炼、准确、科学。

（3）教材内容应体现先进性、通用性、实用性，要将本专业新知识、新技术及时地纳入教材，使教材更贴近本专业的发展和实际需要。

（4）教材中的活动设计的内容要具体，并具有可操作性。

2. 教学组织与设计

根据高等职业教育人才培养目标，结合课程的特点和学生的认知规律，对精选的教学内容进行科学合理的排序和组织。

课程内容包括人体的微细结构及疾病概论、人体各系统的正常解剖结构及主要疾病、人体的发生和发展和人体形态学的护理应用，安排128学时，理论64学时，实践64学时。理论部分为基本概念、基本知识和基本理论，是为技能培养做必要的引导，做到必需、够用、可发展即可，同时注重培养学生的基本职业素质。实践教学内容，强调对工作过程中用到的技能培养，侧重培养学生的专业能力和综合能力。理论教学和实践教学同时进行，教、学、做结合，理论和实践一体化。学生到实验室上课，先由教师结合示教讲授，然后在教师辅导下学生进行实验操作，边讲边练，理论结合实际，调动学生的学习兴趣，加深理解和记忆。

3. 课程考核与评价

采用过程性评价与终结性评价、理论评价与实践评价、自评互评与师评、量性评价与质性评价等多元化评价模式进行课程考核与评价。过程性评价采用严格的个人及小组项目操作考核法，考核的内容包括填图及画图、辨认标本及模型、实体演练、病案分析等，

表2 课程教学内容表

序号	典型工作任务或训练项目	知识内容及教学要求	技能训练内容及教学要求	素质要求
1	人体的微细结构及疾病概论	(1)掌握人体的标准姿势及形态学专用术语 (2)掌握人体的组成 (3)了解细胞的基本结构 (4)掌握基本组织的分类,熟悉各类组织的分类、结构及分布,掌握血液的组成及各类血细胞的正常值 (5)熟悉细胞与组织的适应、损伤与修复,掌握肿瘤的概念、特点及良、恶性肿瘤的区别	(1)能正确使用显微镜 (2)能运用显微镜观察细胞的基本形态,辨认组织结构	(1)遵守操作规程 (2)培养观察和动手操作能力 (3)培养认真踏实、耐心细致的工作习惯
2	人体各系统的正常解剖结构及主要疾病	(1)掌握运动系统组成,熟悉全身骨、主要关节和肌肉的名称、位置及重要结构,重点掌握人体的主要骨性和肌性标志 (2)掌握脉管系统的组成。重点掌握心脏的位置、形态、心腔的结构,熟悉全身血管的分布;掌握血液循环途径及血液循环障碍;了解淋巴管道组成及重要淋巴器官的位置及结构;掌握静脉穿刺、动脉穿刺技术的形态学应用知识;掌握急救止血、心肺复苏相关的形态学知识 (3)掌握消化系统组成及各器官的位置、形态结构;熟悉胃炎、胃溃疡、病毒性肝炎及肝硬化的病理变化特点和临床表现;掌握插管及引流术相关的形态学知识 (4)掌握呼吸系统的组成及各器官的位置、形态结构;熟悉支气管炎、肺炎、肺结核等呼吸系统疾病的发生机及病理变化特点 (5)掌握泌尿系统的组成及各器官的位置、形态结构;熟悉肾小球肾炎的分类及各类肾炎的病变特点;熟悉肾盂肾炎的感染途径及病理特点 (6)掌握男、女性生殖系统组成及各器官的位置、形态结构;了解女性甚至相同的常见疾病 (7)掌握神经系统的组成,熟悉脑干、端脑的结构;臂丛神经的组成及分布;十二对脑神经的名称;交感神经及副交感神经的区别;脑脊液循环途径 (8)掌握视器、前庭蜗器的基本结构,了解其功能 (9)掌握内分泌系统的组成及各器官的位置、形态结构,熟悉甲状腺、肾上腺及垂体分泌的激素	(1)能观察并辨认各系统器官的位置、主要的形态结构 (2)能准确指出全身主要的体表标志及内脏的体表投影 (3)完成病案分析作业 (4)能准确指出人体主要的动、静脉穿刺点及肌内注射位置 (5)能准确指出人体压迫止血点位置及心脏胸外按压的位置 (6)能分析导尿、插胃管、灌肠等护理操作的部位及注意事项	(1)遵守操作规程 (2)培养职业道德和责任意识 (3)培养观察、空间思维、动手及节奏等综合能力 (4)培养综合分析能力 (5)培养勤劳、严谨、团结协作的精神
3	人体的发生和发展	熟悉胚胎的早期发育过程		培养综合分析能力

检查实验过程中的表现、实验结论的准确性,对实验过程的熟练程度,结果的讨论等方面。考核按课程内容分项目进行,过程性评价占50%,终结性评价占50%。

4. 课程教学资源使用与建设

(1)积极开发和利用网络课程资源,充分利用诸如电子书籍、电子期刊、数据库、数字图书馆、教育网站和电子论坛等网上信息资源,使教学从单一媒体向多种媒体转变;教学活动从信息的单向传递向双向交换转变;学生单独学习向合作学习转变。

(2)利用现代信息技术开发录像带、视听光盘、幻灯片等多媒体课件,通过搭建起多维、动态、活跃、自主的课程训练平台,使学生的主动性、积极性和创造性得以充分调动,在合作中关注学生综合职业能力的发展和教学内容的调整。

(3)加强实验室建设,强化实验学习及管理,让学生在课堂内、课堂外都可以在实验室进行自主学习、自主实践及观察,使形态学教学更加直观、形象、生动,充分激发学生的学习兴趣,变被动学习为主动学习,提高学习效果。